合理用药知识与技能

HELI YONGYAO ZHISHI YU JINENG

主编 陈蓉 牟英 张岩

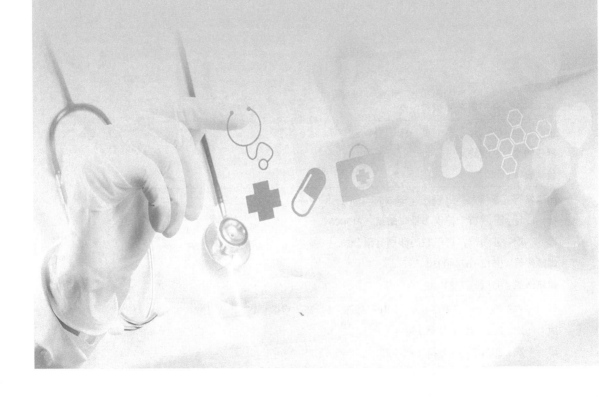

苏州大学出版社
Soochow University Press

图书在版编目（CIP）数据

合理用药知识与技能 / 陈蓉, 牟英, 张岩主编. --
苏州：苏州大学出版社, 2024.11. -- ISBN 978-7
-5672-4997-4

Ⅰ.R452

中国国家版本馆 CIP 数据核字第 20244FF321 号

HELI YONGYAO ZHISHI YU JINENG

| 书　　名：合理用药知识与技能 |
| 主　　编：陈　蓉　牟　英　张　岩 |
| 责任编辑：赵晓嬿 |
| 装帧设计：刘　俊 |
| 出版发行：苏州大学出版社（Soochow University Press） |
| 社　　址：苏州市十梓街 1 号　邮编：215006 |
| 印　　刷：苏州市古得堡数码印刷有限公司 |
| 邮购热线：0512-67480030 |
| 销售热线：0512-67481020 |
| 开　　本：787 mm×1 092 mm　1/16　印张：19.25　字数：457 千 |
| 版　　次：2024 年 11 月第 1 版 |
| 印　　次：2024 年 11 月第 1 次印刷 |
| 书　　号：ISBN 978-7-5672-4997-4 |
| 定　　价：88.00 元 |

凡购本社图书发现印装错误，请与本社联系调换。服务热线：0512-67481020

本书编写组

主　编　陈　蓉（苏州大学附属第一医院）
　　　　　　牟　英（苏州大学）
　　　　　　张　岩（无锡市妇幼保健院）
副主编　曹　莉（苏州大学）
　　　　　　薛　洁（苏州大学）
　　　　　　张　丽（苏州大学）
　　　　　　张　熠（苏州大学）
　　　　　　汪皖青（苏州大学附属第一医院）
　　　　　　周　磊（无锡市疾病预防控制中心）
　　　　　　周红梅（南京医科大学附属泰州人民医院）
　　　　　　王　雷（河南省人民医院）
编　者（按姓氏拼音排列）
　　　　　　陈玲燕（无锡市妇幼保健院）
　　　　　　房洪杰（苏州大学）
　　　　　　高　博（苏州大学）
　　　　　　顾妍丽（无锡市疾病预防控制中心）
　　　　　　冀建伟（郑州大学第二附属医院）
　　　　　　蒋　滢（无锡市妇幼保健院）
　　　　　　梁淑红（郑州大学第一附属医院）
　　　　　　梅　斐（苏州大学附属第一医院）
　　　　　　钱智雯（无锡市妇幼保健院）
　　　　　　秦　珺（苏州大学附属第一医院）
　　　　　　孙　楠（郑州大学第三附属医院）
　　　　　　孙婷婷（枣庄学院）
　　　　　　王秀清（安阳市人民医院）
　　　　　　徐　韬（苏州大学附属第一医院）
　　　　　　许海江（郑州大学第一附属医院）
　　　　　　薛文华（郑州大学第一附属医院）
　　　　　　杨亚平（苏州大学）
　　　　　　郁文刘（苏州大学附属第一医院）
　　　　　　张春歌（苏州大学附属第一医院）
　　　　　　赵　亮（许昌市中心医院）
　　　　　　郑　爽（苏州大学附属第一医院）
　　　　　　周志伟（苏州大学附属第一医院）
　　　　　　朱敏燕（苏州大学）
插　图　张紫琳（苏州大学）
　　　　　　唐欣晨（澳门理工大学）
　　　　　　胡子辰（苏州大学附属第一医院）

前 言

随着医药技术的不断进步，新药层出不穷，药物在预防和治疗疾病中的作用日益凸显。然而，不合理用药的现象仍普遍存在，这不仅可能导致药物滥用和医疗资源的浪费，还可能增加不良反应和药源性疾病的风险。因此，提高对合理用药的认知，促进安全、有效、经济、合理的用药显得尤为重要。本教材适用于大学本科课程教学，旨在帮助学生全面了解合理用药的基本概念、基本理论、实践技能及注意事项等，提高预防药物滥用和误用的意识，提升学生健康素养水平。

本教材包括"合理用药相关知识"与"合理用药相关技能"两个部分。在"合理用药相关知识"部分，为了便于学生理解，在介绍常见疾病的药物治疗知识的同时，还增加了相关生理和病理知识的介绍。"合理用药相关技能"部分则包含合理用药判断与评价的主要方法和技能，以保证更加安全、有效的药物治疗。为了更系统地组织教学内容，本教材在每一章设定了明确的教学目标和教学重难点，并在章节末尾提供了思考题，以帮助学生深入理解核心概念和原则，巩固所学知识，培养批判性思维。另外，本教材每章的插图立足学生视角，贴近学生日常生活情境，生动直观地展现学生在日常生活中接触的场景，可激发学生已有的认知经验。

在教材编写过程中，每位编写者以高度负责的态度付出了辛勤的努力，但由于成书仓促，难免会有疏漏之处，请各位读者批评指正。在此，我们还要对支持本教材编写的所有专家、教师及学生表示诚挚的感谢！

本书编写组
2024 年 10 月

（本教材所提供的药物剂量、用法等仅供参考，并无法律意义，应用时请查阅药品说明书或遵医嘱。）

目 录

上篇 合理用药相关知识

第一章 药品管理的相关知识 ········· 3
第一节 我国的药品管理 ········· 3
第二节 处方药与非处方药 ········· 7
第三节 药品的外观鉴别 ········· 9

第二章 药物与机体的相互作用 ········· 13
第一节 药物的作用机制 ········· 13
第二节 药物的疗效与不良反应 ········· 16
第三节 物质的跨膜转运 ········· 18
第四节 药物的体内过程 ········· 20
第五节 影响药物作用的因素 ········· 23

第三章 失眠与药物治疗 ········· 26
第一节 睡眠生理 ········· 26
第二节 镇静催眠药 ········· 30
第三节 失眠的综合治疗 ········· 34

第四章 药物依赖性的生理基础与治疗 ········· 38
第一节 药物依赖性及其生理基础 ········· 38
第二节 吗啡的应用历程与药用 ········· 41
第三节 药物滥用的危害与管制 ········· 45

第五章 精神疾病与药物治疗 ········· 48
第一节 精神分裂症及其药物治疗 ········· 49

第二节　情感性精神病及其药物治疗 ……………………………………………… 55

第六章　神经退行性疾病及其药物治疗 …………………………………………… 59
　　第一节　帕金森病及其他运动障碍的药物治疗 …………………………………… 59
　　第二节　阿尔茨海默病的药物治疗 ………………………………………………… 65
　　第三节　渐冻症的药物治疗 ………………………………………………………… 66

第七章　高血压及其药物治疗 ……………………………………………………… 68
　　第一节　高血压概述 ………………………………………………………………… 68
　　第二节　高血压的发病机制与药物治疗的关系 …………………………………… 71
　　第三节　高血压的药物治疗 ………………………………………………………… 72

第八章　糖尿病及其药物治疗 ……………………………………………………… 77
　　第一节　血糖的调节 ………………………………………………………………… 77
　　第二节　糖尿病概述 ………………………………………………………………… 77
　　第三节　糖尿病的治疗 ……………………………………………………………… 80
　　第四节　糖尿病的药物治疗 ………………………………………………………… 83

第九章　血栓栓塞性疾病及其药物治疗 …………………………………………… 87
　　第一节　血栓形成与相关疾病 ……………………………………………………… 87
　　第二节　血栓栓塞性疾病的药物治疗 ……………………………………………… 91

第十章　感染性疾病与抗菌药物 …………………………………………………… 96
　　第一节　感染性疾病与炎症反应 …………………………………………………… 96
　　第二节　抗菌药物 …………………………………………………………………… 98
　　第三节　β-内酰胺类抗生素 ………………………………………………………… 100
　　第四节　大环内酯类抗生素 ………………………………………………………… 104
　　第五节　喹诺酮类药物 ……………………………………………………………… 104
　　第六节　细菌的耐药性 ……………………………………………………………… 105

第十一章　结核病及其药物治疗 …………………………………………………… 107
　　第一节　结核病概述 ………………………………………………………………… 107
　　第二节　结核病的防治 ……………………………………………………………… 111

第十二章　艾滋病及其防治 …… 116
- 第一节　艾滋病病毒 …… 116
- 第二节　艾滋病的临床过程与症状 …… 117
- 第三节　艾滋病的治疗 …… 119
- 第四节　艾滋病自愿咨询和检测 …… 123
- 第五节　艾滋病的预防 …… 125

第十三章　肿瘤及其药物治疗 …… 128
- 第一节　肿瘤概述 …… 128
- 第二节　细胞毒性抗肿瘤药物 …… 132
- 第三节　非细胞毒性抗肿瘤药物 …… 135

第十四章　消化系统疾病及其防治 …… 139
- 第一节　消化系统解剖及生理 …… 139
- 第二节　消化系统疾病常见症状及疾病特征 …… 141
- 第三节　消化系统疾病的防治措施 …… 143

第十五章　性激素与避孕药 …… 147
- 第一节　生殖系统及性激素分泌与调节 …… 147
- 第二节　性激素类药物 …… 150
- 第三节　避孕药 …… 155
- 第四节　其他避孕措施与人工流产 …… 158

下篇　合理用药相关技能

第十六章　处方审核 …… 163
- 第一节　处方审核概述 …… 163
- 第二节　处方审核的指导性文件 …… 166
- 第三节　处方审核要素 …… 167
- 第四节　处方信息化审核的使用及优点 …… 175
- 第五节　处方审核中的文献检索 …… 177
- 第六节　处方审核质量管理 …… 179

第十七章　处方点评 …… 181
- 第一节　处方点评概述 …… 181

第二节　处方点评的指导性文件 ………………………………………………………… 184
  第三节　处方点评要素 …………………………………………………………………… 184
  第四节　处方点评的实施 ………………………………………………………………… 188

第十八章　用药咨询与用药指导 …………………………………………………………… 191
  第一节　用药咨询 ………………………………………………………………………… 191
  第二节　用药指导 ………………………………………………………………………… 202

第十九章　治疗药物监测与个体化给药 …………………………………………………… 213
  第一节　治疗药物监测 …………………………………………………………………… 213
  第二节　个体化给药 ……………………………………………………………………… 219

第二十章　药物警戒与不良反应监测 ……………………………………………………… 241
  第一节　药物警戒 ………………………………………………………………………… 241
  第二节　药品不良反应监测 ……………………………………………………………… 247
  第三节　用药错误 ………………………………………………………………………… 250

第二十一章　药物经济学 …………………………………………………………………… 258
  第一节　药物经济学概述 ………………………………………………………………… 258
  第二节　药物经济学评价的应用 ………………………………………………………… 265

第二十二章　基于循证医学的药品临床综合评价 ………………………………………… 279
  第一节　基本概念 ………………………………………………………………………… 279
  第二节　评价要素、证据等级与评价要点 ……………………………………………… 280
  第三节　应用实践与临床转化 …………………………………………………………… 286

第二十三章　基于真实世界证据的药品临床综合评价 …………………………………… 288
  第一节　基本概念 ………………………………………………………………………… 288
  第二节　评价要素、证据等级与评价要点 ……………………………………………… 290
  第三节　应用实践与临床转化 …………………………………………………………… 296

参考文献 …………………………………………………………………………………… 299

上 篇
合理用药相关知识

第一章 药品管理的相关知识

教学目标
1. 了解假药、劣药的判定方法。
2. 熟悉药品名称和药品包装。

教学重难点
1. 通过外包装简单鉴别药品的方法。
2. 非处方药的潜在不良反应。

药物是指可以改变或查明机体的生理功能与病理状态，用以预防、诊断和治疗疾病的化学物质。根据《中华人民共和国药品管理法》关于药品的定义，药品是指用于预防、治疗、诊断人的疾病，有目的地调节人的生理机能并规定有适应证或者功能主治、用法和用量的物质，包括中药、化学药和生物制品等。

药物与毒物并没有本质的区别，盐、葡萄糖、维生素，这些来源于食物的物质在特殊情况下也可药用，而药物如果剂量或适应证不正确的话也可能成为毒物，如吗啡是晚期癌症镇痛的首选药物，但如果滥用则易出现成瘾的问题。另外，有些毒物，如三氧化二砷，在特定情况下也可药用，产生治疗作用。

第一节 我国的药品管理

一、药品的监督管理

1998年以前，我国负责药品监督管理工作的是卫生行政部门，为了加强对药品的监督管理工作，1998年我国组建了直属国务院的国家药品监督管理局，负责全国药品监督管理工作，2003年3月又在国家药品监督管理局的基础上组建了国家食品药品监督管理局，除继续行使国家药品监督管理的职能外，还负责食品、保健品、化妆品与医疗器械的综合监督管理和组织协调，依法组织开展对重大事故的查处。2013年3月，国家食品药品监督管理局改名为国家食品药品监督管理总局（China Food and Drug Administration，CFDA）。其主要职责为：负责起草相关法律法规草案，拟定政策规划并指导地方食品药品监督管理工作，规范行政执法行为；负责组织制定、公布国家药典等药品和医疗器械标准、分类管理制度并监督实施等工作。2018年，国家食品药品监督管理总局与国家质量监督检验检疫总局、国家工商行政管理总局合并成立国家市场监督管理总局。

二、药品检验机构

中国药品生物制品检定所成立于1950年，是国家食品药品监督管理局的直属事业单位，也是国家检验药品生物制品质量的法定机构和最高技术仲裁机构。2010年更名为中国食品药品检定研究院。其主要职责为：负责药品、生物制品的检验和技术仲裁；承担国家药品、生物制品标准的技术审核、修订或起草；负责药品、生物制品检定用标准物质，包括国家标准品、对照品、特殊试剂、药材对照品等的研制、标化和分发等工作。

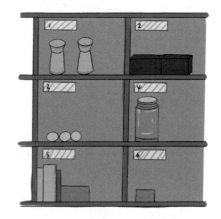

三、药品管理法

《中华人民共和国药品管理法》（后简称《药品管理法》）由第六届全国人民代表大会常务委员会第七次会议于1984年9月20日通过，自1985年7月1日起施行。《药品管理法》后经多次修订，现行的《药品管理法》是2019年8月26日第十三届全国人民代表大会常务委员会第十二次会议的修订版，是2019年12月1日开始施行的。条款主要包括药品生产企业管理、药品经营企业管理、医疗机构的药剂管理、药品管理、药品包装的管理、药品价格和广告的管理，以及药品监督、法律责任等内容，其中第十章"监督管理"的第九十八条规定：禁止生产（包括配制）、销售、使用假药、劣药。

有下列情形之一的，为假药：

（一）药品所含成分与国家药品标准规定的成分不符；

（二）以非药品冒充药品或者以他种药品冒充此种药品；

（三）变质的药品；

（四）药品所标明的适应证或者功能主治超出规定范围。

有下列情形之一的，为劣药：

（一）药品成分的含量不符合国家药品标准；

（二）被污染的药品；

（三）未标明或者更改有效期的药品；

（四）未注明或者更改产品批号的药品；

（五）超过有效期的药品；

（六）擅自添加防腐剂、辅料的药品；

（七）其他不符合药品标准的药品。

禁止未取得药品批准证明文件生产、进口药品；禁止使用未按照规定审评、审批的原料药、包装材料和容器生产药品。

在日常生活中可见一些号称"疗效好"的中药或保健食品，经过检查发现非法添加药物成分，即"以非药品冒充药品或者以他种药品冒充此种药品"的假药。近年查获的这类案件中就有非法添加格列本脲、二甲双胍、氨氯地平等的降糖、降压保健食品，含有西布曲明成分的减肥食品，含有西地那非成分的壮阳保健品等。

西布曲明可减肥的主要作用机制为通过抑制去甲肾上腺素、5-羟色胺和多巴胺的再摄取增强饱食感，从而达到减肥目的。该药品在1997年获美国食品药品监督管理局（FDA）批准上市。但2005年，欧盟将其纳入"警告类药物"，称其可能引发中风等风险。2007年，日本厚生省提醒公众慎用含有盐酸西布曲明成分的减肥产品。2010年10月8日，美国雅培公司宣布以西布曲明为主要成分的减肥产品"诺美婷"退出美国市场，原因是服用"诺美婷"会增加心脏病患者心脏病发作和中风的风险。2010年10月30日，国家食品药品监督管理局宣布停止生产、销售和使用西布曲明的原料药和制剂，撤销药品批准文号，已上市销售的药品由生产企业负责召回销毁。但因为该药品价格低廉，被不法商贩添入减肥保健品中，市面上销售的不少减肥产品中均添加了这种违禁成分。

对于生产、出售假药、劣药的行为，依据《药品管理法》要进行处罚，如此法第十一章"法律责任"第一百一十六条规定：生产、销售假药的，没收违法生产、销售的药品和违法所得，责令停产停业整顿，吊销药品批准证明文件，并处违法生产、销售的药品货值金额十五倍以上三十倍以下的罚款；货值金额不足十万元的，按十万元计算；情节严重的，吊销药品生产许可证、药品经营许可证或者医疗机构制剂许可证，十年内不受理其相应申请；药品上市许可持有人为境外企业的，十年内禁止其药品进口。同时，第一百一十四条也规定：违反本法规定，构成犯罪的，依法追究刑事责任。

这类行为属于《中华人民共和国刑法》中的"破坏社会主义市场经济秩序罪"，此法第一百四十一条规定：生产、销售假药的，处三年以下有期徒刑或者拘役，并处罚金；对人体健康造成严重危害或者有其他严重情节的，处三年以上十年以下有期徒刑，并处罚金；致人死亡或者有其他特别严重情节的，处十年以上有期徒刑、无期徒刑或者死刑，并处罚金或者没收财产。本条所称假药，是指依照《药品管理法》的规定属于假药和按假药处理的药品、非药品。第一百四十二条规定：生产、销售劣药，对人体健康造成严重危害的，处三年以上十年以下有期徒刑，并处罚金；后果特别严重的，处十年以上有期徒刑或者无期徒刑，并处罚金或者没收财产。本条所称劣药，是指依照《药品管理法》的规定属于劣药的药品。

除了上述《药品管理法》，在药品的研究、生产、经营、使用及不良反应监测等各个环节均有各自的质量管理规范，这些法规均由国家药品监督管理局负责制定并监督实施。

四、药典

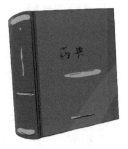

药典是一个国家药品规格标准的法典，由国家组织的药典委员会编纂，并由政府颁布实施，具有法律的约束力。《药品管理法》第一百二十一条明确规定：对假药、劣药的处罚决定，应当依法载明药品检验机构的质量检验结论。这里药品检验机构的质量检验依据就是药典等药品标准。药典中收载了功效确认、副作用较小、质量较稳定的常用药物和制剂，并规定其质量标准、制备要求和检验方法等作为药品生产、供应、检验和使用的依据。

中国药典发展史：

公元 659 年（唐显庆四年），唐高宗时期组织编写的《新修本草》，又称《唐本草》，是我国第一部具有药典性质的国家药品标准。1930 年，我国曾颁布《中华药典》。中华人民共和国成立后，1953 年出版了《中华人民共和国药典》（后简称《药典》）。1963 年出版的《药典》分为二部，一部是中药、中成药，二部是化学药品，分别由凡例、正文、附录组成。1977 年出版的《药典》，收载常用药物 1925 种，制剂通则、检验方法通则 74 种。1985 年后每 5 年一版。2005 年出版的《药典》分为三部，一部为中药、中成药，二部为化学药品，三部为生物制品。

从 2015 年开始《药典》分为四部，其中上一版中药/中成药、化学药、生物制品三部分别收载的附录（凡例、制剂通则、分析方法指导原则、药用辅料等）三合一，独立成卷作为第四部，并制定了统一的技术要求。

例如，2005 版《药典》中阿莫西林的标准为：

名称：阿莫西林

汉语拼音：Amoxilin

英文名：Amoxicillin

性状：本品为白色或类白色结晶性粉末；味微苦。本品在水中微溶，在乙醇中几乎不溶。**比旋度** 取本品，精密称定，加水溶解并定量稀释成每 1 mL 中含 2 mg 的溶液，依法测定（附录Ⅵ E），比旋度为+290°至+315°。

鉴别：（1）在含量测定项下记录的色谱图中，供试品溶液主峰的保留时间应与对照品溶液主峰的保留时间一致。（2）本品的红外光吸收图谱应与对照的图谱（光谱集 441 图）一致。

检查：**酸度** 取本品，加水制成每 1 mL 中含 5 mg 的溶液，在 50 ℃水浴中微温使溶解后，依法测定（附录Ⅵ H），pH 值应为 3.5—5.5。**溶液的澄清度** 取本品 5 份，各 1.0 g，分别加 0.5 mol/L 盐酸溶液 10 mL 及 2 mol/L 氨溶液 10 mL 溶解后立即观察，溶液均应澄清。如显浑浊，与 2 号浊度标准液（附录Ⅸ B）比较，均不得更浓。**有关物质** 取本品适量，精密称定，……供试品溶液的色谱图中如有杂质峰，单个杂质峰面积不得大于对照溶液主峰面积（1.0%），各杂质峰面积的和不得大于对照溶液主峰面积的 3 倍（3.0%）。……**阿莫西林聚合物** 照分子排阻色谱法（附录Ⅴ H）测定……按外标法以峰面积计算，含阿莫西林聚合物以阿莫西林计，不得过 0.15%（阿莫西林：青霉素=1:10）。**水分** 取本品，照水分测定法（附录Ⅷ M 第一法 A）测定，含水分应为 12.0%—15.0%。

含量测定：照高效液相色谱法（附录Ⅴ D）测定。……按外标法以峰面积计算出供试品中 $C_{16}H_{19}N_3O_5S$ 的含量。

贮藏：遮光，密封保存。

制剂：（1）阿莫西林片；（2）阿莫西林胶囊。

中西药分类：西药（包括化学药品、生化药品、抗生素、放射性药品、药用辅料）。

化学成分：本品为（2S，5R，6R）-3，3-二甲基-6-[（R）-（-）-2-氨基-2-（4-羟基苯基）乙酰氨基]-7-氧代-4-硫杂-1-氮杂双环［3.2.0］庚烷-2-甲酸三水合物。按无水物计算，含 $C_{16}H_{19}N_3O_5S$ 不得少于 95.0%。

分子式与分子量：$C_{16}H_{19}N_3O_5S \cdot 3H_2O$　419.46。

药理作用：β-内酰胺类抗生素，青霉素类。

通过对比可见，阿莫西林在 2000 版《药典》中"检查"项下只有酸度、溶液澄清度和水分的检查，2005 版中增加了有关物质与阿莫西林聚合物的检查，2015 版又增加了残留溶剂和炽灼残渣的检查。可见《药典》对于保证人民用药安全有效、促进药品生产的发展具有重大作用，同时也在一定程度上反映了国家药品生产、医疗和科学技术的水平。

第二节　处方药与非处方药

我国《药品管理法》规定，国家实行处方药与非处方药分类管理的制度。1999 年，国家药品监督管理局颁布了《处方药与非处方药分类管理办法（试行）》，并于 2000 年 1 月 1 日起施行，对处方药和非处方药的标签、说明、调配、购买和使用，以及销售都作出了明确规定。

一、处方药

处方药（prescription-only medicine，POM）指必须凭医师处方才可在正规药房或药店调配、购买和使用的药品。处方药的说明书上端印有明确的警示语：请仔细阅读说明书并在医师指导下使用。执业药师或药师必须对医师处方进行审核、签字后依据处方正确调配、销售药品，对处方不得擅自更改或代用。对有配伍禁忌或超剂量的处方，应当拒绝调配、销售，必要时须经处方医师更正或重新签字，方可调配、销售。在药品销售方面，药品生产、批发企业不得以任何方式直接向患者推荐、销售处方药，零售药店对处方必须留存 2 年以上备查。在广告宣传方面，处方药可以在国务院卫生行政部门和国务院药品监督管理部门共同指定的医学、药学专业刊物上进行介绍，但不得在大众传播媒介上发布广告或者以其他方式进行以公众为对象的广告宣传。

二、非处方药

非处方药（over the-counter drug，OTC）指经过国家药品监督管理部门批准，不需要凭执业医师处方，消费者可自行判断、购买和使用的药品。非处方药说明书上的警示语为：请仔细阅读说明书并按说明使用或在药师指导下购买和使用。非处方药用于由患者作出自我诊断的轻度病症的治疗，可不凭医师处方销售、购买和使用。执业药师或药师应对患者选购非处方药提供用药指导或提出寻求医师治疗的建议。根据非处方药品安全性的相对性，将需要消费者在用药时就安全性予以更多关注的非处方药列为甲类，仅可在药店销售；而将经实践证明安全性高的非处方药列为乙类，这类非处方药不仅可在药店出售，还可经审批后在超市、商店等处销售，以方便民众就近选购。

1. 非处方药遴选原则

我国非处方药的遴选原则是应用安全、疗效确切、质量稳定、使用方便。

应用安全：非处方药用于由患者作出自我诊断的轻度病症，药品经长期实践证明，在按推荐剂量正常使用时，无明显不良反应，或有一般不良反应但用药者可自行察觉并可耐受，停药后可迅速自行消退。

疗效确切：指药品用于治疗一般病症时，药理作用表现迅速而明显，用药者能明确感知药物作用，并能获得预期治疗效果。

质量稳定：指符合国家药品质量标准，在正常存储条件下于有效期内不发生质量的异常改变，在不良贮存条件下仍可保持质量稳定。

使用方便：指药品在临床应用时无须为临床诊断做特殊检查，一般为口服、外用或吸入剂型，可方便患者自行使用。标签或说明书内容应准确明了，通俗易懂，易于非医药专业人员选择使用。

2. 非处方药的潜在不良反应

非处方药是从处方药转换而来。当一种处方药经长期临床实践证明是安全有效的，可由非医药专业人员自行掌握应用时，这种药品就有可能转换成非处方药。这种转换须由该药品生产企业提出申请，药品监督管理部门根据我国《药品管理法》《处方药与非处方药分类管理办法（试行）》《关于开展处方药与非处方药转换评价工作的通知》《处方药转换为非处方药评价指导原则（试行）》等相关文件，按照国家食品药品监督管理局有关药品分类管理的具体要求，以"应用安全、疗效确切、质量稳定、使用方便"为评价基准，批准将已上市适于自我药疗的处方药评价转换为非处方药。相对处方药而言，非处方药具有较高的安全性，但不能认为非处方药不会引起不良反应。事实上，非处方药中不少药品在应用不当时，仍然有不容忽视的潜在不良反应。

（1）非处方药不合理使用可能导致原有基础疾病的病情恶化：如含阿司匹林的非处方药长期服用，可能使活动性胃溃疡患者的病情加重，甚至引发胃肠道出血；伪麻黄碱可收缩血管，高血压患者使用含伪麻黄碱的感冒药可能会使血压升高等。

（2）非处方药应用引发药物相互作用：如抗组胺药可作为非处方药用于治疗过敏性疾病，与镇静催眠药合用可能出现明显的中枢抑制作用，引起倦怠、嗜睡等反应等。

（3）非处方药长期应用或过量应用仍可引发不良反应：如抗酸药氢氧化铝长期应用会引起便秘，甚至低磷血症；含咖啡因的复方镇痛制剂长期使用，一旦停药可致反跳性头痛；等等。

综上所述，非处方药具有药品的一切属性，使用非处方药也要十分重视合理选药，重视自我观察用药反应，重视遵照说明书规定的用法用量使用药品。对非处方药的研究、生产、经营都应遵循《药品管理法》的规定和相关法规的要求。鉴于非处方药由民众直接选用，在剂型、规格、包装及说明书的编写方面，都需要从有利于民众自我药疗的角度出发，以保证民众的用药安全。

第三节 药品的外观鉴别

一、药品的名称

药品的名称主要有三个：化学名、通用名与商品名。化学名是根据化学结构式进行的命名，是药物最准确的命名，不可能有任何的误解与混杂，命名原则现在多以《美国化学文摘》的规定为准。通用名是药品标准使用的名称，国家药典委员会编写的《中国药品通用名称》是中国药品命名的依据，是以世界卫生组织（WHO）推荐使用的国际非专利药品名称为依据，结合我国的具体情况制定的。商品名则是制药企业为保护自己所开发产品的生产权和市场占有权而使用的名称。例如，常用药阿司匹林是这一药物的通用名，以系统命名法命名的化学名为 2-（乙酰氧基）苯甲酸，由拜耳公司生产的阿司匹林肠溶片的商品名为拜阿司匹林，而由阿斯利康公司生产的阿司匹林泡腾片的商品名为巴米尔。

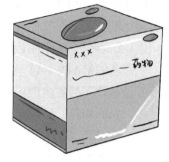

二、药品的包装鉴别

药品的外观既包括药品本身的外观性状，也包括药品的包装。药品的包装包括包装箱、包装盒与直接接触药品的容器。药品的包装箱应印刷有药品名称、规格、产品批号、批准文号、注册商标、有效期、药品生产企业名称等信息，并

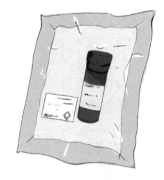

应随箱附有合格证、装箱单、封签等。药品的包装盒通常指药品供上市销售的最小包装。包装盒必须附有说明书。对于说明书及包装盒等标签，国家食品药品监督管理局在 2006 年 3 月 15 日发布了《药品说明书和标签管理规定》，用以规范说明书与标签的书写。直接接触药品的包装材料和容器简称"药包材"，包括药瓶、安瓿、铝塑板、铝塑袋等。国家食品药品监督管理局在 2004 年 7 月 20 日发布了《直接接触药品的包装材料和容器管理办法》，规定对药包材产品实行注册管理。目前，实施注册管理的药包材产品目录主要有：输液瓶（袋、膜及配件）；安瓿；药用（注射剂、口服或者外用剂型）瓶（管、盖）；药用胶塞；药用预灌封注射器；药用滴眼（鼻、耳）剂瓶（管）；药用硬片（膜）；药用铝箔；药用软膏管（盒）；药用喷（气）雾剂泵（阀门、罐、筒）与药用干燥剂。

药品的包装鉴别主要指包装盒与药包材的鉴别，要掌握五点：一看批准文号；二看生产厂家；三看药品包装；四看药品说明书；五看批号和日期。

1. 批准文号

药品的批准文号是指生产新药或者已有国家标准的药品时，须经国务院药品监督管理部门批准，并在批准文件上规定该药品的专有编号，此编号称为药品批准文号。药品

生产企业在取得药品批准文号后，方可生产该药品。药品批准文号的格式由国家药品监督管理局规定。2002年1月28日，国家药品监督管理局发布了《关于统一换发并规范药品批准文号格式的通知》，规定自2002年1月1日以后批准生产的新药、仿制药品和通过地方标准整顿或再评价升为国家标准的药品，一律采用新的药品批准文号格式。药品批准文号的格式为"国药准字+1位汉语拼音字母+8位阿拉伯数字"。其中，汉语拼音字母有如下几个：Z代表中药，H代表化学药品，J代表进口药品，S代表生物药品，B代表保健品，F代表药用辅料，T代表体外诊断试剂。后面的8位阿拉伯数字中，前两位代表药品的批准单位，10代表原卫生部批准的药品，19和20代表国家药品监督管理局批准的药品，其他数字表示各省药品监督管理局批准的药品；8位阿拉数字的第3、4位为公元年号的后两位数字，数字的第5~8位为顺序号。

药品的批准文号可至国家药品监督管理局网站 www.sfda.gov.cn 查询，输入批准文号可显示该药品的生产厂家等一系列信息，将包装盒上印制的生产厂家和批准文号与之对比，如不相符，可判定为假药。

2. 生产厂家

规范药品说明书必须注明生产企业名称、地址、邮政编码、电话号码、传真号码、网址等，方便患者通过各种途径联系厂家，以辨别药品真假。假药中此类项目的内容往往不全。

3. 药品包装

合格药品的外包装质地好、字体和图案清晰、印刷套色精致、色彩均匀、表面光洁、防伪标志亮丽。假药的外包装质地差、字体和图案印刷粗糙、色彩生硬、防伪标志模糊。

《药品说明书和标签管理规定》要求药品通用名称应当显著、突出，其字体、字号和颜色必须一致；药品商品名称不得与通用名称同行书写，其字体和颜色不得比通用名称更突出和显著，其字体以单字面积计不得大于通用名称所用字体的二分之一。假药的药品包装盒上商品名通常比较突出。

4. 药品说明书

合格药品说明书的纸张好，印刷排版均匀，说明书中包含药品安全性、有效性的重要科学数据、结论等信息，用以指导安全、合理使用药品。假药说明书纸张质量差、字迹模糊、内容不全、排列有误，随意夸大疗效和适应范围。

5. 批号和日期

直接接触药品的包装上的标签为药品的内标签，《药品说明书和标签管理规定》要求药品的内标签应当包含药品通用名称、适应证或者功能主治、规格、用法用量、生产日期、产品批号、有效期、生产企业等内容。包装尺寸过小无法全部标明上述内容的，至少应当标注药品的通用名称、规格、产品批号与有效期等内容，这些与用药直接相关的信息缺一不可。合格药品的内标签多为激光打印或压印，假药常缺一至两项，而且打印的字迹多为油印。

三、药品包装盒的防伪

药品包装在一定时期内都有相对固定的特征,在外观鉴别时可找出这些特征,以判断真假。药品包装盒的防伪主要有紫外荧光油墨防伪、热敏油墨防伪、光学变色油墨防伪、版纹防伪、缩微印刷防伪及条形码防伪等。其中,紫外荧光油墨防伪用在紫外光照射下发出可见光的特种油墨制成,可使原来无色的画面呈现红、黄、绿、蓝等颜色,也可使原有颜色发亮,或者改变颜色。光学变色油墨防伪指将包装盒正看或侧视,随着人眼视角的改变,呈现不同的颜色。此法光变特性强,色差变化大,特征明显。

四、药品外观性状

药品本身的外观性状包括药品的形态、颜色、气味、味道、溶解度等,是药品外观质量检查的重要内容,它们有的能直接反映出药品的内在质量,对鉴别药品也有着极为重要的意义。

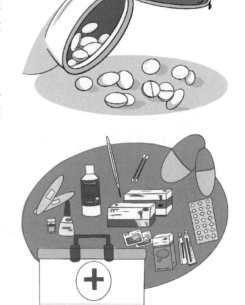

(1)片剂:片剂表面的字符可供鉴别真伪之用,片面应光滑,无毛糙起孔现象;无附着细粉、颗粒;无杂质、污垢;包衣应颜色均一,无色斑,且厚度均匀,表面光洁,破开包衣后,片芯的颗粒应均匀,颜色分布均匀,无杂质,片剂的硬度应适中,无磨损、粉化、碎片及过硬现象,其气味、味感正常,符合该药物的特异物理性状。

(2)胶囊剂:观察胶囊外形与内容物的形状和颜色,外形应无瘪粒、变形、膨胀等现象,胶囊壳无脆化。内容物一般为颗粒与粉末,缓释胶囊与肠溶胶囊内容物多数为小丸。

(3)颗粒剂:内容物应干燥,色泽一致,无吸潮、结块、潮解等现象。颗粒大小应均匀,不得有过多粉末。无糖型颗粒剂口尝应无甜味。

(4)注射剂:各支(瓶)之间的色调应一致;应无浑浊、析出结晶现象,药液应澄明(无白点、白块、玻璃、纤维、黑点),无可见异物。

(5)口服液:外包装严密,无外凸、漏液、霉变现象,无发酵及异常酸败气味,药液颜色正常,药液气味、黏度符合该药品的基本物理性状。

(6)喷雾剂、酊剂、糖浆剂、散剂、软膏剂、栓剂:无结晶析出、浑浊沉淀、异臭、霉变、破漏、异物、酸败、溶解结块、风化等现象。

(7)散剂:无吸潮结块、发黏、生霉、变色等。

(8)丸剂:无虫蛀、霉变、粘连、色斑、裂缝等。

(9)软膏剂:应检查均匀度、细腻度,应无异臭、酸败、干缩、变色、油层析出等变质现象。

（10）生物制品：液体生物制品应无变色、异臭、摇不散的凝块及异物；冻干生物制品应为白色或有色疏松固体，无融化迹象。

思考题：

1. 说出食物、药物与毒物的关系。
2. 为什么说药典能反映一个国家药品生产和科学技术的水平？

第二章　药物与机体的相互作用

教学目标
1. 结合机体正常生理功能（以自主神经系统为例）理解药物的作用机制。
2. 掌握药物的治疗作用与不良反应的关系。
3. 理解药物进入体内后的变化与药效之间的关系。

教学重难点
药物代谢动力学过程是机体的自我保护过程。

　　药品是指用于预防、治疗、诊断人的疾病，有目的地调节人的生理机能并规定有适应证或者功能主治、用法和用量的物质，大多数药物的作用来自药物与机体生物大分子之间的相互作用，这些机体的生物大分子涉及受体、酶、离子通道等。这种药物与机体生物大分子之间的相互作用一方面引起了机体生理、生化功能的改变，另一方面也会引起药物分子化学结构、体内位置等的改变。在药理学中，研究药物对机体作用的学科，称为药物效应动力学，简称药效学，研究内容包括药物的作用机制、临床应用、不良反应等。而研究机体对药物作用的学科，称为药物代谢动力学，简称药动学，研究内容为药物在体内的吸收、分布、代谢、排泄过程及规律。

第一节　药物的作用机制

　　药物的作用机制即药物作用于机体的生物大分子并引起机体生理、生化功能改变，受体机制是最重要的药物作用机制。本节主要通过药物对受体的作用理解药物的作用机制。

　　通常来讲，药物不产生新的作用，只是改变机体状态。药理效应是机体器官原有功能水平的改变，功能提高称为兴奋，功能降低称为抑制。下面以自主神经系统对内脏功能的调节为例阐述机体的正常生理状态。

一、交感神经系统与副交感神经系统

　　自主神经系统又称植物性神经系统，支配内脏平滑肌、心肌和腺体，调节内脏、心血管运动和腺体分泌，通常不受人的意志控制。根据形态、机能和药理学特点，自主神经系统对内脏运动的支配分为两个部分：交感神经系统和副交感神经系统。

1. 交感神经系统

　　交感神经系统活动的主要意义是促使机体迅速适应内外环境的急剧变化，保证人体在紧张状态时的生理需要。其主要功能如下。

（1）对心脏活动具有兴奋作用，能加速心搏频率和增加心搏力量。可使皮肤及内脏血管收缩，冠状动脉扩张，血压上升。

（2）对胃肠运动主要具有抑制作用，即降低胃肠平滑肌的紧张性及胃肠蠕动的频率，并减弱其蠕动的力量。对唾液腺能促进其分泌黏稠的唾液。

（3）可使细支气管扩张，有利于通气。

（4）可使眼睛瞳孔开大。

（5）抑制膀胱逼尿肌的活动和促进内括约肌的收缩，因而阻止排尿。

（6）直接作用于肝细胞，促进肝糖原分解，从而使血糖升高。但在整个机体内，交感神经的升血糖效应主要还是通过肾上腺素分泌增加来实现的。

（7）对内分泌腺，当交感神经兴奋时，肾上腺髓质中肾上腺素与去甲肾上腺素的分泌增加。

2. 副交感神经系统

副交感神经系统的作用与交感神经系统的作用相反，可保持身体在安静状态下的生理平衡，主要作用为促进消化，积蓄能量，加强排泄功能，使机体尽快休整恢复。其主要功能如下。

（1）使心跳减慢，心肌收缩力减弱，血压降低。

（2）增强胃肠的活动，以及消化腺的分泌，促进排便。

（3）促使支气管收缩，黏膜分泌增加。

（4）可使瞳孔缩小以减少刺激。

（5）可使膀胱逼尿肌收缩，促进排尿。

（6）可使胰岛素分泌增加，促进肝糖原的生成，以储蓄能量。

人体在正常情况下，功能相反的交感和副交感神经处于相互平衡制约中。在这两个神经系统中，当一方起正作用时，另一方则起负作用，从而很好地平衡协调和控制身体的生理活动。在生理状态下，脊髓、脑干、下丘脑及大脑皮质等各级中枢均对内脏活动有调节作用，以保证人体生理功能的协调。

那么自主神经系统是怎么支配这些内脏器官活动的呢？神经支配效应器的方式是直接通过电传递信息还是通过化学物质间接传递信息？这些早在100多年前就有争论，直到1921年，奥托·勒维（Otto Loewi）通过著名的离体双蛙心灌流实验证实了神经与效应器之间是通过化学物质传递信息的。1926年，亨利·戴尔（Henry Dale）证实这种化学物质为乙酰胆碱（acetylcholine，ACH）。1946年，科学家们又证实了交感神经兴奋后，其节后纤维释放的物质是去甲肾上腺素（noradrenaline，NA），从而确定了传出神经系统的化学递质学说，即神经末梢释放的神经递质作用于所支配的效应器的受体，进而引发效应器发生相应的生理生化功能改变。以交感神经对心室肌细胞活动的调节为例，机体处于紧张状态时，交感神经兴奋，其末梢释放的神经递质为去甲肾上腺素，去甲肾上腺素激动心室肌上的 β_1 型肾上腺素受体，通过受体后信号引起 L 型 Ca^{2+} 通道激活，Ca^{2+} 内流，从而加强心肌收缩力。

二、受体

受体是一类介导细胞信号转导的功能蛋白质。体内能与受体特异性结合的物质称为配体，也称第一信使。受体均有相应的内源性配体，如激素、神经递质等，外源性药物也可作为受体的配体，受体对相应的配体有极强的识别能力。受体作为长期进化中形成的转导体内信号的生物大分子，具有灵敏性、特异性、可逆性、饱和性等特性，以利于其完成功能。灵敏性是指受体只需与很低浓度的配体结合就能产生明显的效应；特异性是指引起某一类型受体兴奋反应的配体的化学结构非常相似，因此与内源性配体结构类似的药物作为外源性配体可产生与内源性配体类似的效应；可逆性是指配体与受体的结合是可逆的，配体与受体复合物可以解离；饱和性是指受体的数目是一定的，作用于同一受体的配体之间存在竞争现象。

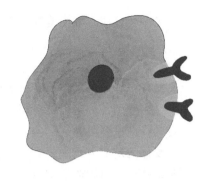

三、受体与药物的相互作用

配体（包括药物）和受体的结合是化学力的结合，大多数配体与受体间通过范德华力、氢键、疏水键等形式结合，这种结合是可逆的；少数通过共价键结合，这种结合则难以逆转。药物和受体结合后诱导受体蛋白的结构改变，引发有关蛋白的功能变化，这种药物与受体结合后产生效应的能力称为内在活性。受体占领学说认为，受体必须与药物结合才能被激活并产生效应，并且药理效应的大小与药物占领受体的数目成正比，当受体全部被占领时产生最大效应；药物与受体结合产生效应不仅要有亲和力，还要有内在活性才能激动受体而产生效应。根据药物与受体结合的内在活性与亲和力的差别，通常将作用于受体的药物分为激动药与拮抗药两类。

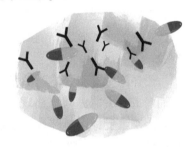

激动药是指既有亲和力又有内在活性的药物，它们能与受体结合并激动受体，进而产生效应。如上所述，交感神经系统兴奋时使支气管扩张，就是通过去甲肾上腺素作用于支气管平滑肌的 β_2 型肾上腺素受体而起作用的，支气管扩张药沙丁胺醇同样能激动支气管平滑肌的 β_2 型肾上腺素受体，使支气管扩张，因此可以作为平喘药用于哮喘的治疗。在作用机制上，沙丁胺醇属于受体激动药。

拮抗药是指能阻断受体活性的药物，也称阻断药。这些药物能与受体结合，具有较强的亲和力，但没有内在活性，它们本身不产生作用，而是拮抗内源性激动药的效应。同样如上所述，副交感神经系统兴奋时支气管收缩，也是通过副交感神经末梢释放的神经递质乙酰胆碱作用于支气管平滑肌的 M 型胆碱受体而起作用的。异丙托溴铵可以与支气管平滑肌的 M 型胆碱受体结合但并不能激动受体，导致机体内源性的乙酰胆碱无法与支气管平滑肌的 M 型胆碱受体结合而发挥收缩支气管的作用，因此异丙托溴铵也能够扩张支气管，用于哮喘的治疗。但在作用机制上，异丙托溴铵不同于沙丁胺醇，属于受体拮抗药。除了作为药物应用，拮抗药还可作为解毒药，解除或减轻大剂量激动药所致的中毒反应，如纳洛酮用于吗啡中毒救治。

四、受体的调节

受体虽然是通过遗传获得的固有蛋白，但并不是固定不变的，其数量、亲和力及反应性经常受到各种生理及药理因素的影响而处于动态平衡的状态中，是维持机体内环境稳定的一个重要因素。

受体的调节方式主要有受体脱敏和受体增敏两种类型。受体脱敏是指在长期使用一种激动药后，组织或细胞对激动药的敏感性或反应性下降的现象。受体脱敏的生化机制主要有磷酸化调节、脱偶联或受体内移，使受体的反应性减弱或数目减少，也称受体下调。受体脱敏一方面是细胞对外界过度刺激的一种保护性反应，保护细胞免受过量或长期的刺激而导致生理功能紊乱；另一方面也往往与某些疾病状态密切相关，例如心力衰竭患者的交感神经系统长期激活导致心肌β受体数量减少，β受体与兴奋性Gs蛋白脱偶联，从而导致心肌收缩力降低。受体脱敏的调节机制与长期用药的药物耐受性紧密相关，药物的耐受性是指药物连续多次应用于机体，其效应逐渐减弱，必须不断增加剂量才能达到原来的效应。例如，长期应用β肾上腺素受体激动剂治疗哮喘，患者出现耐受现象。

受体增敏是与受体脱敏相反的一种现象，可因受体激动药水平降低或长期应用拮抗药而造成。突然停药可出现停药症状或"反跳"现象，例如高血压患者治疗时长期应用肾上腺素受体阻断药普萘洛尔时，若突然停药可致血压上升，这就是β受体敏感性增高所致。

第二节　药物的疗效与不良反应

药物作用于机体，改变机体的生理、生化功能或病理过程，既可以产生有利于患病机体恢复正常的作用，即治疗效果，也称疗效；也可以产生有害和不期望产生的反应，即不良反应。药物不良反应（adverse drug reaction，ADR）是指药物在正常用法和用量时由药物引起的有害和不期望产生的反应，与药品质量是否合格无关。WHO对药品不良反应的定义是：在预防、诊断、治疗或改变生理过程中，在正常剂量下，出现的与治疗目的无关的对机体的有害反 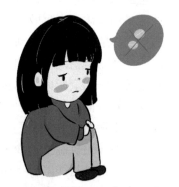 应。这一定义排除了治疗失败、药物过量、药物滥用、不配合治疗和药物误用等情况引起的反应。我国《药品不良反应报告和监测管理办法》对药物不良反应的定义为：合格药品在正常用法用量下出现的与用药目的无关的有害反应。同样，这一定义也排除了药品不合格、意外的及用药不当引起的反应。

一、药品不良反应机制

药品不良反应是在药物与机体相互作用下出现的,某些反应主要取决于药物,其中主要是药理作用缺乏选择性。这种药品不良反应的产生主要由药物自身的药理活性决定,由于许多药物药理作用缺乏高度的选择性,在实现治疗目的的过程中,对一些无关的系统、脏器和功能也会产生影响。除此之外,药物杂质、制剂工艺、药物相互作用等也与不良反应有关。另一些反应的发生主要取决于患者的个体物征,如种族和民族差别、性别、年龄、个体差异、患者的病理状态等。此外,饮食、饮酒等生活习惯也与药品不良反应有关。

二、药品不良反应分类

1. 副作用

副作用是指药品按正常用法用量使用时所出现的与用药目的无关的作用,是伴随治疗作用同时出现的反应,一般都较轻微,多为一过性的、可逆性的功能改变,停药后功能即可恢复。副作用是由药物固有的药理学作用所产生的,器官选择性低、作用广泛的药物副作用更多,当其中一个药理作用作为治疗作用时,其他作用就成了副作用。如前所述沙丁胺醇通过激动支气管平滑肌的 β_2 型肾上腺素受体而扩张支气管,用于哮喘的治疗,但沙丁胺醇也会激动心脏的 β_1 型肾上腺素受体,产生心悸心慌等心血管方面的副作用。同样,异丙托溴铵通过拮抗支气管平滑肌的 M 型乙酰胆碱受体而起到扩张支气管的作用,但同样也会抑制唾液腺、睫状肌的 M 型乙酰胆碱受体,引起口干、眼内压升高等副作用。

2. 毒性反应

毒性反应是指由于用药量过大或药物在体内蓄积过多而发生的危害性反应,在临床用药中通常指由于患者的个体差异、病理状态或合用其他药品引起机体敏感性增加,在推荐治疗剂量范围内仍造成某种功能或器质性损害。毒性反应在性质和程度上都与副作用不同,对患者的危害性也较大。药理作用较强、治疗剂量

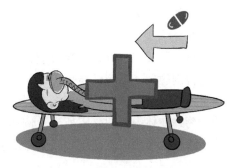

与中毒剂量较为接近的药物容易引起毒性反应,如庆大霉素引起耳聋,强心苷类药物引起心律失常等。肝、肾功能不全者,以及老人、儿童也易发生毒性反应。毒性反应虽然比较严重,但大多数通过药物上市前的临床试验等途径是可以预知的,在用药过程中可通过治疗药物浓度监测等途径避免。

3. 后遗效应

通常情况下,药物具有效应的前提是血浆中有一定浓度的药物,但是有些药物在血浆中的药物浓度已经降至最低有效浓度以下时仍有药效,这可能是由于药物的代谢产物也有类似活性,或是由于药物导致的受体后信号是长时程的。例如,服用苯二氮䓬类镇静催眠药后第二天早晨出现头晕的宿醉现象,就是由于这类药物在体内的代谢产物也有

与药物原形类似的活性。

4. 停药反应

停药反应是指突然停用药物，导致原有疾病加剧的现象。例如，长期服用抗癫痫药苯妥英钠，如果突然停药会导致癫痫发作次数增加；长期服用糖皮质激素的患者，突然停药或减量过快时也会导致原有疾病症状复发或恶化。

5. 耐受性

耐受性是指药物连续多次应用于机体，其效应逐渐减弱，必须不断增加剂量才能达到原来的效应。从对机体有害的角度讲，耐受性并不算是一种不良反应，而是长期用药的一种现象。

6. 药物依赖性

长期应用某种药物后，机体在精神上或身体上产生了对药物的依赖与需求，表现为强烈渴求并不间断地反复用药，以期体验用药后的心理效应，或避免由于停用药物所引起的严重身体不适和痛苦。这种依赖性会导致药物脱离医疗需要的滥用，进而引发各种社会问题。

7. 变态反应

变态反应也称过敏反应，常见于过敏体质患者，是少数人对某些药物所发生的抗原-抗体结合反应。蛋白质类药物如胰岛素，通常具有一定的抗原性，小分子的化学药物或其代谢产物可作为半抗原，与机体的蛋白质结合为抗原。这种反应与药物原有效应无关，用药理性拮抗药救治无效，反应的严重程度差异很大，与用药剂量无关。反应可从轻微的皮疹、发热到造血系统抑制、肝肾功能损害、休克等。化学结构相似的药物易发生交叉或不完全交叉的过敏反应。对易致过敏的药物或过敏体质者，用药前应做过敏试验，如青霉素皮试等。

8. 特异质反应

特异质反应也称特异性反应，是因先天性遗传异常，少数特异体质患者对某些药物反应特别敏感，反应性质也可能与常人不同，但与药物固有的药理作用基本一致，反应严重程度与剂量成正比，用药理性拮抗药救治可能有效。这大多是由于机体缺乏某种酶，药物在体内代谢受阻所致。例如，假性胆碱酯酶缺乏者应用琥珀胆碱后，由于延长了肌肉松弛作用而常出现呼吸暂停反应。

第三节 物质的跨膜转运

药物作为一种外来物质进入体内后，不仅通过与机体生物大分子的相互作用而发挥药效，其在机体的影响下也会发生变化。药动学为研究药物在机体的影响下发生的变化及规律的学科。这个变化过程也称药物的体内过程，包括药物的吸收、分布、代谢和排泄过程。需要注意的是，这样的分类只是为了叙述方便，实际上药物进入体内后，这四个过程是同时发生的。

药物的吸收、分布、代谢和排泄过程均需要药物分子跨过各种细胞膜才能完成。细胞膜是药物在体内转运的基本屏障，是围在细胞质外表面的一层由脂质双分子层组成的薄膜。细胞通过脂质双分子层与周围水溶性环境分隔，保持相对独立和稳定的内环境。体内物质通过细胞膜的过程称为物质的跨膜转运。药物分子跨膜转运的方式主要有简单扩散和载体转运。

一、简单扩散

简单扩散（simple diffusion）是指脂溶性药物溶解于细胞膜的脂质层，顺浓度差从高浓度区域向低浓度区域的跨膜转运过程，又称脂溶性扩散。但是因为药物必须先溶于体液才能抵达细胞膜，水溶性太低同样不利于通过细胞膜，因此药物在具备脂溶性的同时，仍需要具有一定的水溶性才能迅速通过细胞膜。这种转运方式不需要消耗能量，是一种被动的转运方式。

二、载体转运

分子量过大或水溶性过强的药物，或体内一些重要的内源性生理物质，如糖、氨基酸、神经递质等，这些物质的跨膜转运需要借助细胞膜上特殊的跨膜蛋白，即转运体（transporter）的"协助"。药物或生理性物质在细胞膜的一侧与转运体结合后，转运体发生构型改变，在膜的另一侧将结合的药物或内源性物质释出，载体转运（carrier-mediated transport）中的转运体对被转运的物质有选择性，而且转运体的数量有限，因此载体转运有饱和性和竞争性的特点。转运体也是药物作用的靶点之一，如神经递质多巴胺释放入突触间隙后，会由神经末梢的转运体摄取回神经末梢，苯丙胺类兴奋剂就是通过抑制转运体而使突触间隙多巴胺浓度增加而起效的。

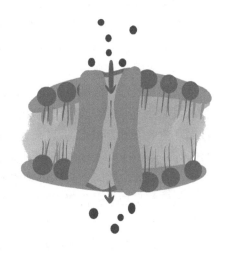

载体转运主要有易化扩散和主动转运两种方式，物质在转运体的帮助下由膜的高浓度区域向低浓度区域跨膜转运，不需要消耗能量的转运方式为易化扩散（facilitated diffusion）。需要消耗能量，将物质由低浓度一侧向高浓度一侧转运的方式称为主动转运（active transport）。主动转运对体内代谢物质和神经递质的转运，以及药物的作用有重要意义。

P-糖蛋白（P-glycoprotein，P-gp）又称多药耐药蛋白1（multidrug resistance 1，MDR1），最早在肿瘤细胞中发现，可以导致肿瘤细胞对抗癌药物出现多药耐药现象。P-糖蛋白是一种ATP依赖泵，利用ATP水解释放的能量将药物从低浓度的细胞内转运至高浓度的细胞外，从而降低细胞内药物浓度。肿瘤细胞膜上的P-糖蛋白可以把多种进入肿瘤细胞的抗癌药物转运出去，使肿瘤细胞出现耐药现象。P-糖蛋白对药物的逆向转运功能使得其在药物的吸收、分布、代谢和排泄方面具有重要意义，而且其作用底物范围非常广泛，因此被认为是自然或人工环境中细胞防御毒物的一道生理屏障，可向胞外排出食物中的天然毒物、内源性代谢产物和细胞毒性物质。

第四节 药物的体内过程

一、药物的吸收

药物自用药部位进入血液循环的过程称为吸收（absorption），血管外给药途径均存在吸收过程，不同的给药途径有不同的吸收过程和特点，服药方式也有所不同。

1. 服药方式

口服是最常用的给药途径，给药方便，大多数药物能充分吸收。胃肠道的吸收面积大、内容物的拌和作用及小肠内适中的酸碱性（pH 5.0~8.0）均有利于药物的吸收。口服方式有吞服、吮服、含服、嚼服等。

吞服：直接将药物吞入胃肠道，一般用温开水送服，不宜用茶、咖啡、含糖饮料等送服。适合的剂型有溶液剂、颗粒剂、混悬剂、丸剂、滴丸剂等。吞服的药物进入胃肠道后由小肠上皮吸收入血，经小肠上皮吸收入血的药物在进入体循环前需先经过门静脉系统进入肝脏，如果肠壁或肝脏对药物的代谢能力很强，或由于胆汁排泄的量大，则进入全身血液循环内的有效药物量明显减少，这个过程称为首关效应（first-pass effect），又称首关消除（first-pass elimination）。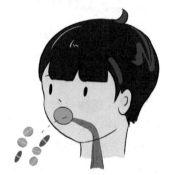药物的首关效应高时，机体可利用的有效药物量减少，要达到治疗浓度，就必须加大剂量。但因剂量加大，代谢产物也会明显增多，可能出现代谢产物的毒性反应。因此首关效应明显的药物不宜口服，可采用舌下含服或直肠给药等方式以避免首关效应。

吮服：主要适用于润喉片、润喉糖等剂型，是指药物含在口中不要吞下，在唾液作用下逐渐溶化的一种服药方式。

含服：即舌下给药，流经舌下黏膜的血液经舌静脉进入颈内静脉，药物可经舌静脉直接进入体循环，避免肝的首关效应，因此破坏较少，作用较快。许多口服时首关效应强或在胃肠道中容易降解的药物，如硝酸甘油，舌下给药进入血液中的药物量显著增加。舌下给药需要注意既不要将药物咬碎，也不要用舌头在口中移动片剂，并且在含药后 30 min 内不宜进食。

嚼服：铝碳酸镁、氢氧化铝片等胃黏膜保护药物会制成咀嚼片，嚼碎后进入胃中，很快在胃壁上形成一层保护膜，更有利于药效发挥。服用时注意在口腔内的咀嚼时间宜充分并用温开水送服。

2. 剂型

泡腾片：泡腾片是在其崩解剂中加入了有机酸和碳酸盐或碳酸氢盐，因此片剂在加入水中后会释放出含有二氧化碳气体的气泡，使药物快速完全溶解。这种剂型适合老人、儿童及吞咽固体制剂困难的患者。泡腾片服用时应将片剂放入水中，待气泡完全消失后服用，不可直接服用或口含，尤其不应让幼儿自行服用。

分散片：在水中可迅速崩解并均匀分散的片剂。分散片中的药物是难溶性的，但其崩解速度快，放入水中可分散成均匀的混悬液，服用方便。分散片可加水分散后口服，也可将分散片含于口中吮服或吞服，特别适用于吞服困难的患者。

缓释片、控释片、肠溶片：缓释片是指能缓慢地非恒速释放药物的片剂。控释片是指缓慢地恒速或接近恒速地释放药物的片剂。缓、控释制剂中药物的释放主要通过辅料来控制，即利用一些高分子材料减缓药物的释放速度。肠溶片是在制剂过程中加入了对pH敏感的辅料，使其在胃中不崩解，而在肠道内的碱性环境中能迅速崩解和溶出，适用于对胃有刺激性或对胃酸敏感的药物。缓、控释片与肠溶片一般都不能掰开服用，因为这类药物掰开或咬碎后，辅料层被破坏，使缓释片变成普通片，控释片快速释放增加毒副作用，而肠溶片掰开后可能刺激胃黏膜，或药物在胃酸的作用下失效。近年，随着技术的进步，已经有部分缓释制剂可以掰开服用，但也不能咀嚼或压碎。所以使用缓、控释制剂之前要认真查看说明书，不可随意掰开分次服用，且服用时严禁嚼碎，一般应整片或整丸吞服。

气体剂型与吸入给药：气体剂型主要有气雾剂、喷雾剂与粉雾剂等，临床常用的是气雾剂，该剂型是将含药乳液或混悬液与适宜的抛射剂共同装封于具有特制阀门系统的耐压容器中，使用时借助抛射剂的压力将内容物呈雾状喷出。肺泡表面积大，肺血流量丰富，具有一定溶解度的气态药物被吸入后可经包绕肺泡的毛细血管迅速被吸收，避免肝的首关效应和胃肠道的破坏。容易气化的药物也可采用吸入途径给药，如沙丁胺醇、异丙托溴铵等。气雾剂应用时要注意先呼气，然后在吸气的同时揿压阀门，然后屏息一会儿再用鼻呼气。另外，气雾剂也可以直接喷至皮肤表面，或作为空间消毒剂使用。

注射剂：静脉注射给药时药物避开了吸收屏障而直接入血，无吸收过程，可快速发挥药效，但不良反应也会快速发生。药物水溶液肌内注射时，主要经毛细血管以简单扩散和滤过的方式吸收，肌肉组织的血流量丰富，故吸收快，并且由于没有首关效应，吸收程度可与静脉注射相当。药物的皮下与皮内注射吸收缓慢，适用于需要延长作用时间的药物，如胰岛素等。动脉内注射、鞘内注射、心室内注射均为特殊给药途径，用以在特定的靶器官产生较高的药物浓度。

二、药物的分布

药物吸收后经血液循环到达机体各个部位和组织的过程称为分布（distribution）。药物在体内的分布受很多因素影响，主要有器官血流量、血浆蛋白结合率、药物与组织的亲和力及体内屏障等。药物由血液循环带往身体各组织器官，因此器官血流量是影响药物分布的首要因素。弱酸或弱碱性药物进入体内后会发生解离而带上电荷，可不同程度地与血浆中带电荷的蛋白质形成结合型药物。结合型药物不能跨膜转运，是药物在血液中的一种暂时贮存形式。因此药物与血浆蛋白的结合影响药物在体内的分布、转运速度，以及作用强度和消除速率。器官血流量决定药物由血液向组织分布的速度，药物与组织的亲和力决定药物由血液向组织分布的程度。此外，药物的体内分布还受体内屏障的影响，体内屏障主要有血脑屏障、胎盘屏障，以及血眼屏障等。

1. 血脑屏障

脑毛细血管壁与神经胶质细胞形成的血浆与脑神经元细胞之间的屏障，对维持中枢神经系统正常生理功能具有重要的生物学意义。这些屏障能够阻止某些物质（多半是有害的）由血液进入脑组织，使脑组织少受甚至不受循环血液中有害物质的影响，从而保持脑组织内环境的基本稳定，只有脂溶性高的药物才能通过血脑屏障。机体有炎症时血脑屏障的通透性增加，药物也容易通过血脑屏障。

2. 胎盘屏障

胎盘绒毛与子宫血窦间的屏障称为胎盘屏障。这一屏障使得正常妊娠期间母血与子血分开，互不干扰，同时又进行选择性的物质交换。但事实上胎盘对药物的转运并无屏障作用，因为胎盘对药物的通透性与一般毛细血管相似，大多数药物均能进入胎盘。药物经胎盘转运为简单扩散的方式，一旦扩散达到平衡，药物在胎儿血液和组织内的浓度与母体相似，脂溶性高的药物更易于进入胎儿血液循环。因此孕妇应禁用可引起畸胎或对胎儿有毒性的药物，对其他药物的使用也应十分审慎。

3. 血眼屏障

吸收入血的药物在房水、晶状体和玻璃体等组织的浓度远低于血液，此现象是由血眼屏障所致。故作用于眼的药物多以局部应用为宜。与其他屏障相似，脂溶性或小分子药物易通过血眼屏障。眼科用药注意压迫眼内眦，以防药物通过鼻泪管进入鼻腔，进而通过鼻腔黏膜丰富的毛细血管吸收产生全身作用。

三、药物的代谢

药物作为一种异物进入体内后，机体要动员各种机制使药物发生化学结构改变，使药物从体内消除，这一过程称为药物代谢（metabolism）。肝脏含有大量代谢活性酶，又具有血流量高的特点，这使它成为体内最主要的药物代谢器官。胃肠道、肠内菌丛、肾等器官组织也可产生有意义的药物代谢作用。多数药物经代谢后活性降低或完全消失，也有极少数无活性药物经代谢后活化，须经活化才产生药理效应的药物称为前药（pro-drug），如可的松须在肝脏转化为氢化可的松而生效。

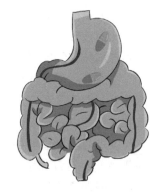

药物的代谢反应通常分为两个时相进行，其中Ⅰ相反应主要为氧化反应，也有还原反应、水解反应等，催化Ⅰ相反应的酶主要是位于肝微粒体的混合功能氧化酶；Ⅱ相反应为结合反应，经过Ⅰ相反应的代谢产物或药物原形与体内的内源性物质如葡萄糖醛酸、甘氨酸等结合，催化Ⅱ相反应的酶为位于胞质液的结合酶。药物代谢产物的水溶性一般都比原药大，使肾小管中重吸收也相应降低，促使药物从体内排出。

参与药物代谢的酶在亚细胞水平通常位于内质网、线粒体、胞质液等部位，如肝微粒体酶系就位于肝细胞内质网的亲脂性膜上。细胞色素P450单加氧酶系（cytochrome P450 monooxygenases，CYP450，简称CYP）是体内主要的肝微粒体酶超家族，参与药物代谢的亚家族的酶主要有CYP3A4、CYP2D6等。该酶系对底物的选择性低，这使得该酶系可以代谢许多种类的药物，同时也使酶本身容易受外界因素的影响。许多药物长期应用可影响酶的活性，能使酶活性增强的药物称为酶的诱导剂，典型的酶诱导剂有抗癫痫药苯妥英钠；能使酶活性减弱的药物称为酶的抑制剂，典型的酶抑制剂有氯霉素。

酶的诱导剂长期应用可发生自身诱导，即药物代谢增强，体内药物浓度降低，需要增加药物剂量才能保持原有药效，即产生药物耐受。酶的诱导剂或抑制剂与其他药物合用时可能会导致药物的相互作用。

 四、药物的排泄

药物的原形或其代谢产物通过排泄器官或分泌器官排出体外的转运过程称排泄（excretion），也是药物从体内消除的重要途径。药物及其代谢产物主要经肾脏从尿液排泄，其次经胆汁从粪便排泄，气体或挥发性药物主要经肺随呼气过程排出体外，某些药物也可自唾液、汗液、乳汁和泪液排泄，药物也可经头发和皮肤排泄，但量极少。

药物在肾脏中的排泄主要受肾小球滤过、肾小管分泌和肾小管重吸收的影响。

1. 肾小球滤过

肾小球毛细血管膜孔较大，因此血中除了与血浆蛋白结合的结合型药物外，其他的药物与代谢产物，无论是水溶性的还是脂溶性的，无论是带电荷的还是不带电荷的，均能经肾小球滤过进入肾小管。

2. 肾小管分泌

肾小管近曲小管部位的细胞能以主动转运的方式将药物从血浆转运至肾小管内，称肾小管分泌。肾小管细胞上具有两种非特异性转运体，分别转运有机阴离子（酸性药物离子）和有机阳离子（碱性药物离子）。经相同机制分泌的药物可竞争转运体而发生竞争性抑制从而影响其中某一药物的药效，通常分泌速度较慢的药物能更有效地抑制分泌速度较快的药物。

3. 肾小管重吸收

药物在肾小管远曲小管可经过简单扩散而被重吸收入血液。脂溶性的药物更易重吸收，因此药物代谢产物水溶性增大后，不易从肾小管重吸收，而更易经肾脏排出体外。

第五节　影响药物作用的因素

药物在机体内产生的药理作用是药物和机体相互作用的结果，二者的相互作用受药物和机体的多种因素影响。药物方面的因素主要有药物的给药途径、药物剂型、药物相互作用等因素。机体方面的因素主要有年龄、性别、种族、遗传变异等因素。这些因素可能会引起不同个体对药物的体内过程产生差异，导致药物在作用部位的浓度不同，表现为药动学差异；也可能虽然药物在作用部位浓度相同，但药物的反应性不同，表现为药效学差异。这两方面的变异，均能引起药物反应的个体差异。因此，用药应熟悉各种因素对药物作用的影响，根据个体的情况，选择合适的药物和剂量，做到用药个体化。

 一、药物因素

药物可制成多种剂型并采用不同的途径给药，药物采用不同给药途径可能会产生不同的作用和用途。硫酸镁口服产生泻下作用，注射则有镇静解痉作用，而湿敷可起到局部消肿的作用。

同种药物制成不同剂型引起药物在体内过程的差别从而影响药效的发挥，一般情况下，肌内注射时药物吸收比口服快，到达作用部位的时间短，因而起效快、作用显著。例如，硝酸异山梨酯的常用剂型包括口服普通片剂、缓释片、舌下含片以及静脉制剂等，普通片剂口服 15~40 min 起效，作用持续 2~6 h；缓释片约 60 min 起效，作用可持续 12 h；舌下含片 2~5 min 起效，15 min 达最大效应，作用持续 1~2 h。

两种或两种以上药物同时服用或序贯服用时可能会导致药物的相互作用。在作用机制上，这些相互作用既可能是药效学的相互作用，也可能是药动学的相互作用。药效学的相互作用可能导致药效的叠加或抵消，比如降压药的联合用药就可以使药效叠加，增强降压效果。药效学的相互作用也可能导致不良反应的叠加或抵消，比如氢氯噻嗪与卡托普利合用，因为氢氯噻嗪会导致低血钾，而卡托普利会导致高血钾，两药合用则不良反应相互抵消；而庆大霉素与呋塞米合用，两药的耳毒性会叠加，更容易产生耳毒性。药动学的相互作用则是指药物体内过程的相互作用，如某药改变胃肠道的 pH，则可能影响其他药物的吸收；合用的药物可能竞争在血浆蛋白上的结合位点；当肝药酶的诱导剂或抑制剂与其他药物合用时，可能改变其他药物在体内的血药浓度；合用的药物也可能竞争肾小管的转运体，影响药物在体内的排泄；等等。这些药物的相互作用通常在药品说明书上都有所说明。

二、机体因素

1. 老年人用药特点

随着年龄的增长，人体各组织器官的结构、生理功能、生化反应等都逐渐发生变化，造成老年患者中治疗药物的体内过程和药物作用发生相应的改变。主要表现为老年人肝、肾功能下降，药物消除作用减弱，而且常出现药物效应增强，作用时间延长及毒副反应增加等现象。并且老年人常多药同用，不良反应发生率高。

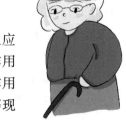

2. 小儿用药特点

儿童正处于生长发育时期，组织器官的生理功能和生化代谢尚不完善，脏器功能发育不全，参与药物代谢的酶系统发育尚未成熟，药物代谢及排泄速度慢。幼儿对药物敏感性与成人的差异通常来源于药动学差异，但药效学方面也存在一定差异。例如，婴幼儿的中枢神经系统尚未发育完全，对作用于中枢神经系统的药物敏感性强于成人，应用吗啡易产生呼吸抑制。因此儿童对药物的反应有别于成人，并非成人的缩小版。小儿给药剂量可简单根据成人剂量折算，新生儿用药量应根据体重折算，具体可参考药品说明书。

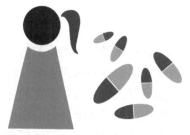

3. 女性用药特点

妇女由于内分泌的周期性变化，在用药上有其特殊之处，同一药物在相同剂量下可能对男女患者产生不同的效果。例如，服用抗癫痫药苯妥英钠治疗癫痫的年轻妇女在月经期间发作频率增加，研究发现这与月经期间机体对药物的消除作用增加有关。药物代谢性别差异的因素包括激素的作用、饮食、生活习惯、日照时间等。有时药物作用的个体差异可掩盖其性别差异。

4. 肝肾功能不良的患者

药物进入人体后，其作用强度和作用持续时间在很大程度上取决于药物在体内消除的速度，而药物的消除包括药物的代谢和排泄过程。肝脏是主要的代谢器官，而肾脏是主要的排泄器官，因此肝肾功能不良将影响药物从体内的消除，引起药效增强或不良反应增加，肝肾功能不良的患者用药时药物的品种需要选择，剂量需要调整。

5. 遗传因素引起个体差异

遗传的主要物质基础是细胞核染色体上的 DNA，携带遗传信息的 DNA 片段称为基因。基因分为正常型（野生型）基因和突变型基因。突变的发生频率如果小于 1% 则为基因突变，如果大于 1% 则为基因多态性。基因型是在基因水平上描述遗传特征的概念，例如血红蛋白 S 等位基因引起的镰状细胞贫血。表型则是由基因型和环境因素共同作用导致的生物体的可见性状。基因型与表型在药物代谢酶方面表现为：携带一对正常等位基因（纯合子）或一个正常等位基因（杂合子）的个体，其药物代谢酶通常活性正常，称为快代谢者（extensive metabolizer，EM），而慢代谢者（poor metabolizer，PM）通常携带活性降低或无功能的等位基因；超快代谢者（ultra-rapid metabolizer，UM）则携带有两个或两个以上活性酶基因的拷贝。

与药物作用相关的遗传多态性包括代谢药物的酶的遗传多态性与药物转运蛋白和受体的遗传多态性，这些多态性是药物作用个体差异的主要来源。地理环境、文化背景、饮食来源差异的长期影响会改变药物代谢酶及受体的遗传特性，形成种族差异。遗传药理学研究遗传在药物代谢、转运和效应中的作用，以阐明人体对外源性物质反应个体差异的原因。在遗传药理学的研究中，Evans 等于 1960 年报告的关于异烟肼代谢率的遗传控制和慢、快乙酰化代谢者的区分，为遗传药理学的一项经典研究。异烟肼大部分在肝脏内乙酰化为乙酰化异烟肼和异烟酸，少部分以原形从尿中排出。异烟肼的乙酰化代谢有多态性特征，临床上依据体内异烟肼乙酰化速度的快慢将人群分为快代谢者和慢代谢者，快代谢者的基因型为野生型，慢代谢者的基因型为各种突变等位基因的组合。前者药物的半衰期为 70 min 左右，而后者则为 3 h。若每日给药，则代谢慢者不良反应相对重而多；若采用间歇给药方法，则代谢快者疗效相对较差。因此，临床上应根据不同患者的代谢类型确定给药方案。异烟肼的主要不良反应周围神经炎表现为手脚震颤、麻木等，慢乙酰化者发生率为 23%，快乙酰化者发生率为 3%。而快乙酰化代谢者由于异烟肼在体内生成乙酰化异烟肼而使其灭活，乙酰化异烟肼又可代谢生成具有肝毒性的产物。异烟肼的代谢有明显的种族差异，与欧洲人和非洲人相比，东方人快代谢发生率较高，服用异烟肼后肝脏损伤的可能性也就较大。

思考题：

1. 激动药、拮抗药是如何通过受体起作用的？
2. 受体的调节会引起长期用药的哪些改变？
3. 泡腾片、分散片、缓释片、控释片服药时应注意什么？
4. 药物代谢后活性、脂溶性如何变化？

第三章　失眠与药物治疗

教学目标
1. 掌握睡眠的结构与意义。
2. 了解常用镇静催眠药的作用特点与不良反应。
3. 掌握镇静催眠药的应用原则。

教学重难点
急性失眠与慢性失眠给药方式的差别。

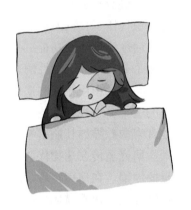

睡眠是高等脊椎动物周期性出现的一种自发的和可逆的静息状态，表现为机体对外界刺激的反应性降低和意识的暂时中断。伴随着中国经济社会的快速发展，各种竞争加剧使得生活节奏加快，同时由于人们的生活方式发生了明显变化，睡眠日益成为现代人的"生活奢侈品"。2006年对全国六城市的调查显示，过去1年间有睡眠问题的都市人已达60%。《2018中国互联网网民睡眠白皮书》的数据显示，失眠重度患者超六成为"90后"，集中在北京、上海、广州等城市。睡眠问题因此被称为"悄然扩展的流行病"，从社会学或自然科学角度探讨如何解决睡眠问题，具有积极的现实意义。

第一节　睡眠生理

一、睡眠与神经递质

早在1910年，法国生理学家亨利·皮埃隆（Henry Pieron）将睡眠被剥夺150~293 h的狗的脑脊液取出，注入另一只狗的脑内，引起了另一只狗的睡眠，这说明睡眠的调节有体液的参与。当时的研究者只是笼统地认为脑脊液中存在一种促进睡眠的物质，并将其称为睡眠素（hypnotoxin）。现代科学的研究已经揭示脑内许多物质与睡眠有关，如腺苷可促进睡眠，人在觉醒时脑内腺苷浓度逐渐增加，增加到一定程度则使人进入睡眠状态；而睡眠时脑内腺苷浓度逐渐下降，下降到低点时则人表现为觉醒。引起睡眠的主要抑制性神经递质是γ-氨基丁酸（GABA），是镇静催眠药作用靶点。此外，脑内的乙酰胆碱、多巴胺、5-羟色胺（5-HT）、组胺等神经递质也参与睡眠-觉醒周期的调节。

二、脑电波

大脑皮质神经元在无明显刺激时也会自发地产生节律性的电位变化,这种电位变化称为自发脑电活动,在头皮表面记录到的自发脑电活动称为脑电图(electroencephalogram, EEG)。脑电波是大脑皮质锥体细胞突触后电位的总和,其幅度取决于同步活动的神经元数量,如同步活动的神经元数量多,则脑电波的幅度高;同步活动的神经元数量少时脑电波的幅度则低。同时,脑电波的频率反映其周期性变化的快慢,通常频率低表示皮质的反应状态较低(如睡眠),而频率高则代表了皮质的反应状态较高(如激动)。

脑电波可用多导睡眠监测仪等仪器检测出来,至少有四个重要的波段。

α波,频率为 8~13 Hz,幅度为 20~100 μV,它是正常人脑电波的基本节律,是大脑皮质处于清醒安静状态时脑电活动的主要表现。如果没有外加的刺激,其频率是相当恒定的。人在清醒、安静并闭眼时该节律最为明显,当睁开眼睛或接受其他刺激时,α波即刻消失。

β波,频率为 14~30 Hz,幅度为 5~20 μV,当精神紧张和情绪激动或亢奋时出现此波,是大脑皮质处于紧张活动状态时脑电活动的主要表现。

θ波,频率为 4~7 Hz,幅度为 20~150 μV,成年人困倦时会出现,在意愿受挫和抑郁时以及精神病患者中这种波极为显著。幼儿时期的脑电波频率较低,一般常见到θ波。

δ波,频率为 1~3 Hz,幅度为 20~100 μV,当人在婴儿期或智力发育不成熟、成年人在极度疲劳和昏睡状态下时,可出现这种波段。

一些脑部疾患发生时,如癫痫或皮质占位病变(如肿瘤等),脑电波会发生改变。因此在临床上,脑电图检测可作为辅助手段用于脑部疾病的诊断。

三、睡眠结构

根据脑电图及其他生理特征,睡眠分为两个不同时相:慢波睡眠(slow wave sleep, SWS)与快波睡眠(fast wave sleep, FWS)。其中,快波睡眠又称为快动眼(rapid eye movement, REM)睡眠,慢波睡眠也称为非快动眼(non-rapid eye movement, NREM)睡眠。正常的一昼夜睡眠中,整个睡眠在慢波睡眠和快波睡眠两种状态之间周期性交替进行,慢波睡眠约占整个睡眠时间的 75%,快波睡眠约占 25%。睡眠从慢波睡眠开始,持续 80~120 min 后进入快波睡眠,20~30 min 后再返回慢波睡眠,形成一个循环,整个晚上睡眠过程约有 4~5 次循环(图 3-1)。

慢波睡眠又分为 4 个时相,分别为Ⅰ期(潜伏期)、Ⅱ期(浅睡期)、Ⅲ期(中度期)与Ⅳ期(深睡期)。Ⅰ期又称入睡期,历时约 10 min,此期睡眠程度最浅,容易被唤醒。脑电图上的表现为低振幅脑电波,频率快慢混合,觉醒状态所见的α波变得不规则并逐渐消失,并开始出现θ波。Ⅱ期为浅睡期,睡眠程度有所加深,大约持续 15 min,脑电图上表现为较低振幅脑电波,即在θ波背景上出现频率较快、幅度稍低的睡眠纺锤波。Ⅲ期为中度睡眠期,持续 15 min 左右,脑电图上出现高振幅脑电波,即在θ波背景上出现 20%~50% 的高幅缓慢的δ波,以及δ波或δ波和纺锤波的高幅尖波复合,称为κ复合波。Ⅳ期为深度睡眠期,脑电图呈现高振幅脑电波。此期以δ波为主,超过50%。通常认为,Ⅳ期慢波睡眠具有促进体力及精力恢复的功能。因为观察到在长时间体力劳动或不睡后,在恢复睡眠中此期持续时间最长。

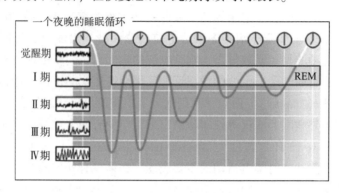

图3-1 一个夜晚的睡眠循环

慢波睡眠中,随着睡眠的由浅入深,全身感觉功能减退,意识逐步丧失,血压、心率及呼吸频率都会下降,体温及基础代谢率降低,胃液分泌增多但唾液分泌减少,上述生理变化都较稳定。肌肉张力降低但仍然能够保持一定姿势,常变换体位,无明显的眼球运动。在慢波睡眠中,机体的耗氧量下降,但脑的耗氧量不变,腺垂体分泌生长激素明显增多。因此,慢波睡眠与大脑皮质休息、躯体生长发育和消耗物质的补充有关,有助于促进生长和体力恢复。

快波睡眠为在睡眠过程中周期性出现的一种激动状态。脑电图呈现低幅高频的快波,即β波,与觉醒时相似。此时各种感觉机能进一步减退,人难以被唤醒,肌张力进一步下降,肌肉几乎完全松弛,但某些肌肉出现阵发性收缩,如快速的眼球运动、四肢末端和颜面肌肉抽动等,血压、心率、呼吸出现短时不规则变化,如血压升高或降低、心率加速、呼吸快而不规则等;瞳孔时大时小,体温调节功能丧失;脑血流量及耗氧量增加。因此,快波睡眠易导致心绞痛和哮喘发作。在快波睡眠时被唤醒者,80%的人报告正在做梦,而且梦境生动鲜明、知觉性强,尤其视知觉突出。而在慢波睡眠期间被唤醒者,只有7%的人报告正在做梦,且梦的内容平淡,概念性强,生动性弱。这说明快波睡眠时脑细胞处于高度活动状态,脑代谢率增加,耗氧量增加,脑血流量增多,脑内蛋白质合成加快,但生长激素分泌减少。快波睡眠与幼儿神经系统的成熟有关,可能有利于建立新的突触联系。快波睡眠有助于记忆的整合和巩固,与智力发育、学习记忆和躯体休息有关。目前常用镇静催眠药都会不同程度地抑制快波睡眠,以致影响记忆和学习。例如,巴比妥类长期应用停药后快波睡眠反跳延长,引起病态焦虑、激惹易怒、多梦、惊恐等不良反应,但苯二氮䓬类药物对快波睡眠影响较小,是目前治疗失眠症的首选药物。

四、异常睡眠

1. 睡行症

睡行症即梦游,梦游时大脑的原始区域(负责四肢以及复杂的肢体运动)仍在活跃状态，与清醒时并没有多大差异；同时，控制记忆和理性思维的大脑前叶及海马并不行使功能。梦游时大脑就像处于睡眠与清醒之间的某种状态，而且卡在中间无法抽出。因此可以认为梦游的人处于不理智的状态，可能会对他人造成伤害。睡行症多出现在慢波睡眠的Ⅲ期与Ⅳ期，严重的睡行症可给予苯二氮䓬类药物治疗。

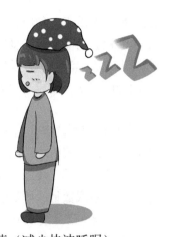

2. 梦魇

梦魇即噩梦发作，是指以恐惧不安或焦虑为主要特征的梦境体验，事后患者能详细回忆，通常出现在快波睡眠期。如发作频繁可影响睡眠质量，易引起焦虑、抑郁及各种躯体不适症状。梦魇一般不需要治疗，严重的可用三环类抗抑郁药（减少快波睡眠）。

3. 睡瘫症

睡眠期间发生的短暂的自主运动不能的恐怖性体验，也称为睡眠麻痹。与快波睡眠期肌张力缺乏的正常机制在不适当时间被激活有关。其发生的相关因素有不规律的睡眠习惯、睡眠剥夺和其他干扰睡眠觉醒规律的行为等。睡瘫症最常见于青少年或青年时期，通常发生于入睡或觉醒过程中，持续1分钟到几分钟，之后自行消失或在外界刺激下消失。养成规律的睡眠习惯有助于减少此现象的发生，严重的可使用对快波睡眠有抑制作用的药物治疗。

4. 睡眠呼吸暂停

睡眠呼吸暂停指在睡眠期反复发作的呼吸暂停和低通气，如在每夜 7 h 睡眠中发作 30 次以上，每次暂停时间超过 10 s 可诊断为睡眠呼吸暂停。睡眠呼吸暂停可分为阻塞型、中枢型及混合型。阻塞型睡眠呼吸暂停通常为喉咙附近的软组织松弛而造成上呼吸道阻塞，呼吸道收窄导致睡眠时呼吸暂停。呼吸暂停时出现持续的气流停止，但膈肌与胸廓运动仍存在。中枢型睡眠呼吸暂停多因呼吸中枢神经曾经受到中风及创伤等损害，不能正常传达呼吸的指令导致睡眠呼吸机能失调。呼吸暂停时口、鼻无气流，同时丧失呼吸能力，胸腹式呼吸运动停止。混合型睡眠呼吸暂停则是阻塞型和中枢型症状的组合。睡眠呼吸暂停患者通常睡眠不佳，但要避免使用镇静催眠药物。如确需使用，可使用褪黑素受体激动剂雷美尔通或新型非苯二氮䓬类镇静催眠药物，如唑吡坦（zolpidem）、佐匹克隆（zopiclone）等。

5. 睡眠剥夺

睡眠剥夺指主动或被动地强行不睡觉，是一种人为的强制性失眠，一般成年人持续觉醒 15~16 h 便可称为睡眠剥夺，不同个体对睡眠剥夺的耐受力有很大差异。长期睡眠剥夺后，慢波睡眠尤其是深度睡眠将明显增加，以补偿前阶段睡眠的不足。长时间的睡眠剥夺会导致人易怒、困倦，注意力难以集中，学习能力和记忆力显著下降，以及反应迟缓。

6. 失眠

失眠指患者对睡眠时间和/或质量不满足并影响白天社会功能的一种主观体验，通常表现为入睡困难、入睡后多次觉醒、早醒。失眠并不一定是一种异常的生理和心理情况，每个人出于各种原因偶尔都会出现失眠。但是如果一个人经常处于失眠状态，并且个人的社会功能受到不良影响，这就需要进行自我生理、心理调整，有时也需要进行心理咨询或心理治疗，以及安眠药品的帮助。如果失眠的征候不及时纠正，进一步发展达到病理的程度，就成为失眠症。失眠症是一种常见的精神疾病，严重影响患者的生活质量。

《中国精神障碍分类与诊断标准第三版》（CCMD-3）推荐的失眠诊断的症状标准为：几乎以失眠为唯一的症状，包括难以入睡、睡眠不深、多梦、早醒，或醒后不易再睡、醒后不适感、疲乏，或白天困倦等，并且具有失眠和极度关注失眠结果的优势观念。即对睡眠数量、质量的不满引起明显的苦恼或社会功能受损。时间上至少每周发生3次，并至少已持续1个月，而且排除躯体疾病或精神障碍症状导致的继发性失眠。引起失眠的原因既有个体的心理因素，如抑郁、焦虑、个人的不良自我暗示等，也有环境与外在因素，如外出旅行或使用药物。失眠者中，典型的情况是由应激导致反复失眠，并因此对失眠越来越恐惧，进而过分关注其不良后果，由此形成恶性循环。在临近睡觉时越来越焦虑，并且在睡不着时努力想睡着，这样不但不能入睡，反而还会增加兴奋和焦虑的程度，更难入睡。通常失眠者的认知形式以担忧、过度警觉和焦虑倾向为特征，大部分精神障碍会有睡眠障碍。失眠症患者发生抑郁和物质滥用的比例较常人高。在医院心理门诊的患者中，与失眠有关的心理障碍比例高达70%～90%。有些睡眠异常也与精神疾病有关，例如频繁的梦魇发作与特定的人格特征及精神因素有关，有20%～40%的患者存在分裂型人格障碍、边缘型人格障碍或精神分裂症的症状。在抑郁症患者中，频繁发生梦魇者存在明显的自杀倾向。

第二节 镇静催眠药

镇静催眠药（sedative-hypnotics）是一类抑制中枢神经系统，起镇静催眠作用的药物，小剂量时有引起安静或嗜睡的镇静作用，较大剂量时则具有引起近似生理性睡眠的催眠作用。传统的镇静催眠药为巴比妥类，该类药物在大剂量时可深度抑制中枢，引起麻醉，严重者出现昏迷、呼吸循环衰竭而致死。苯二氮䓬类（benzodiazepines，BZ）药物有镇静催眠作用，还有抗焦虑、抗惊厥和抗癫痫作用，由于安全范围大，已取代巴比妥类成为最常用的药物。新型非苯二氮䓬类镇静催眠药作用机制与苯二氮䓬类相似，主要代表药物为唑吡坦，目前应用也日益广泛。除了常用的镇静催眠药，褪黑素与褪黑素受体激动剂及一些具有镇静作用的抗抑郁药物也可用于失眠的治疗。

一、精神药品与治疗精神疾病的药物

在药政管理上，绝大部分镇静催眠药属于精神药品（psychotropic substances）。所谓精神药品，是指作用于中枢神经系统，能使之兴奋或抑制，反复应用能产生精神依赖性的药品，主要包括以下三类。

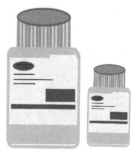

(1) 中枢神经抑制药：镇静催眠药及抗焦虑药，如巴比妥类、苯二氮䓬类等。

(2) 精神兴奋药：如苯丙胺（amphetamines，安非他明）、哌甲酯、咖啡因等。

(3) 致幻觉药：如氯胺酮（ketamine，K粉）。

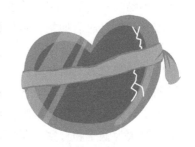

精神药品中被滥用最普遍的是苯丙胺类，如甲基苯丙胺，又名去氧麻黄碱、冰毒。苯丙胺使用过量会产生急性中毒，通常表现为不安、头昏、震颤、腱反射亢进、话多、易激惹、烦躁、偏执性幻觉或惊恐状态，有的会产生自杀或杀人倾向。慢性中毒可造成体重减轻和精神异常（即苯丙胺精神病）。我国精神药品的生产、经营、使用、储存、运输等，须服从2005年11月1日起施行的《麻醉药品和精神药品管理条例》。

精神失常是多种原因（遗传、生物学等）引起认知、情感、意志、行为等精神活动产生不同程度异常的一类疾病，包括精神分裂症、躁狂抑郁症和焦虑症等疾病。用于治疗这些疾病的药物有抗精神病药、抗躁狂药、抗抑郁药、抗焦虑药等。

二、苯二氮䓬类药物

本类药物基本化学结构类似，根据药物消除半衰期（$t_{1/2}$）的长短可分为三类。

长效类（$t_{1/2} \geqslant 20$ h），如地西泮（安定）、氟西泮等。

中效类（$t_{1/2}$为5~15 h），如艾司唑仑、氯氮䓬（利眠宁）等。

短效类（$t_{1/2}<6$ h），如三唑仑等。

1. 体内过程

苯二氮䓬类药物口服吸收迅速而完全，经0.5~1.5 h达峰浓度。其脂溶性高，易透过血脑屏障与胎盘屏障。代谢产物具有与母体药物相似的活性，且半衰期比母体更长。最后形成葡萄糖醛酸结合物由肾排出。

2. 药理作用与临床应用

(1) 抗焦虑作用：苯二氮䓬类药物用量小于镇静剂量时即有良好的抗焦虑作用，可显著改善患者的恐惧、紧张、不安、激动等焦虑症状。临床上可用于焦虑症的治疗。但苯二氮䓬类药物用于焦虑症治疗时，药量逐渐增加可能会产生依赖性。在治疗停止以后，患者可能会有反弹性的焦虑和失眠，偶尔也会引起视觉模糊。

(2) 镇静催眠作用：小剂量镇静，大剂量催眠，能明显缩短入睡时间，减少觉醒次数，延长睡眠持续时间。可延长慢波睡眠Ⅱ期，缩短慢波睡眠Ⅲ期和Ⅳ期，减少发生于此期的夜惊或梦游症。苯二氮䓬类药物是临床首选的催眠药，对焦虑性失眠疗效尤佳。其镇静作用也可用于麻醉前给药，使患者镇静，以减少麻醉药用量。例如，心脏复律或内窥镜检查前给药。

此外，苯二氮䓬类药物还具有抗惊厥、抗癫痫作用，临床上可静脉注射用于治疗破伤风、子痫、小儿高热惊厥、药物中毒性惊厥、癫痫持续状态及其他类型癫痫。

3. 作用机制

γ-氨基丁酸（GABA）是脑内最重要的抑制性神经递质，主要分布在大脑皮质、海马和小脑。γ-氨基丁酸 A 型受体是一种离子通道型受体，与 γ-氨基丁酸结合后促进 Cl^- 内流，产生突触后抑制。γ-氨基丁酸 A 型受体上除了有 γ-氨基丁酸结合位点外，还有苯二氮䓬类药物的结合位点，因此，苯二氮䓬类镇静催眠药与 γ-氨基丁酸 A 型受体的 α 亚单位的苯二氮䓬结合位点结合，促进了 γ-氨基丁酸与受体的结合，Cl^- 通道开放频率增加，Cl^- 内流增多，抑制作用增强。苯二氮䓬类药物结合位点的分布以皮质为最密，药物结合后表现为镇静催眠作用；其次为边缘系统和中脑，药物结合后表现为抗焦虑作用；再次为脑干和脊髓，药物静脉注射过量可致昏迷和呼吸抑制。

4. 不良反应

不良反应常见日间困倦、头昏、肌张力减退、跌倒、认知功能减退等，老年患者应用时尤其要注意药物的肌松作用和跌倒风险。因本类药物可以引起日间困倦和认知功能减退等，不推荐用于神经退行性疾病相关失眠患者。突然停药会引起反跳性失眠，长期服用也可产生依赖性和成瘾性，但戒断症状轻微，所以用药时间不宜太长，通常连续用药不超过 4 周。该类药物禁用于妊娠或哺乳期的妇女、肝肾功能损害者、阻塞性睡眠呼吸暂停综合征患者及重度通气功能缺损者。其特异解毒药物为氟马西尼（flumazenil，安易醒）。氟马西尼是苯二氮䓬结合位点的拮抗药，临床可用于苯二氮䓬过量中毒的鉴别诊断和抢救。

三、非苯二氮䓬类镇静催眠药

本类药物作用机制与苯二氮䓬类相似，也是通过作用于 γ-氨基丁酸受体而起作用，只是结合位点不同。主要代表药物为唑吡坦、佐匹克隆和扎来普隆（zaleplon），这类药物与苯二氮䓬类药物催眠疗效类似，但半衰期短，没有明显的宿醉作用。产生药物依赖的风险明显低于苯二氮䓬类药物。严重不良反应为神经和精神系统的不良反应。

唑吡坦商品名为思诺思，仅有镇静催眠作用，无肌松作用与抗癫痫作用。服用后 15~30 min 入睡，同时能减少夜间觉醒次数，不改变睡眠结构，也不影响次晨的精神活动和动作的机敏度。该药极少产生"宿睡"现象，无呼吸抑制，无明显的停药后反跳性失眠和戒断症状。

国家食品药品监督管理局在 2010 年 5 月 24 日发布的《药品不良反应信息通报》（第 28 期）以专刊形式通报了镇静催眠药引起的异常睡眠行为，其中酒石酸唑吡坦主要表现为幻觉、谵妄、行为紊乱、意识模糊、头晕、嗜睡、梦游症等，严重的表现为肝功能异常、精神分裂样反应等。

四、褪黑素类药物

人类每日正常的睡眠-觉醒节律是由人体内源性起搏点控制的，下丘脑视交叉上核是哺乳动物控制昼夜节律的主要脑区。视交叉上核的光神经冲动作用于松果体，松果体能感受光的信号并作出反应，即在光神经的控制下分泌褪黑素。褪黑素能够使一种产生黑色素的细胞发亮，因而被命名为褪黑素，属于吲哚杂环类化合物，是由 5-羟色胺在

N-乙酰基转移酶的作用下，先转化成 N-乙酰基-5-羟色胺，最后合成褪黑素。褪黑素的分泌有明显的昼夜节律：入夜后体内褪黑素的分泌水平增高，在凌晨 2—3 点达到高峰。因此松果体的主要功能是将昼夜明暗循环和季节性温度变化等周期信号转导成激素（褪黑素）信号，继而调整机体的生理机能。褪黑素可抑制下丘脑-垂体-性腺轴，使促性腺激素释放激素、促性腺激素、黄体生成素及卵泡雌激素的含量均降低，并可直接作用于性腺，降低雄激素、雌激素及孕激素的含量。人在出生 3 个月后松果体开始分泌褪黑素，幼儿期达到高峰，青春发育期后随年龄增长褪黑素的分泌呈下降趋势，45 岁时分泌量仅为幼儿期的一半，到 80 岁时降至极低的水平，白天与黑夜的分泌差别已经趋于消失。

褪黑素与睡眠关系密切，当夕阳西下时，人体褪黑素从松果体中分泌明显增加，进而可增加人的睡眠倾向。褪黑素参与调节睡眠-觉醒周期，可以改善时差变化引起的症状、睡眠时相延迟综合征和昼夜节律失调性睡眠障碍。在治疗失眠方面，褪黑素仅用于昼夜节律失调型睡眠觉醒障碍，如昼夜节律延迟综合征及时差变化所致失眠的短期应用，不建议作为常规药物治疗失眠。褪黑素有头痛、思睡、胃肠反应、血压变化、情绪低落等不良反应，长期使用褪黑素可影响内源性褪黑素的分泌，大剂量褪黑素（10 mg/d 以上）可抑制性激素分泌。

褪黑素受体激动剂雷美尔通（ramelteon）是褪黑素受体 MT_1 和 MT_2 激动剂，可缩短睡眠潜伏期、提高睡眠效率、增加总睡眠时间，可用于治疗以入睡困难为主诉的失眠及昼夜节律失调性睡眠障碍。此外，雷美尔通对于合并睡眠呼吸障碍的失眠患者安全有效。由于没有药物依赖性，该药也不会产生戒断症状，褪黑素受体激动剂可以作为不能耐受前述催眠药物患者及已经发生药物依赖患者的替代治疗。

五、抗抑郁药物

慢性失眠常与抑郁症状同时存在，部分抗抑郁药具有镇静作用，可在失眠伴随抑郁时应用。其中，三环类抗抑郁药物多塞平（多虑平）镇静作用较强，小剂量（3~6 mg/d）可以改善成年和老年慢性失眠患者的睡眠状况，临床耐受性较好。目前常用的抗抑郁药选择性 5-羟色胺再摄取抑制剂（SSRIs）虽无明确催眠作用，但可以通过治疗抑郁和焦虑障碍而改善失眠症状。另外对于抑郁症患者，在应用抗抑郁药物治疗的同时联合使用镇静催眠药有助于尽快改善失眠症状，提高患者的依从性。例如，唑吡坦和帕罗西汀联用可以快速缓解失眠症状，改善抑郁和焦虑症状，提高生活质量。

六、双食欲素受体拮抗剂

食欲素（orexin）于 1998 年被发现，是由下丘脑分泌的一类激素，分为两种神经肽：食欲素 A，也称下丘脑分泌素 1（hypocretin 1）；食欲素 B，也称下丘脑分泌素 2（hypocretin 2）。食欲素通过作用于其受体参与调节进食、睡眠和自主神经功能等。食欲素随着进食量的增加而逐渐减少，当其水平低下时，人体容易产生困倦感。目前有 3 种双食欲素受体拮抗剂药物用于失眠的治疗：苏沃雷生（suvorexant）、莱博雷生（lemborexant）和达利雷生（daridorexant）。本类药物无次日残留，对认知及呼吸影响小，均可应用于有轻中度慢性阻塞性肺病和阻塞性睡眠呼吸暂停综合征的失眠患者。目前尚无证据表明本类药物会导致药物依赖，可以长期应用，停药不出现显著的反跳性失眠。常见的不良反应是头痛（10%）、思睡（7%）和疲劳（5%），少于2%的患者会出现睡眠瘫痪和睡眠幻觉。

第三节 失眠的综合治疗

一、药物治疗的具体建议

1. 给药方式

（1）药物连续治疗：苯二氮䓬类与非苯二氮䓬类药物一般在夜间睡前给药，每晚服用一次，称为药物连续治疗。主要用于急性起病的应激性失眠症的治疗。但应注意，睡前服用并不是指服用后立即躺下睡觉，而是应于睡前10 min服用后保持直立体位一段时间再躺下。

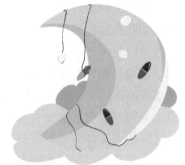

（2）药物间歇治疗：对于慢性失眠患者，可用非苯二氮䓬类药物进行间歇治疗。间歇治疗具体间隔的频次尚无定论，推荐间歇给药的频率为每周3~5次。基于唑吡坦的临床试验结果，患者可根据睡眠需求"按需"服用。

① 预期入睡困难时，可于睡前5~10 min服用。
② 上床后30 min仍不能入睡时，可以服用。
③ 如夜间醒来距预期起床时间大于5 h，可以服用短半衰期药物。
④ 根据白天活动的需求，如次日有重要工作或事务，于睡前服用。

（3）具有催眠作用的抗抑郁药物和褪黑素受体激动剂也应于睡前服用。但由于药理学机制不同，抗抑郁剂一般不采用间歇给药或按需用药的方式。褪黑素受体激动剂是否可以间歇给药或按需服用有待进一步研究。

2. 疗程

治疗失眠药物的用药疗程没有明确规定，应根据患者情况调整剂量和维持时间。小于4周的药物治疗可选择连续治疗，超过4周的药物治疗需要重新评估，必要时可改连续治疗为间歇治疗，或者变更治疗方案，改用非药物治疗等。

3. 终止治疗

当患者感觉能够自我控制睡眠时，可考虑逐渐停药。但应避免突然停药，以免出现失眠反弹。停药可以采用逐步减少药物用量的方式，或将连续治疗改为间歇治疗，这可能需要几周或几个月的时间。另外，如果失眠与其他疾病或生活事件相关，在去除病因或诱因后，也应考虑停用镇静催眠药物。

4. 老年患者的药物治疗

老年患者应首选非药物治疗（见下文），非药物治疗无效时可以考虑药物治疗，推荐使用非苯二氮䓬类药物或褪黑素受体激动剂。服用苯二氮䓬类药物时需要注意药物引起的肌张力降低有可能产生跌倒等意外伤害。老年患者的药物治疗剂量应从最小有效剂量开始，不主张大剂量给药，可短期应用或采用间歇疗法，用药过程中需要密切观察药物不良反应。

5. 妊娠期及哺乳期患者的药物治疗

妊娠期及哺乳期患者推荐采用非药物治疗。妊娠期妇女使用镇静催眠药物的安全性缺乏资料，由于唑吡坦在动物实验中没有致畸作用，必要时可以短期服用。哺乳期妇女应用镇静催眠药物及抗抑郁剂须谨慎，避免药物通过乳汁影响婴儿。

6. 伴呼吸系统疾病失眠患者的药物治疗

苯二氮䓬类药物由于具有呼吸抑制的不良反应，在慢性阻塞性肺病、睡眠呼吸暂停综合征患者中应慎用或禁用。非苯二氮䓬类药物受体选择性强，使用唑吡坦和佐匹克隆治疗稳定期的轻、中度慢性阻塞性肺病的失眠者尚未发现有呼吸抑制的报道，但扎来普隆对伴呼吸系统疾病失眠患者的疗效尚未确定。褪黑素受体激动剂和双食欲素受体拮抗剂均可用于治疗睡眠呼吸障碍合并失眠的患者。

二、失眠的非药物治疗

心理行为治疗对于失眠具有良好效果，通常包括睡眠卫生教育、刺激控制疗法、睡眠限制疗法、认知治疗和松弛疗法。这些方法可独立应用或组合应用于成人原发性或继发性失眠的治疗。要完成这一目标，常常需要专业心理医师的参与。

1. 睡眠卫生教育

大部分失眠患者存在不良睡眠习惯，睡眠卫生教育主要是帮助失眠患者认识不良睡眠习惯在失眠发生与发展中的重要作用，帮助他们建立良好的睡眠习惯。睡眠卫生教育单独应用很难起到改善睡眠的作用，通常需要与其他心理行为治疗同时应用才能产生较好效果。

睡眠卫生教育的内容包括：

（1）睡前数小时避免摄入兴奋性物质如咖啡、浓茶或吸烟等。

（2）睡前不要饮酒，酒精有中枢抑制作用，虽然可以加速入睡，但会干扰深度睡眠，影响睡眠恢复感。

（3）睡前应避免剧烈运动，也不要大吃大喝或进食不易消化的食物。

（4）睡前应避免大脑过度兴奋，不做容易引起兴奋的脑力劳动或观看容易引起兴奋的书籍和影视节目。

（5）卧室环境应安静、舒适，光线及温度适宜。

（6）保持规律的作息时间。

2. 松弛疗法

应激、紧张和焦虑是诱发失眠的常见因素。松弛疗法可以缓解上述因素带来的不良效应，因此是治疗失眠最常用的非药物疗法，其目的是降低卧床时的警觉性及减少夜间觉醒。松弛疗法包括渐进性肌肉放松、指导性想象和腹式呼吸训练，要求环境整洁、安静。初期应在专业人员指

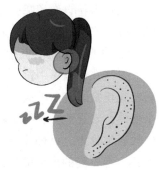

导下进行。松弛疗法可以单独用于失眠的治疗。

3. 刺激控制疗法

刺激控制疗法是一套改善睡眠环境与睡眠倾向（睡意）之间相互作用的行为干预措施，目的是恢复卧床作为诱导睡眠信号的功能，使患者易于入睡，重建睡眠-觉醒生物节律。刺激控制疗法也可以单独用于失眠的治疗。

刺激控制疗法的具体内容有：

（1）只有在有睡意时才上床。

（2）如果卧床 20 min 不能入睡，应起床离开卧室，可从事一些简单活动，等有睡意时再返回卧室睡觉。

（3）不要在床上做与睡眠无关的活动，如进食、看电视、刷手机视频及思考复杂问题等。

（4）不管前晚睡眠时间有多长，保持规律的起床时间。

（5）日间避免小睡。

4. 睡眠限制疗法

很多失眠患者企图通过增加卧床时间来增加睡眠的机会，但常常事与愿违，反而使睡眠质量进一步下降。睡眠限制疗法通过记录睡眠日记，缩短卧床清醒时间，增加入睡的驱动能力以提高睡眠效率。睡眠效率=实际睡眠时间/卧床时间×100%。

睡眠限制疗法的具体内容如下：

（1）减少卧床时间以使其和实际睡眠时间相符，并且只有在 1 周的睡眠效率超过 85% 的情况下才可增加 15~20 min 的卧床时间；

（2）当睡眠效率低于 80% 时则减少 15~20 min 的卧床时间，睡眠效率在 80%~85% 之间则保持卧床时间不变；

（3）避免日间小睡，并且保持规律的起床时间。

5. 认知-行为治疗（cognitive behavioral therapy for insomnia，CBT-I）

认知-行为治疗是失眠心理行为治疗的核心，通常是认知治疗与行为治疗（松弛疗法、刺激控制疗法、睡眠限制疗法）的综合，同时还可以辅以睡眠卫生教育。失眠患者常对失眠本身感到恐惧，过分关注失眠的不良后果，常在临近睡眠时感到紧张、担心睡不好，这些负性情绪使睡眠进一步恶化，失眠程度的加重又反过来影响患者的情绪，两者形成恶性循环。认知治疗的目的是改变患者对失眠的认知偏差，改变患者对于睡眠问题的非理性信念和态度。其内容包括：保持合理的睡眠期望；不要把所有的问题都归咎于失眠；保持自然入睡，避免过度主观的入睡意图；不要过分关注睡眠；不要因为一晚没睡好就产生挫败感；培养对失眠影响的耐受性。

6. 失眠的传统中医学治疗

失眠在中医学中称为"不寐"。中医学认为正常的睡眠需要人体阴阳气血协调和脏腑功能正常运转。中医治疗失眠以"整体观念，辨证论治"为指导思想，将人作为一个整体，宏观地去看待疾病，认为邪扰心神和心神失养是导致失眠的病理机制。因此，失眠通常分为"肝郁化火""痰热内扰""阴虚火旺""心脾两虚""心胆气虚""心肾不交"等不同的辨证类型，采用不同的治疗法则和方药，充分体现了传统医学个体化治疗的特点。常用的药物有酸枣仁、柏子仁、茯苓、远志、五味子、首乌藤、郁金、栀子、半夏、百合、龙眼肉等，常用的方剂有酸枣仁汤、柏子养心丸等。

思考题：
1. 快动眼睡眠与慢动眼睡眠有什么区别？
2. 失眠的非药物治疗主要有哪些？

第四章　药物依赖性的生理基础与治疗

教学目标
1. 掌握吗啡的临床应用与不良反应。
2. 了解脑内奖赏通路的作用。

教学重难点
1. 药物依赖性的本质在于脱离药物的治疗应用。
2. 脑内奖赏通路与强迫用药的关系。

第一节　药物依赖性及其生理基础

一、药物依赖性与药物滥用

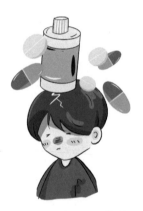

药物依赖性（drug dependence）是药物与机体相互作用所形成的一种特殊精神状态和身体状态，表现为强烈渴求并不间断地反复用药，以期体验用药后的心理效应，或避免由于停用药物所引起的严重身体不适和痛苦。这种反复用药已经脱离了药物的医疗目的，而只是为了体验用药后的特殊精神效应。这种脱离药物的医疗目的，无节制反复过量用药的行为即为药物滥用（drug abuse），我国习惯称之为"吸毒"。

药物依赖性根据其临床表现，可分为精神依赖性（psychic dependence）与生理依赖性（physiological dependence）。其中，精神依赖性又称心理依赖性（psychological dependence），表现为滥用药物使滥用者产生特殊精神感受如愉悦、幻觉和满足感。为体验或追求这种虚幻的欣快情绪和精神感受，避免停用药物所致的严重精神不适，滥用者通常表现出强烈的心理渴求和周期性、强迫性觅药的用药行为，与躯体依赖性相比，这是一种主动性的依赖，一旦形成就很难去除。生理依赖性又称躯体依赖性（physical dependence），是指药物滥用造成机体对所滥用药物的适应状态。在这种特殊身体状态下，一旦突然停止使用或减少用药剂量，就会导致机体已经形成的适应状态发生改变，用药者会相继出现一系列严重症状和体征，出现极为痛苦的感受及明显的生理功能紊乱，甚至可能危及生命，此即药物戒断综合征（abstinence syndrome）。与药物的精神依赖性相比，生理依赖性具有被动性的特点，而且一般精神依赖性先于生理依赖性发生。有些药物的滥用仅引起精神依赖性，停药后不出现戒断症状。有些药物滥用既可产生精神依赖性，又可引发生理依赖性。而且一旦产生生理依赖性之后，将会进一步加重精神依赖性。药物依赖性的发生导致滥用者意志衰退和人格缺陷，进一步导致药物滥用的发生。

在药物依赖性形成的同时通常伴有对该药物的耐受性。耐受性即长期用药后药物原有效应降低的现象，若要保持原有效应，通常需要增加剂量。通常一种药物具有几种药理作用，而人体对药物不同药理作用的耐受程度不完全相同。例如，吗啡用药后，人体对其镇痛、呼吸抑制、致欣快等作用具有耐受性，而对其缩瞳和便秘的作用则无明显耐受性。另外，人体对药物的耐受性是可逆的，停用药物一段时间后，机体对药物的耐受性也随之消失，再次用药时应以初始剂量服药。故而药物滥用者经过长时间停药后再次用药时，如果用了停药前的剂量，则可出现急性中毒。

二、致依赖性药物的分类

具有依赖性作用的药物，有的原属于医用药物，有的属于消遣物质，有的则是实验室合成的活性化合物。联合国制定并通过的1961年《麻醉品单一公约》与1971年《精神药物公约》明确将致依赖性药物分为麻醉药品和精神药品两大类，WHO根据上述两个国际公约的规定，将尚未列入国际管制的精神活性物质如烟草、酒精及挥发性溶剂也纳入依赖性药物范畴。

因此致依赖性药物分为以下三类。

（1）麻醉药品：阿片类、可卡因类和大麻类。

（2）精神药品：如前所述，包括中枢神经抑制药、精神兴奋药和致幻觉药。

（3）酒精、烟草及挥发性溶剂。

需要注意的是，麻醉药品（narcotics）与麻醉药（anaesthetics）是既有区别又有联系的两个不同概念。

麻醉药品是指对中枢神经有麻醉作用，连续使用后易产生生理依赖性、能形成瘾癖的药品，包括以下三类。

（1）阿片类（opioids）：包括粗制品及主要生物碱（吗啡、可待因等），以及人工合成品（哌替啶等）。阿片类麻醉药品也称麻醉性镇痛药。

（2）可卡因类（cocaine）：古柯叶、古柯糊及其生物碱可卡因。其中，可卡因曾作为局部麻醉药应用于临床。

（3）大麻类（cannabis）：各种大麻的制剂，有效成分为四氢大麻酚，无药用价值，主要为娱乐性应用。

麻醉药分为局部麻醉药与全身麻醉药两类。局部麻醉药作用于神经末梢或神经干周围，可逆地阻断神经冲动的产生和传导，在意识清醒的状态下，使局部痛觉暂时消失。应用局部麻醉药首先消失的是持续性钝痛（如压痛），其次是短暂性锐痛，最后是冷觉、温觉、触觉和压觉。全身麻醉药可逆性抑制中枢神经系统功能，引起暂时性感觉、意识和反射消失，骨骼肌松弛。镇痛作用是麻醉药最基本、最重要的作用。

三、药物依赖性的生理基础：脑内的奖赏通路

为什么上述这些没有共同化学结构特征的药物都有致依赖性呢？这与我们脑内一条

特殊的神经环路——奖赏通路有关。奖赏通路也称奖赏环路或奖赏系统，是动物在进行了摄食和性活动等这些为了生存和繁衍而必须进行的活动后使其感到兴奋的一个复杂环路。奖赏通路最早于1954年被发现，当时科研人员在大鼠的不同脑区植入电极，这些电极与可以控制电源开关的杠杆相连，当大鼠的某些脑区受到电刺激时，大鼠会反复按压杠杆以获得电流刺激，这些脑区构成了脑内的"快感中心"，即奖赏通路。《天工开物》中关于制糖的章节就命名为"甘嗜"，可见嗜食甜食是人类的天性，这是因为糖类作为一种高热量食物有助于人类的生存，在漫长的进化中，人类通过脑内的奖赏通路把这种喜好固定了下来。除了食物与性行为以外，一些社会行为如赌博、获得金钱地位、获得正面评价等均可刺激脑内的奖赏通路。

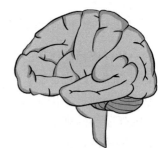

奖赏通路在进化上很古老，即使生活于泥土中的简单的秀丽线虫，也有一个基本的奖赏通路。哺乳动物的奖赏通路更加复杂，其核心组成是由中脑腹侧被盖区（VTA）到伏隔核（NAc）的多巴胺能神经元投射。中脑腹侧被盖区中多巴胺能神经元约占65%，是中枢神经系统中多巴胺合成的主要部位，这些多巴胺能神经元的轴突投射到边缘系统的各个部位。伏隔核神经元表达多巴胺受体，是VTA多巴胺能神经元的一个重要投射脑区。从中脑腹侧被盖区到伏隔核的多巴胺通路在成瘾中起关键性的作用，动物的这些脑区受损后，便对致依赖性药物失去兴趣。除了向伏隔核的投射外，VTA的多巴胺能神经元还有向内侧前额叶皮质（mPFC）、海马体、杏仁核等部位的投射，这些部位均与人的情绪情感、学习记忆、认知抉择等功能有关。例如，杏仁核是大脑处理情绪的中心，参与情绪产生调节、恐惧反射等功能；海马体与学习记忆有关，也与认知及情感关系密切相关，在奖赏学习中发挥重要作用；而内侧前额叶皮质是认知及情感等相关信息的处理中心。VTA向这些部位的投射及这些部位之间的相互联系共同构成了复杂的奖赏环路。

除了食物、性行为等作为自然奖赏可以刺激奖赏通路外，药物对这条通路的刺激比任何一种自然奖赏都更加强大而且持久。这是因为各种致依赖性药物除了基本作用外，都可以使伏隔核部位接收到大量的多巴胺，如可卡因和苯丙胺类兴奋剂均作用于多巴胺转运体。多巴胺转运体位于多巴胺能神经元突触前膜，可以将释放入突触间隙的多巴胺摄取入神经末梢。可卡因抑制转运体活性，导致过多的多巴胺停留在突触间隙；苯丙胺类兴奋剂作为多巴胺转运体的底物，可经多巴胺转运体摄取入多巴胺能神经元的神经末梢，使多巴胺转运体作用反转，细胞内多巴胺流向细胞外。而吗啡等阿片类药物通过脱抑制的作用产生药效，也就是正常情况下某些神经元抑制多巴胺的合成和释放，而阿片类药物会抑制这些神经元的活性，这种负负得正的结果就增加了多巴胺神经元的兴奋性。致依赖性药物的长期用药还会引起奖赏通路神经元结构和功能的变化，如树突分支和复杂性的改变、树突棘密度的改变等，这种结构和功能的变化会维持很长时间，使用药者更难摆脱药物的影响。

第二节　吗啡的应用历程与药用

一、疼痛与镇痛药

疼痛是一种复杂的生理心理活动，是临床上最常见的症状之一，包括伤害性刺激作用于机体所引起的痛感觉，以及机体对伤害性刺激的痛反应（常伴有恐惧、紧张、不安等情绪活动）。对于患者而言，疼痛一方面是机体面临刺激或疾病的信号，另一方面又是影响生活质量的重要因素之一。对医师而言，疼痛既是机体对创伤或疾病的反应机制，也是疾病的症状。急性疼痛常伴有代谢、内分泌甚至免疫改变，而慢性疼痛则常伴有生理、心理和社会功能改变，需要及早给予治疗。同时，疼痛的部位与性质又是诊断疾病的重要依据，故在疾病未确诊前不宜轻易使用镇痛药，以免掩盖病情，延误疾病的诊断与治疗。

镇痛药主要作用于中枢或外周神经系统，在不影响患者意识状态下选择性抑制和缓解各种疼痛，减轻疼痛导致的恐惧紧张和不安情绪，在解除患者痛苦方面发挥了巨大作用。镇痛药包括以吗啡为代表的麻醉性镇痛药和以阿司匹林为代表的解热镇痛抗炎药，其中，麻醉性镇痛药作用于中枢神经系统，缓解疼痛的作用较强，用于急性、剧烈疼痛的镇痛，反复使用易成瘾，且对呼吸中枢有抑制作用；解热镇痛抗炎药是一类化学结构各不相同的药物的总称，其作用机制均为通过抑制体内前列腺素的产生而发挥镇痛作用，缓解疼痛作用较弱，多用于钝痛（如头痛、牙痛等）的治疗。这类药物没有成瘾性，也没有对呼吸的抑制作用，但长期应用的主要不良反应表现为易诱发胃溃疡。

二、鸦片在我国的应用历史

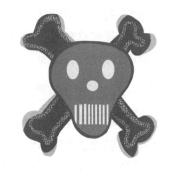

鸦片（opium），英译"阿片"，中国俗称"鸦片"，又名罂粟，因其上有盖，下有蒂，宛然如酒罂，内有细籽如粟，所以得名罂粟。公元7世纪鸦片由波斯传入中国，当时称为"底野迦"，唐代《新修本草》第十五卷有记载，但当时仅作为观赏植物与药用。宋朝《开宝本草》有"罂子粟"的记载，对罂粟的描述至为详尽，用途为治疗泻痢、脱肛不止。

罂粟是两年生草本植物，每年初冬播种，春天开花。初夏罂粟花落，约半个月后果实接近完全成熟之时，用刀将罂粟果皮划破，渗出的乳白色汁液经自然风干凝结成黏稠的膏状物，颜色也从乳白色变成深棕色，这些膏状物用烟刀刮下来就是生鸦片。生鸦片通常呈褐色，有些品种则呈黑色，有强烈的类似氨的刺激性气味，味苦，长时间放置后，随着水分的逐渐散失，慢慢变成棕黑色的硬块，形状不一，常以球状、饼状或砖状出售。生鸦片一般不直接吸食，需经烧煮和发酵等进一步精制成熟鸦片方可使用。熟鸦片呈深褐色，手感光滑柔软。鸦片含有30多种生物碱，其中主要含有吗啡，含量为10%~15%，此外还含有少量的罂粟碱（约1%）、可待因（约1%）等。明朝著名医药学家李时珍指出,"阿芙蓉前代罕闻,……气味酸、涩、温、微毒。主治泻痢脱肛不止,能涩丈夫精气,……俗人房中术用之。"

三、鸦片在西方的滥用

与中华文明的发展伴随着中医中药的发展不同,西方由于中世纪时的宗教统治,包括医学在内的科学发展出现严重的断层,文艺复兴后随着邻近地区阿拉伯医学的传入,西方人最早应用的镇痛药物就是鸦片。"纵观整个19世纪,鸦片在西欧和美国被广泛地应用,就像今天的阿司匹林或扑热息痛一样。"与鸦片在中国主要作为娱乐性应用不同,鸦片在西方是治病镇痛的万灵药。当时的英国把吗啡含量4%~6%的印度鸦片销往中国,而把吗啡含量10%~13%的土耳其鸦片运往英国用于本国制药业,18、19世纪的欧美医学家仍普遍遵从古希腊医生的看法,把鸦片当作医治百病的"万灵药",以之取代中世纪时较为野蛮的放血疗法或医用水蛭吸血法。由于当时医疗条件落后,而且对疾病的成因也不太清楚,因此当时医生的目标是抑制病痛,而非治愈疾病。在这种思想下,鸦片的麻醉与镇痛的特性自然大有用武之地。但与中国人一样,英国人用鸦片也出现了成瘾的问题,为解决这一问题,1806年法国化学家弗里德希·泽尔蒂纳(F. W. A. Serturner)首次从鸦片中分离出吗啡。1821年,吗啡在英国已作为精制的商品出售于市,吗啡最早的应用就是治疗鸦片成瘾,但吗啡同样会成瘾。1874年,英国伦敦圣玛莉医院的化学家查尔斯·莱特(Charles Wright)合成了海洛因。1897年,德国拜耳(Bayer)药厂化学家费利克斯·霍夫曼(Felix Hoffmann)将海洛因制成药物用于治疗吗啡成瘾,其止痛效力远高于吗啡,但不幸的是,其成瘾性也强于吗啡。对于鸦片的使用,直到19世纪末,随着对人类疾病成因了解的深入,欧美医学界才开始破除对"鸦片治百病"神话的迷信,其应用范围也才得到限制,现在海洛因已经不作药用,但吗啡依然是各种急性锐痛及晚期癌症疼痛的有效治疗药物。WHO专家认为一个国家的吗啡消耗量是评价该国癌性疼痛改善状况的一个重要标志。

四、吗啡的药理作用与临床应用

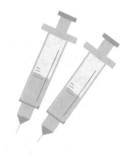

吗啡类是目前已知最有效的镇痛药,镇痛作用强,选择性高。对绝大多数急性痛和慢性痛的镇痛效果良好,在镇痛的同时患者意识清楚,其听觉、视觉及触觉等不受影响。吗啡的镇痛作用是通过阿片受体介导的。脑内的阿片受体主要分布在两大部位:一部分是与痛觉整合及感受有关的部位,如脊髓胶质区、丘脑内侧、脑室及导水管周围灰质区,吗啡通过激动这些部位的阿片受体,产生强大的镇痛作用;还有另一部分的阿片受体分布在情绪及精神活动部位如伏隔核及蓝斑核,吗啡作用于这些部位的阿片受体,不仅可减缓疼痛所引起的不愉快、焦虑等情绪,也引起欣快感和成瘾性。因为体内的受体均有内源性配体,在发现阿片受体的基础上,1975年研究人员从猪脑中分离出两种脑啡肽,后来又发现了强啡肽、β内啡肽、孤啡肽等内源性阿片肽,阿片受体与内源性阿片肽组成体内的"抗痛系统"。吗啡即是作为外源性配体,模拟内源性阿片肽作用于阿片受体而产生药理作用。

吗啡是 WHO 推荐的首选镇痛药,也是重度癌性疼痛的首选药。目前吗啡一般仅被用于其他镇痛药无效的急性锐痛,如严重创伤、烧伤、心肌梗死引起的剧痛和晚期癌症疼痛等。其他疼痛基本上已被人工合成的镇痛药替代。

WHO 提出了 2000 年达到在全世界范围内"使癌症患者不痛"的目标,我国卫生部于 1991 年 4 月下达了《关于在我国开展"癌症病人三级止痛阶梯治疗"工作的通知》。疼痛按程度分级法分成 4 级,其中:0 级为无痛;Ⅰ 级为轻度疼痛,可忍受,能正常生活,睡眠不受干扰,治疗可选择非阿片类药物,如阿司匹林、布洛芬、吲哚美辛等解热镇痛抗炎药;Ⅱ 级为中度疼痛,睡眠受到干扰,治疗可选用弱阿片类药物,如可卡因等;Ⅲ 级为重度疼痛,不能忍受,睡眠受到严重干扰,治疗选用强阿片类药物,如吗啡、哌替啶等。国家药品监督管理局于 1998 年 11 月 17 日发布的《关于癌症病人使用吗啡极量问题的通知》中有"对癌症病人镇痛使用吗啡应由医师根据病情需要和耐受情况决定剂量"的表述,即不受《药典》中关于吗啡剂量的限制。

五、吗啡的不良反应

除了镇痛作用,吗啡还有广泛的药理作用,这些药理作用在吗啡用于镇痛时则表现为药物的不良反应。其一般不良反应主要为便秘、排尿困难、嗜睡、眩晕、针尖样瞳孔、呼吸抑制等。其中,便秘是吗啡长期治疗中最常见、最痛苦的不良反应,发生率高达 40%,严重限制了阿片类药物的临床使用。这主要是因为吗啡对胃肠道平滑肌的作用是先引起短时的兴奋,使其张力提高,使向下推进的蠕动减弱,然后又出现持久的抑制而使平滑肌松弛,使食糜在胃肠道的运动减慢。加之吗啡的中枢抑制作用使患者对引起排便反射的刺激不敏感,因此易引起便秘。因此,在开始使用阿片类止痛剂时,就应着手制订一个有规律的通便方案,包括使用轻泻剂和大便松软剂,如番泻叶、麻仁润肠丸等。轻泻剂的用量要因人而异,经数日试用,调到最适量,同时患者本身应注意调整饮食结构,多吃一些富含纤维素的食物。另外,吗啡能使膀胱括约肌收缩,可引起排尿困难。

吗啡有明显的镇静作用,给药后患者常出现嗜睡、理智障碍、意识模糊等症状,在安静的环境易诱导入睡,但易被唤醒,要注意镇静嗜睡与吗啡中毒的区别:吗啡中毒表现为昏睡、叫不醒、呼吸减慢、瞳孔缩小呈针尖样、体温下降;而服用吗啡后的嗜睡无上述表现。

吗啡可兴奋支配瞳孔的副交感神经,引起瞳孔括约肌收缩,使瞳孔缩小,这种缩瞳作用不产生耐受性。吗啡中毒时瞳孔极度缩小,针尖样瞳孔是吗啡中毒的特征。

吗啡在治疗量时即可抑制呼吸,使呼吸频率减慢,并随剂量的增加而作用增强,急性中毒时呼吸频率可减慢至 3~4 次/min,呼吸抑制是吗啡急性中毒致死的主要原因。呼吸抑制发生的速度及程度与给药途径密切相关,静脉注射吗啡 5~10 min 或肌内注射 30~90 min 时呼吸抑制最为明显。因此对有明显呼吸功能障碍的患者要慎用或禁用,而且初次用药者必须在有经验的医生的指导下进行。在用药过程中,要注意观察呼吸的变化,如患者出现呼吸次数明显减少、不均匀、叹气样呼吸等呼吸抑制的表现,应给予纳洛酮拮抗。

此外，吗啡还可以扩张外周血管，对某些人可引起直立位低血压，较大剂量静脉注射甚至对卧位患者也可致血压下降，更大剂量则可出现心动过缓。吗啡对变态反应性炎症有一定的抑制作用，对免疫反应具有抑制作用。

吗啡长期应用最主要的不良反应是药物依赖性，这也可以看成是吗啡用药的慢性中毒反应，吗啡引起的药物依赖性既有精神依赖性，也有躯体依赖性。精神依赖性表现为不择手段地强迫性觅药，躯体依赖性则表现为戒断症状。阿片类药物一旦成瘾，每4~8 h必须再次用药，否则便会出现明显的戒断症状，停药8~16 h主要表现为自主神经亢进的症状，如兴奋、焦虑、失眠、震颤、流泪、流涕、出汗、呕吐、腹泻、瞳孔散大，甚至虚脱、意识丧失等。停药24 h后，症状加重，瞳孔散大，至停药后36~72 h各种症状达到高峰，虽然严重，但只要不患严重的器质性疾病，戒断一般不会造成死亡。1周以上症状逐渐缓解，但关节疼痛等稽延症状可持续半年以上，这也是造成吗啡复吸的主要原因。

六、吗啡成瘾的治疗

冷火鸡疗法（cold-turkey withdrawal），此法是曾经应用数十年的传统戒毒手段，又称"自然戒断法"。因为戒断症状出现时，汗毛竖起，浑身出现鸡皮疙瘩状如火鸡皮，故该戒断法有"冷火鸡疗法"之称。这是一种古老的戒断方法，戒毒者要有坚强的毅力忍受戒断症状的折磨。主张用此法的人认为，让戒毒者充分地体会毒瘾的煎熬，好下决心彻底摆脱毒品。

目前国内外毒品成瘾脱毒治疗中最常用的方法是递减疗法或替代脱毒疗法，即以小毒替代大毒，减轻吸毒者因戒断症状出现带来的痛苦，平稳安全地完成脱毒过程。美沙酮是海洛因依赖脱毒治疗的主要药物，其控制戒断症状彻底，严格按要求使用，患者可无痛苦地度过戒断期。面对海洛因依赖一般脱毒治疗后的高复吸率，为了减少社会犯罪及注射毒品造成的危害如艾滋病传播，减少毒品的非法需求，很多国家开展了美沙酮维持治疗，获得了很好的社会效益。我国也在很多省市建立美沙酮维持治疗点。美沙酮与阿片受体亲和力高，作用维持时间长，耐受性与成瘾性发生较慢，戒断症状略轻。口服美沙酮后再注射吗啡不能引起原有的欣快感，也不出现戒断症状，因而使吗啡等的成瘾性减弱，并能减少吗啡或海洛因成瘾者自我注射带来的血液传播性疾病的危险，减少毒品使用相关犯罪行为。美沙酮1 mg可代替吗啡4 mg，海洛因2 mg，哌替啶20 mg。但是，美沙酮维持治疗也有一定的负面效应，其药理机制与吗啡相同，本身也存在很大的依赖潜力，也会出现便秘、食欲下降、性功能减退、免疫功能下降等不良反应。

美沙酮作为一种戒毒药品，卫生部门对其有严格的管理规定，2014年12月31日，国家卫生计生委、公安部、食品药品监管总局印发《戒毒药物维持治疗工作管理办法》（国卫疾控发〔2014〕91号）。该办法分总则、组织管理、机构人员、药品管理、维持治疗、监督管理、保障措施、附则共8章46条，自2015年2月1日起施行。

第三节　药物滥用的危害与管制

致依赖性药物的滥用对个人、家庭和社会都会造成危害，这些危害由于历史上鸦片战争的存在，已经深刻地烙在国人的记忆中。

一、对个人的危害

首先，药物滥用者身心健康受到摧残，出现所用药物的各种不良反应甚至毒性作用。例如，阿片类药物滥用者常有便秘、恶心、呕吐等不良反应；苯丙胺类药物长期滥用会导致苯丙胺精神病。药物滥用也会影响滥用者的社会功能，导致工作效率降低、责任感丧失等问题，

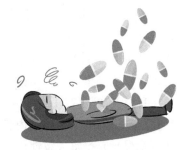

影响个人的社会发展。阿片类药物抑制机体的免疫功能，使药物滥用者抵抗力下降，极易并发各种感染性疾病，尤其是结核病和艾滋病。加之吸毒者常共用污染的注射器静脉注射药物，更易加重各种疾病的传播。另外，女性如果在怀孕期间滥用药物还会影响胎儿，有的孕妇吸食阿片类毒品，导致胎儿出生后出现打哈欠等戒断症状，严重的甚至导致胎儿娩出后死亡。

严重的药物过量常可导致滥用者中毒死亡。有的是滥用者从非法途径获得的药物质量差异大，剂量难以掌握而导致过量吸食中毒；有的是停药一段时间后再次吸食时按停药前的剂量吸食，而此时机体的耐受性已经恢复，滥用者难以耐受大剂量而发生中毒；还有的是蓄意过量用药自杀。

二、对社会的危害

首先，药物滥用破坏家庭正常生活，滥用者丧失了对家庭的责任感，为购买毒品大肆挥霍钱财，破坏家庭正常生活。其次，药物滥用者为获取毒品往往不择手段，进行诈骗、抢劫、卖淫甚至杀人等犯罪活动。不法分子为进行制毒和贩毒，往往结成犯罪团伙，进行种种非法活动，严重危害社会治安。

药物滥用一旦成为群体现象，将破坏社会生产力，严重干扰国家经济的可持续性发展。同时社会为打击制造、贩卖毒品，开展禁毒戒毒工作，必然耗费大量人力、物力和财力，影响社会的进步与发展。

三、药物滥用的管制

1. 国际禁毒公约概况

最早的国际禁毒会议是于1909年2月在上海召开的万国禁烟会，这次会议是在鸦片日益泛滥，各国开始认识到它对人类危害的前提下召开的。会议由美国发起，由中国主办，共有13个国家参加。会议的最大成果是各相关国家在鸦片、吗啡问题上初步达成共识，确定了联合反毒禁毒的原则，为以后的海牙会议制定国际禁毒公约奠定了基础。同时，这次会议也促进了中国国内的禁毒运动。1912年1月23日，在海牙召开的

国际会议上，通过了第一个关于禁止鸦片的公约《国际鸦片公约》。到1988年为止，国际上先后签订了12个有关麻醉品的国际公约、协定和议定书。其中，迄今持续有效的关于麻醉品的公约主要有以下几个。

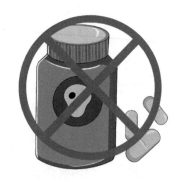

1961年3月30日通过、1972年修正的《麻醉品单一公约》。该公约将管制范围扩大到天然麻醉原料的种植，包括鸦片、大麻和古柯。公约要求各缔约国制定国内立法，将非法种植、生产、制造、提炼、销售等行为规定为犯罪行为，予以刑事制裁。中国于1985年6月18日加入该公约。

1971年2月21日缔约的《精神药物公约》。这一公约缔结的背景是自从20世纪60年代以来，国际上滥用苯丙胺等兴奋剂、麦角酸二乙基酰胺等幻觉剂以及甲喹酮等安眠药的情况日趋严重，致使许多人吸毒成瘾，危及健康。在这种滥用精神药物的国际新背景下，各国缔结了该公约，中国于1985年6月18日加入该公约。进入20世纪80年代以来，国际毒品犯罪日益猖獗，不仅在数量上呈上升趋势，而且日益与恐怖主义等有组织的国际犯罪相结合，威胁着国际社会的安定和人类的健康，已成为当代世界面临的严重问题之一。在此形势下，1984年联合国第39届大会通过了一项关于起草新禁毒公约的141号决定，经过联合国和各国政府为时4年的努力，于1988年12月19日通过了《联合国禁止非法贩运麻醉药品和精神药物公约》。到1989年8月，已有70个国家在该公约上签字，中国于1987年9月加入该公约。

上述国际公约共同形成了当代世界管制麻醉品的国际法律制度，其主要内容是：麻醉品和精神药物仅限于医药和科学研究之用；各国政府须严格管制麻醉品和精神药物的合法种植、生产、制造、销售和使用，预防和制止麻醉品和精神药物的非法贩运，并与有关国际组织密切合作；各缔约国应采取立法和行政措施，并设立一个专门的法定管理机构，以便执行公约的各项规定。在我国国家禁毒委员会根据国务院授权，负责组织、协调、指导全国的禁毒工作，同时也负责组织开展禁毒国际合作，履行国际禁毒公约义务。

2. 我国药物滥用管制办法

从药政管理的角度，我国国务院于2005年11月颁布了《麻醉药品和精神药品管理条例》，使我国对麻醉药品和精神药品的管理走向法制化，一方面有效保证麻醉药品和精神药品的合法医疗需求，另一方面也防止这些药物流入非法渠道。另外对于自愿戒毒者，《戒毒药物维持治疗工作管理办法》对美沙酮的管理作出了规定。

从对药物滥用者管理的角度，我国的主要法律法规有《戒毒条例》《中华人民共和国禁毒法》《中华人民共和国刑法》等。

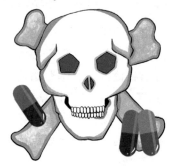

2011年6月22日起施行的《戒毒条例》（国务院令第597号）提出坚持以人为本、科学戒毒、综合矫治、关怀救助的原则管理公安机关的强制隔离戒毒场所、戒毒康复场所，对社区戒毒、社区康复工作提供指导和支持。戒

毒工作采取自愿戒毒、社区戒毒、强制隔离戒毒、社区康复等多种措施，建立戒毒治疗、康复指导、救助服务兼备的工作体系。县级以上地方人民政府公安机关负责对涉嫌吸毒人员进行检测，对吸毒人员进行登记并依法实行动态管控，依法责令社区戒毒、决定强制隔离戒毒、责令社区康复。如第二章第九条提到，国家鼓励吸毒成瘾人员自行戒除毒瘾。吸毒人员可以自行到戒毒医疗机构接受戒毒治疗。对自愿接受戒毒治疗的吸毒人员，公安机关对其原吸毒行为不予处罚。

为了预防和惩治毒品违法犯罪行为，保护公民身心健康，维护社会秩序，我国于2008年6月1日颁布施行《中华人民共和国禁毒法》，提出禁毒是全社会的共同责任。禁毒工作实行预防为主，综合治理，禁种、禁制、禁贩、禁吸并举的方针。禁毒工作实行政府统一领导，有关部门各负其责，社会广泛参与的工作机制。其对禁毒工作相关的宣传教育、毒品管制、戒毒措施及国际合作等各方面提供了法律依据。如第六十二条规定吸食、注射毒品的，依法给予治安管理处罚。吸毒人员主动到公安机关登记或者到有资质的医疗机构接受戒毒治疗的，不予处罚。

《中华人民共和国刑法》第六章妨害社会管理秩序罪，其中第七节为走私、贩卖、运输、制造毒品罪规定：走私、贩卖、运输、制造毒品，无论数量多少，都应当追究刑事责任，予以刑事处罚；引诱、教唆、欺骗他人吸食、注射毒品的，处三年以下有期徒刑、拘役或者管制，并处罚金；容留他人吸食、注射毒品的，处三年以下有期徒刑、拘役或者管制，并处罚金。而且毒品的数量以查证属实的走私、贩卖、运输、制造、非法持有毒品的数量计算，不以纯度折算。

思考题：
1. 什么是美沙酮维持治疗？
2. 我国关于药物滥用的管制办法有哪些？
3. 如何从脑内奖赏通路的角度理解人性善恶？

第五章 精神疾病与药物治疗

教学目标
1. 了解精神分裂症的症状及治疗药物。
2. 了解抑郁症症状的特点与治疗药物。

教学重难点
精神分裂症的本质是思维与现实的分离。

精神（psychological）疾病又称精神病，是指在各种生物学、心理学及社会环境因素影响下，大脑功能失调，导致认知、情感、意志和行为等精神活动出现不同程度障碍的疾病。其常见症状包括以下方面。

（1）认知障碍：认知过程包括感觉、知觉、记忆和思维等。感觉障碍包括感觉过敏、减退、倒错等。知觉障碍包括错觉、错视、幻觉和感知综合障碍等。记忆障碍包括记忆增强、减退、遗忘、错构、虚构等。思维障碍包括思维奔逸、思维迟缓、思维不连贯、思维插入、逻辑倒错性思维、诡辩性思维、持续重复模仿、刻板性言语等，严重的会出现妄想。

（2）情感障碍：情感障碍包括情感性质障碍，如情感的高涨或低落、焦虑、恐惧等；情感稳定性障碍，如情感脆弱、情感淡漠等；情感协调性障碍，如情感倒错、情感矛盾等。

（3）意志障碍：如意志增强、减退、缺乏，或意志矛盾、木僵、违拗等。

（4）运动及行为障碍：精神运动兴奋或抑制，动作刻板、模仿、行为怪异等。

与其他躯体疾病不同，精神疾病的致残性主要表现为影响个人的社会功能，即个人生活自理能力、社会交往与沟通能力、工作学习和基本劳动能力、用道德规范约束自己的能力等。精神疾病的诊断目前仅限于症状学诊断，符合诊断标准条目即可确诊。我国的《中国精神障碍分类与诊断标准第三版》（CCMD-3）将精神疾病分为以下几类：器质性精神障碍；精神活性物质或非成瘾物质所致精神障碍；精神分裂症和其他精神病性障碍；心境障碍（情感性精神障碍）；癔症、应激相关障碍、神经症；心理因素相关生理障碍；人格障碍、习惯与冲动控制障碍、性心理障碍；精神发育迟滞与童年和少年期心理发育障碍；童年和少年期的多动障碍、品行障碍、情绪障碍；其他精神障碍和心理卫生情况。其中，与药物治疗有密切关系的精神障碍主要涉及精神分裂症与心境障碍两类，其中精神分裂症以认知障碍症状为主，以幻觉和妄想为主要症状；而心境障碍也称情感性精神病，症状以情感障碍为主。

日常生活中，神经症、神经病、精神病这几个概念经常出现混用、误用。由上述分类可见，神经症通常指一些症状较轻的精神疾病，如强迫症、焦虑症、恐惧症、躯体形式障碍等。而神经病是指神经系统疾病，如脑炎、脑肿瘤、脑梗死、癫痫等，这些神经系统疾病通常出现神经系统症状，如感觉功能、运动功能、语言功能等的障碍。但有些神经系统疾病也会出现精神症状，甚至以精神症状为主，如精神运动性癫痫发作。神经病应至医院神经科诊治，而包括神经症在内的精神疾病则应到精神科诊治。狭义的精神病仅指精神分裂症，精神分裂症患者对疾病没有自制力，不承认自己有病，治疗应以药物治疗为主，在药物控制症状后可以辅以心理治疗；而神经症患者对疾病有自知力，对患病症状感觉痛苦，会主动求医，神经症的治疗可以心理治疗为主，药物治疗为辅。

第一节　精神分裂症及其药物治疗

一、精神分裂症的起病与症状

精神分裂症病因复杂，多起病于青壮年，病程多迁延，有的间歇发作，有的持续进展，并且逐渐趋于慢性化，部分患者发生精神活动衰退和不同程度社会功能缺损，精神活动与周围环境和内心体验不协调，脱离现实。一般无意识障碍和明显的智能障碍，可有注意、工作记忆、抽象思维和信息整合等方面的认知功能损害。社会功能受损，即行为情绪严重脱离理智控制。致残率高，难以完成对家庭和社会应担负的责任。但是，如果早期发现、及时就医，患者可以在药物的辅助下不同程度地完成生活、学习与工作等社会功能。该病的发病机制有待阐明，目前认为是遗传因素（主要）加上环境、疾病、社会、心理因素共同作用的结果。遗传因素与某些精神病有密切关系，但不能忽视社会环境的影响。

精神分裂症根据临床症状分为Ⅰ型和Ⅱ型两种类型。前者以阳性症状为主，以幻觉和妄想为主要症状，在部分病例中妄想可非常突出，内容上以被害妄想、关系妄想、影响妄想最为常见。此外，还可见疑病、钟情、自责自罪、嫉妒等妄想。幻觉则表现为出现幻听、幻视等。后者以阴性症状为主，主要表现为情感淡漠、主动性缺乏等，患者对周围事物情感反应缺失，情感淡漠。如对亲人不关心，缺少应有的感情交流，与朋友疏远，对周围事情不感兴趣。还可表现为情感与周围环境不协调，无原因自笑，很难与患者进行情感沟通。

二、精神分裂症的病因学研究

许多研究资料证实，精神分裂症的病因与脑内多巴胺系统活动过强有关。例如，使用左旋多巴可使精神分裂症患者症状恶化；可卡因和苯丙胺类药物抑制多巴胺的再摄取，使突触间隙的多巴胺增加，长期应用会导致精神病，出现类似于精神分裂症的症状。经典的抗精神病药物氯丙嗪即为多巴胺受体阻断剂，动物实验发现，氯丙嗪能对抗苯丙胺引起的精神分裂症，也能拮抗多巴胺受体激动剂引起的中枢催吐反应。

多巴胺是中枢神经系统内最重要的神经递质之一，通过与脑内多巴胺受体结合后参与人类神经精神活动的调节，其功能的亢进或减弱均可导致严重的神经精神疾病。脑内多巴胺受体有5种亚型，其中多巴胺受体1亚型（D1）与多巴胺受体5亚型（D5）功能类似,称为多巴胺1(D1)样受体。而多巴胺受体2、3、4亚型(D2,D3,D4)功能类似,称为多巴胺2(D2)样受体。中枢神经系统内释放多巴胺的神经元与其投射纤维组成的多巴胺通路主要有四条。

(1) 黑质-纹状体通路:由黑质致密部发出上行多巴胺神经元到纹状体,与人体锥体外系的运动功能有关。

(2) 中脑-边缘系统通路:由中脑的腹侧被盖区投射到包括杏仁核、海马、伏隔核等部位的边缘系统,调节人体的情绪与行为功能。

(3) 中脑-皮质通路:由中脑的腹侧被盖区投射到前额叶皮质,与人体的认知、思想、感觉、理解等思维活动有关。

(4) 结节-漏斗部通路:从下丘脑到垂体的通路,这条通路与内分泌有关。

目前认为,经典抗精神病药物氯丙嗪等药物主要通过阻断中脑-边缘系统通路与中脑-皮质通路的D2样受体而发挥疗效,但由于选择性有限,也影响其他两条通路而引发不良反应。

三、抗精神病药

抗精神病药(antipsychotics)临床上主要用于治疗精神分裂症,对其他精神病的躁狂症状也有效。

根据用于临床的先后及作用机制的差别,通常把治疗精神分裂症的药物分为两类:第一代抗精神病药物(典型抗精神病药物)和第二代抗精神病药物(非典型抗精神病药物)。第一代抗精神病药物作用机制基本相同,多为中枢D2样受体阻断剂,主要药物有氯丙嗪、舒必利、奋乃静、氟奋乃静、氟哌啶醇、五氟利多等。这类药物通常对精神分裂症的阳性症状有效,而对阴性症状的效果较差,锥体外系不良反应重。第二代抗精神病药物除了阻断D2样受体,对五羟色胺受体2A亚型($5-HT_{2A}$受体)也有明显的阻断作用,主要药物有氯氮平、奥氮平、利培酮、阿立哌唑等。这类药物不仅对精神分裂症的阳性症状有效,对阴性症状也有较好的效果,不良反应特别是锥体外系不良反应较少。

1. 氯丙嗪(chlorpromazine)

氯丙嗪是第一代典型抗精神病药的代表药物,氯丙嗪的发现和使用具有里程碑式的意义,开创了药物治疗精神疾病的历史。20世纪50年代初氯丙嗪开始用于治疗精神分裂症和躁狂症,使精神药理学的发展进入黄金阶段。药物治疗使许多精神病患者不必终身被强迫关在医院里,在西方国家掀起了非住院化运动。本品为中枢多巴胺受体的拮抗剂,临床用于控制精神分裂症或其他精神病的躁动、紧张不安、幻觉、妄想等症状;治疗各种原因引起的呕吐;亦用于低温麻醉及人工冬眠。

(1) 药理作用与临床应用

① 抗精神病作用:氯丙嗪对中枢神经系统有较强的抑制作用,也称神经安定作用。正常人口服治疗剂量氯丙嗪后,出现安静、活动减少、情感淡漠、注意力下降、答话缓滞,但理智正常,在安静环境下易入睡,但易唤醒,醒后神志清楚,随后又易入睡。对于精神分裂症患者,氯丙嗪能显著控制活动状态和躁狂状态而又不损伤感觉能力,在意

识存在的条件下消除攻击行为。连续用药后则表现为抗精神病作用，能消除患者的幻觉和妄想等症状，减轻思维障碍，使患者恢复理智、情绪安定，达到生活自理。其抗精神病作用的机制与其阻断中脑-边缘系统及中脑-皮质通路的 D2 受体有关，一般须连续用药 6 周至 6 个月才充分显效，加大剂量也不引起麻醉，不抑制呼吸。

氯丙嗪用于治疗精神分裂症，能显著缓解阳性症状，如进攻、亢进、幻觉、妄想等，解除或减轻幻觉与妄想，能改善某些思维联想障碍。但对情感淡漠等阴性症状效果不显著。对急性患者疗效较好，必须长期用药维持疗效，减少复发。对慢性精神分裂症疗效较差，对抑郁症状无效。此外，也可用于治疗双相障碍的躁狂症状及其他精神病伴有的兴奋躁动、紧张和妄想等症状。

② 镇吐作用：氯丙嗪具有较强的镇吐作用，小剂量阻断延髓催吐化学感受区的 D2 受体，大剂量直接抑制呕吐中枢。对多种药物（如 D2 受体激动剂阿扑吗啡、强心苷类药物）所致的呕吐，以及尿毒症、胃肠炎、妊娠、放射病、癌症时的呕吐均有较强的镇吐作用。但是氯丙嗪不能对抗前庭刺激引起的呕吐，因此对晕动病（晕船、晕车）所致的呕吐无效。氯丙嗪还能抑制位于延髓催吐化学感受区旁的呃逆调节中枢，可用于顽固性呃逆的治疗，但老年患者尤其有心血管病者应慎用本药。

③ 调节体温的作用：氯丙嗪可抑制下丘脑的体温调节中枢，使机体体温调节失灵。与阿司匹林等解热镇痛抗炎药不同，氯丙嗪不仅可以降低升高的体温，还可以降低正常体温，可使机体体温随环境温度的变化而变化，配合物理降温可使体温降至正常体温以下。合用某些中枢抑制药如异丙嗪和哌替啶组成冬眠合剂，使患者处于深睡状态，体温、代谢和组织耗氧量均降低，使机体对各种病理刺激反应减低，也可使自主神经传导阻滞及中枢神经系统的反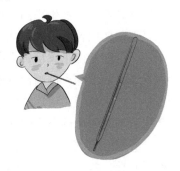
应性降低，这种状态称为人工冬眠。临床常用于严重的感染、中毒性高热、惊厥、甲状腺危象、妊娠毒血症等的辅助治疗，有利于机体度过危险的缺氧、能量缺少期，以争取时间利于其他治疗措施。

（2）不良反应

氯丙嗪阻断中脑-边缘系统和中脑-皮质通路的 D2 受体而产生抗精神病作用，同时也阻断其他通路的 D2 受体，引起锥体外系与内分泌系统的不良反应；另外，氯丙嗪也阻断副交感神经系统的毒蕈碱型（M 型）胆碱受体，以及交感神经系统的 α 肾上腺素受体，从而表现出各种不良反应。

① 锥体外系不良反应：中枢神经系统的运动传导通路常分为锥体系与锥体外系。锥体系是指由皮质发出并经延髓锥体抵达对侧脊髓前角的皮质脊髓束和抵达脑神经运动核的皮质脑干束。锥体系对躯体运动的调节作用是发动随意运动，调节精细动作，保持运动的协调性。锥体外系是指除锥体系以外的一切调节躯体运动的下行传导系，在种系发生上属神经系统的古老部分，包括基底核（由纹状体、苍白球、黑质等组成）、小脑、丘脑等，主要功能是在大脑皮质的控制下调节肌肉张力，维持和调整身体姿势，掌管习惯性和节律性动作，如走路时的双臂摆动、面部表情动作、某些防御性反应运动

等。在完成复杂运动时，锥体外系与锥体系是不可分割的统一体，只有在锥体外系使肢体保持一定的稳定性和适当的肌张力及协调性的条件下，锥体系才能支配精确的随意运动。氯丙嗪阻断了基底核纹状体的多巴胺受体，引起锥体外系不良反应。其表现形式如下。

药源性帕金森综合征：临床表现与帕金森病相似，一般用药数周至数月发生，出现肌肉震颤、动作迟缓、肌肉张力增高、面具脸、流涎等。

静坐不能：表现为不可控制的烦躁不安、反复徘徊等症状。

急性肌张力障碍：多出现在用药后的第1~5 d，以面、颈、唇及舌肌痉挛多见，表现为口眼歪斜、斜颈、伸舌、张口和言语障碍等症状。

以上三种反应主要是因为氯丙嗪能阻断黑质-纹状体通路的D2样受体，使纹状体多巴胺功能减弱所致，减量或停药可减轻或消除症状，也可用中枢性抗胆碱药治疗。

迟发性运动障碍：又称迟发性多动症，这是抗精神病药治疗所引起的最严重、最棘手的一种锥体外系反应，主要见于长期（1年以上）服用大剂量抗精神病药的患者。最常见的为口-舌-颊三联征，表现为口唇及舌重复地、不可控制地运动，如吸吮、转舌、舔舌、咀嚼、噘嘴、鼓腮、歪颌、转颈等，停药后长期不消失。这是一种特殊而持久的锥体外系反应，发生率高，精神分裂症患者服用氯丙嗪后约20%出现迟发性运动障碍，尤其那些使用长效抗精神病药的患者，发生率大约为40%。迟发性运动障碍发生的机制未明，可能是由于抗精神病药长期阻滞突触后多巴胺受体，使得突触前多巴胺合成和释放反馈性地增加，进而使突触后多巴胺受体对多巴胺的反应增强。目前尚无较好的处理方法，抗胆碱药会使症状加重，确诊后应及时减药或停药。一般在停药后数月或1~2年内运动障碍可逐渐缓解或消退，如需继续治疗可换用锥体外系副作用小的药物。

② **内分泌紊乱**：下丘脑到垂体的多种激素分泌均由多巴胺能神经元介导，氯丙嗪阻断了结节-漏斗部的多巴胺受体，长期用药会引起内分泌系统紊乱，主要表现为催乳素增多而性激素减少，也抑制垂体生长激素和糖皮质激素的分泌，出现乳腺增大、泌乳，以及排卵延迟、闭经、阳痿等症状。性功能障碍的出现可能会使患者用药的依从性下降。

③ **心血管系统**：体位性低血压较常见，静脉注射或肌内注射后应静卧，以防体位突然变化而引起血压下降，也会引起心动过速和心电图异常。

④ **其他不良反应**：常见不良反应有中枢神经系统抑制症状，如嗜睡、淡漠、无力等；阻断M受体引起的视力模糊、心动过速、口干、便秘等；过敏反应常见症状有皮疹、皮炎等，少数患者出现肝损害、黄疸，严重的会出现造血系统过敏反应如粒细胞减少、溶血性贫血等。一次性吞服大剂量氯丙嗪可致急性中毒，出现昏睡、血压下降乃至休克，应立即对症治疗。

2. 氯氮平（clozapine）

氯氮平是第二代非典型抗精神病药的代表药物，也是使用最广泛的药物之一。与第一代典型抗精神病药物主要针对阳性症状的治疗不同，非典型抗精神病药对阴性症状也有一定的治疗效果，而且锥体外系不良反应也较少，因此更广泛应用于临床。目前我国上市的非典型抗精神病药包括氯氮平、利培酮、奥氮平、喹硫平、齐拉西酮、阿立哌唑等。

氯氮平是选择性 D4 受体亚型的拮抗剂，可特异性阻断中脑-边缘系统和中脑-皮质系统的 D4 受体亚型，而对黑质-纹状体通路的 D2 和 D3 受体亚型几乎无亲和力，因此几乎无锥体外系不良反应。氯氮平对 5-HT$_{2A}$ 受体也有明显的拮抗作用，因此氯氮平也称为 5-HT-DA 受体拮抗剂，研究者由此提出了精神分裂症的 DA 与 5-HT 平衡障碍的病因学说。

氯氮平对精神分裂症的疗效与氯丙嗪相当，但起效迅速，多在 1 周内见效。氯氮平不仅对精神分裂症的阳性症状有效，对阴性症状也有较好的效果，对其他药物无效的病例均可有效，也适用于慢性精神分裂症。氯氮平对于难治性精神分裂症患者有显著疗效，而且还可有效改善患者的自杀风险和攻击性行为，但对情感淡漠和逻辑思维障碍改善较差。

氯氮平是第一个上市的非典型抗精神病药，除了有抗精神病作用，还可以阻断 M 型胆碱受体、α 肾上腺素受体及组胺 H1 受体，出现相关的不良反应，但几乎没有锥体外系不良反应和内分泌紊乱等不良反应。另外，氯氮平可引起粒细胞减少，严重者可致粒细胞缺乏，因此在用药期间，在治疗的前 6 个月内每 1~2 周检查白细胞计数及分类，之后定期检查，同时密切关注相关症状，如果出现发热、虚弱、嗜睡、咽喉痛等，应及时就诊。

3. 利培酮（risperidone）

利培酮也是第二代非典型抗精神病药物，该药除了能拮抗多巴胺 D2 受体外，还可拮抗 5-HT 受体，但不拮抗胆碱受体，因此抗胆碱副作用较氯氮平轻。利培酮适用于急性和慢性精神分裂症，对幻觉、妄想、思维障碍、敌视等阳性症状，以及反应迟钝、情绪淡漠、社交退缩、少语等阴性症状均有疗效。本药能改善认知功能及情感障碍，对精神分裂症患者的认知功能障碍和继发性抑郁也有治疗作用。由于利培酮有效剂量小，起效快，锥体外系不良反应轻，且抗胆碱作用及镇静作用弱，易被患者接受，治疗依从性优于其他药物，已成为治疗精神分裂症的一线药物。

非典型抗精神病药锥体外系不良反应较轻，其不良反应主要表现为中枢神经系统反应，如头晕、嗜睡、失眠、癫痫、激越、狂躁、谵妄等。此外还有一些严重不良反应，如粒细胞缺乏症、糖脂代谢异常。我国药品监督管理局在 2015 年 10 月 22 日发布第 68 期《药品不良反应信息通报》，内容即为关注非典型抗精神病药的严重不良反应。

（1）白细胞减少/粒细胞缺乏症：

氯氮平是第一个上市的非典型抗精神病药，存在粒细胞缺乏症的严重不良反应，同类药品如利培酮、喹硫平、奥氮平等也发现了这一严重风险。相关报道还显示，此类药品引起白细胞减少/粒细胞缺乏症时，细胞计数下降较快，若未及时治疗会造成严重后果。因此，有骨髓抑制或白细胞减少者禁用或慎用此类药品。在用药前、治疗中及停药后监测患者血白细胞及中性粒细胞计数，确保用药安全。用药期间应密切关注相关症状，如果出现发热、虚弱、嗜睡、咽喉痛等，应及时就诊。

（2）糖脂代谢异常：

非典型抗精神病药可致患者血脂升高、体重增加、血糖升高或者糖尿病风险。用药时应控制高血糖、高血脂的风险因素，必要时监测患者血糖、血脂及体重指标，如出现相关异常，应及时采取措施，确保用药安全。提醒患者密切关注自身体重及高血糖症状（如烦渴、多尿、多食、乏力等），如有不适，应及时就诊。

四、精神分裂症药物治疗原则

1. 一旦确诊，即开始药物治疗

一旦确定精神分裂症的诊断，应尽早开始抗精神病药物治疗。根据临床症状群的表现，可选择非典型药物如利培酮、奥氮平、喹硫平、齐拉西酮或阿立哌唑等，也可选择典型药物如氯丙嗪、奋乃静、氟哌啶醇或舒必利等。

精神分裂症需要全程的长期治疗。抗精神病药物的维持治疗对预防疾病复发非常重要，是决定疾病预后和社会功能损害程度的关键因素，一定要保持急性期治疗获得的临床治愈疗效，避免疾病复发与症状的波动。维持治疗的时间依患者是否复发而有不同，首发患者至少需要 2 年，一次复发的患者需要 3~5 年，多次复发的患者需要维持治疗 5 年以上。

2. 单一用药为主，用药个体化

以单一用药为原则。治疗个体化，因人而异。从小剂量起始，逐渐加至有效剂量。药物滴定速度视药物不良反应及患者症状改善而定。维持治疗期间，剂量可酌情减少。药物治疗应足疗程，不宜过快过频换药。通常患者应在恰当的剂量下治疗 2~8 周，如确无疗效，再考虑更换药物。如患者对药物不耐受或正在使用的其他药物与其存在禁忌，则应及时更换药物。

3. 定期评定疗效和不良反应，调整治疗方案

定期评价疗效，指导治疗方案。定期评定药物不良反应，并对症处理。注重药物不良反应，因为药物不良反应既影响医生选药，也影响患者是否停药。药物不良反应可引起或加重精神症状，影响患者的生活质量。

五、精神分裂症的防治

精神分裂症的病程发展有持续进行和间歇发作两种主要形式。持续进行者病程不断发展，逐渐出现精神衰退与社会功能缺损。间歇发作的病程在精神症状明显减退后进入缓解期，处于缓解状态的患者，有的精神症状消失，自制力恢复，社会功能恢复；患者可在发作间歇期表现正常。药物治疗可以缓解绝大部分症状，抗精神病药物治疗应作为首选的治疗措施；如果能够积极治疗，大部分精神症状可以得到控制。尤其是早发现，早治疗，在药物治疗基础上接受心理、康复综合治疗，防止反复发作，可以避免或减轻社会功能损害。有的患者虽然精神症状基本消失，但可能会有不同程度的个性改变，且工作和学习能力较病前降低；一般情况下，如不经积极治疗，有相当多的精神分裂症患者预后不佳。

精神分裂症的实质是思维与现实的分离，值得注意的是，精神分裂症多在青壮年起

病，而青少年时期正是个体不断探索外部世界并不断修正自我认知的阶段，因此个体在成长过程中应根据自身能力制订切实可行的目标。同时，青少年时期也是个体对人类精神世界充满好奇，不断探索的阶段。人在物质生活之外追求精神生活是值得赞赏的，但对精神生活的追求应当以对现实生活的尊重为基础。正如孔子所说，"未知生，焉知死"。事实上，中国的传统文化也不鼓励追求脱离现实生活的纯粹的精神世界。因此，当我们在精神上感到困惑时，应该把更多的精力放到现实生活上，在现实生活的磨砺中丰富自己的精神世界，而不是脱离现实生活去追求纯粹的精神世界。

第二节　情感性精神病及其药物治疗

情感性精神病也称情感性精神障碍或心境障碍，是以明显而持久的心境高涨或低落为主的一组精神障碍，具有呈周期性发作的特点，常伴发躯体症状，如睡眠障碍及头痛、背痛四肢痛等慢性疼痛，以及自主神经功能失调，如胃部不适、腹泻或便秘等。其发作特征常表现为躁狂或抑郁两者之一反复发作（单相型），或两者交替发作（双相型）。其中单相躁狂发作少见，多为躁狂抑郁双相障碍，抑郁发作则表现为抑郁的单相发作或躁狂抑郁双相发作。躁狂抑郁双相发作中躁狂和抑郁转换的周期可能为几个月或几年，也可能为几个星期或几天，视患者情况而定。

一、躁狂症

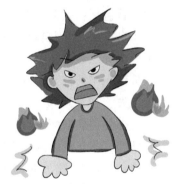

躁狂症的发作以心境高涨为主，以情感高涨或易激惹为主要临床特征，伴随精力旺盛、活动增多、难以安静、睡眠需要减少、性欲亢进等症状，病情轻者社会功能无损害或仅有轻度损害，严重时可出现幻觉、妄想、紧张等精神病性症状。躁狂症发作时间通常持续1周以上，一般呈发作性病程，每次发作后进入精神状态正常的间歇缓解期，大多数患者有反复发作倾向。发病可能是由于中枢儿茶酚胺类递质多巴胺（DA）、去甲肾上腺素（NA）过多所致。躁狂症也可由抗抑郁药如单胺氧化酶抑制剂或三环类抗抑郁药引发。

躁狂症与精神分裂症阳性症状虽然都会表现为情感高涨、活动增多，但躁狂症的情感与活动是协调的，而精神分裂症的情感与活动不协调。

二、躁狂症的治疗药物

躁狂症的治疗药物主要是心境稳定剂，包括碳酸锂或枸橼酸锂等锂盐和卡马西平、丙戊酸钠、拉莫三嗪等抗癫痫药，广义的心境稳定剂也包括非典型抗精神病药。另外，躁狂症急性发作时也可用典型抗精神病药如氯丙嗪等控制症状。

碳酸锂（lithium carbonate）治疗剂量对正常人的精神行为没有明显的影响，但对躁狂发作则有显著疗效。其情绪安定作用的确切机制目前仍不清楚，可能与抑制脑内 NA 和 DA 的释放，并促进其再摄取，使 NA 浓度下降的作用有关。锂离子先分布于细胞外液，然后蓄积于细胞内，进入脑组织和神经细胞需要一定时间，故显效慢，需 4~10 d。所以在躁狂症发作时通常先用抗精神病药控制躁狂症状，同时给予碳酸锂，联合应用直到锂盐起效为止。

锂盐对躁狂症患者有显著疗效，特别是对急性躁狂和轻度躁狂的有效率为80%，有时对抑郁症也有效，也可用于治疗躁狂抑郁双相发作，起到情绪稳定剂的作用。长期应用不仅可以减少躁狂复发，对预防抑郁复发也有效，但对抑郁的作用不如对躁狂症的显著。

锂离子安全范围窄，不良反应较多，包括恶心、呕吐、腹痛、腹泻、震颤等。用药时药物的血清浓度需要控制在 0.4~1.0 mmol/L。当血锂升高至 1.5~2.0 mmol/L 时，应减量或停药。当血锂>2.0 mmol/L 时出现中毒，如意识障碍、昏迷、肌张力增高及癫痫发作等。所以服药期间血清锂离子含量每周测1次，直到剂量稳定至少4周。长期应用锂治疗时，要对患者的血药浓度进行监测，通常每3个月检查1次。如果血浆中锂浓度高，要暂停使用，并大量补充钠盐和液体。锂离子在近曲小管与 Na^+ 竞争重吸收，增加钠盐摄入可促进其排泄。

三、抑郁症

抑郁症是以情绪低落为主要表现的精神疾病或精神障碍。主要症状包括：兴趣丧失；精力减退；负性思维（如自我评价过低、自责）；出现自杀意念或有自杀、自伤行为；睡眠障碍；性欲减退等。数据显示约有15%的抑郁症患者最终自杀。

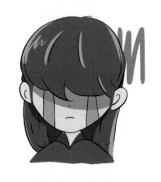

抑郁症与精神分裂的阴性症状虽然都会表现出情绪低落、兴趣丧失、行动迟缓等症状，但抑郁症的情感与活动是协调的，精神分裂症的情感与活动不协调，脱离现实。

抑郁症的发病原因与遗传因素、环境因素和应激及性格因素均有关，其生物学原因是脑内 NA 和 5-HT 在神经末梢的释放减少，这些单胺类递质是影响情绪的重要物质，目前的抗抑郁药物均是通过增强脑内单胺类递质的活性而起作用。但抗抑郁药的起效时间滞后于脑内单胺递质含量升高的时间，因此单胺神经递质受体假说认为抑郁症与单胺递质受体的变化有关，抗抑郁药发挥疗效是通过调节受体的密度和活性，这个过程需要几周时间。

四、抗抑郁药

抗抑郁药是一类主要用于治疗情绪低落、抑郁消极的药物，各种抗抑郁药物均可使约70%的抑郁患者病情显著改善，长期治疗可减少复发。同时抗抑郁药对一些神经症，如焦虑性障碍、惊恐发作、强迫性障碍及恐惧症也有效。第一个用于抗抑郁治疗的药物是抗结核药异烟肼，因为在治疗结核病的过程中发现部分患者用药后出现兴奋、欣快、精力充沛等中枢神经兴奋现象，在此基础上研发出了单胺氧化酶抑制剂类药物。这类药物抑制 NA、5-HT 和 DA 降解，试用于治疗抑郁症患者获得成功，但不良反应大，如严重肝损伤和高血压危象，且疗效仅为35%。以丙咪嗪为代表的三环类抗抑郁药物在20

世纪60年代后成为各种抑郁症的首选药。但三环类抗抑郁药不良反应多，1972年礼来公司研制出了选择性5-HT再摄取抑制剂（SSRI）氟西汀，这是目前应用最为广泛的抗抑郁药。

1. 三环类抗抑郁药（TCA）

本类药物开始作为抗精神分裂症药物，但其对精神分裂症并无疗效，而对抑郁症患者能明显改善抑郁情绪。常用药物有丙米嗪、阿米替林等，这类药物为非选择性单胺摄取抑制剂，使突触间隙的5-HT和NA增加。正常人服药后出现困倦、头晕、口干、视力模糊等症状，服用数天后，症状加重，并伴有注意力不集中，思维能力下降。但患者服药后精神振奋，出现明显的抗抑郁作用。连续应用2~3周后疗效显著，情绪高涨、症状减轻。

用于各型抑郁症的治疗，疗效确切（60%~80%），价格低廉。对内源性抑郁症、更年期抑郁症疗效较好，反应性抑郁症效果次之，对精神分裂症的抑郁状态疗效较差。还可用于遗尿症、焦虑和恐惧症及伴有焦虑的抑郁症的治疗。

三环类抗抑郁药不良反应多，本类药物大多数都有抗胆碱作用，表现为视力模糊、口干、便秘和排尿困难等。还可以阻断α1肾上腺素受体，引起血压下降，导致心律失常。因此不适于有心脏病的患者应用。本类药物也可通过阻断5-HT$_2$和组胺受体而引起镇静效果，但镇静是否算一种不良反应可视患者是否需要促进睡眠而定。另外，本类药物还可能诱发惊厥、性功能障碍，有些患者出现体重过度增加。

2. 选择性5-HT再摄取抑制剂

1972年，礼来公司研制出了选择性5-HT再摄取抑制剂氟西汀，目前常用的同类药物还有帕罗西汀、舍曲林、氟伏沙明、西酞普兰。本类药物选择性抑制5-HT的再摄取，增加脑内5-HT的浓度，是治疗抑郁症的首选药物，还可用于与抑郁相关的病症，包括心境恶劣、强迫症、恐惧症、神经性贪/厌食症等，特别是抑郁焦虑混合。

抗抑郁效果也要2~3周表现出来。本类药物不良反应少，服药依从性高。使用选择性5-HT再摄取抑制剂的患者常会引起肠胃问题如消化不良、恶心、呕吐、肥胖等，还会出现失眠、头晕、头痛、性功能减退等。本类药物很少引起镇静作用，不损害精神运动功能，对心血管和自主神经系统功能影响很小，但也有些严重的不良反应，如帕罗西汀可能增加抑郁症患者的自杀风险，西酞普兰易使抑郁发作转为躁狂发作等。

3. 其他抗抑郁药

除了上述两种主要药物，抗抑郁药还有四环类抗抑郁药、单胺氧化酶抑制剂、选择性去甲肾上腺素再摄取抑制剂、5-HT和NA再摄取抑制剂等。临床上需要根据精神症状选择合适的抗抑郁药物，如伴随强迫症的抑郁可以选择5-HT再摄取抑制剂氟伏沙明、舍曲林、帕罗西汀、氟西汀等，如伴随失眠、焦虑、激越等症状则可在抗抑郁药的基础上合并镇静药劳拉西泮，如伴随幻觉、妄想等症状则应合用抗精神病药利培酮等。单胺氧化酶抑制剂对非典型抑郁、难治性抑郁有效。如果患者有躁狂发作史，则不宜用西酞普兰与5-HT和NA再摄取抑制剂文拉法辛，因为这两种药物易使患者转为躁狂发作。

4. 抑郁症药物治疗原则

根据国家卫生健康委员会发布的《精神障碍诊疗规范（2020年版）》，抑郁症的治疗阶段可分为急性期、巩固期与维持期，急性期的治疗时间通常为6~8周，主要目的是控制症状，尽量达到临床治愈。此时需要个体化用药，尽可能采用最小有效量，使不良反应减至最少，逐步递增剂量。如4周后无效，则需要换药，但不能突然停药，以免发生撤药症状，如激越、睡眠障碍等。巩固期为3~6个月或更长时间，此期患者病情不稳，复发风险较大。维持期则是指病情稳定后，可缓慢减药直至终止治疗。通常情况下如果是首次发作需要维持治疗6~8个月，若有2次以上发作则需维持治疗2~3年。

五、双相障碍

双相障碍（bipolar disorder，BD）也称双相情感障碍，是一类既有躁狂或轻躁狂发作，又有抑郁发作的心境障碍。典型表现为躁狂或轻躁狂与抑郁反复或交替发作，可伴有强迫、焦虑症状，严重的出现幻觉、妄想或紧张症等精神病性症状。双相障碍一般呈发作性病程，以躁狂和抑郁常反复循环、交替往复或不规则等多样形式出现，病程多形演变，发作性、循环性、混合迁延性、潮起潮落式病程不一而足，并对患者的日常生活及社会功能产生不良影响。

双相障碍的药物治疗方面，用于躁狂发作治疗的药物包括锂盐、抗癫痫药（丙戊酸盐、拉莫三嗪等）和抗精神病药。对躁狂发作急性期患者，推荐心境稳定剂和抗精神病药物联合治疗。对于轻躁狂发作患者，可酌情单一使用心境稳定剂。

双相障碍的抑郁发作期不应单独使用抗抑郁药物治疗，在急性期可用锂盐、抗癫痫药或第二代抗精神病药治疗，如果单药治疗效果不佳，可考虑联合用药或添加抗抑郁药，选择性5-HT再摄取抑制剂（帕罗西汀除外，因其转躁风险高）和安非他酮推荐作为首选的抗抑郁剂，与心境稳定剂合并应用治疗急性期抑郁发作。文拉法辛和三环类抗抑郁药转躁风险高，通常不作推荐。

思考题：

1. 精神病、神经病、神经症这几个概念有什么区别？
2. 典型抗精神病药物与非典型抗精神病药物有什么区别？
3. 精神分裂症的本质是精神活动与现实的分离，多起病于青壮年，青少年在成长中应如何保持心理健康？

第六章 神经退行性疾病及其药物治疗

教学目标

1. 了解常用的抗帕金森病药物。
2. 了解抗老年痴呆药物。
3. 了解治疗渐冻症的药物。

教学重难点

1. 抗帕金森病药物左旋多巴等的药理作用及临床应用。
2. 抗老年痴呆药物的药理作用及临床应用。

中枢神经退行性疾病是一组由慢性进行性中枢神经组织退行性变性而产生的疾病的总称，包括帕金森病（Parkinson's disease，PD）、阿尔茨海默病（Alzheimer's disease，AD）、亨廷顿舞蹈症（Huntington's disease，HD）、肌萎缩侧索硬化（amyotrophic lateral sclerosis，ALS）。这些疾病影响着全球数百万人的生活，虽然症状表现不一，但病理特征均为中枢神经系统神经元退行性变、脱失。大脑和脊髓的细胞一般是不会再生的，所以过度的损害可能是毁灭性的，不可逆转的，最终导致记忆、认知、行为、感觉和/或运动功能受损。

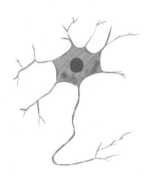

第一节 帕金森病及其他运动障碍的药物治疗

帕金森病是一种常见的中老年神经系统退行性疾病，每年的 4 月 11 日是世界帕金森病日。流行病学调查显示，我国 65 岁以上人群帕金森病的患病率为 1.7%，全国大约有 300 万帕金森病患者，2030 年预计将增加到 500 万人。帕金森病主要以肌强直、运动迟缓、震颤和姿势平衡障碍的运动症状，以及睡眠障碍、嗅觉障碍、自主神经障碍、认知和精神障碍等非运动症状的临床表现最为显著。随着疾病的进展，帕金森病的运动和非运动症状会逐渐加重，一方面会损害患者自身的日常活动，另一方面也会带来巨大的社会和医疗负担。

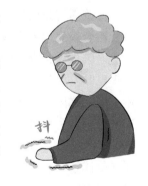

帕金森病的主要症状通常是特发性的震颤性麻痹。震颤是身体的某部位（如手、头、声带、躯干或腿）出现不自主、有节奏的抖动，由肌肉反复收缩与放松导致。震颤

59

可能发生在维持持续姿势时（体位性震颤）或运动时（意向性震颤）。意向性震颤出现于目的性运动时，例如伸手拿物体时，在患者接近目标物时震颤加重，患者可能拿不到目标物，随着病情的发展，许多患者会出现认知能力下降。其他的非运动症状包括情感障碍（焦虑或抑郁）、性格改变、自主神经功能异常、出汗异常，以及血压调节紊乱、睡眠障碍、感觉不适或疼痛。该病通常是进行性的，除非提供有效的治疗，否则会导致越来越多的残疾。

帕金森病的发病机制似乎与多巴胺神经元内蛋白质降解受损、细胞内蛋白质积累和聚集、氧化应激、线粒体损伤、炎症级联反应和细胞凋亡有关。对双胞胎的研究表明，遗传因素很重要，特别是当疾病发生在50岁以下的患者时。已知的遗传异常占病例的10%~15%。流行病学研究表明，吸烟、喝咖啡、使用抗炎药（anti-inflammatory drug）对该病有保护作用，而从事教学、卫生保健或农业工作的人，以及接触铅、锰或维生素D缺乏的人，该病的发病率增加。

从中脑黑质投射到前脑基底神经节纹状体部位的多巴胺能神经是调节人体锥体外系运动功能的重要通路。帕金森病最主要的病理改变是中脑黑质多巴胺能神经元进行性退变和路易小体形成、纹状体多巴胺递质降低、多巴胺与乙酰胆碱递质失衡。用多巴胺受体拮抗剂或者导致黑质多巴胺能神经元破坏的药物（如1-甲基-4-苯基-1，2，3，6-四氢吡啶，MPTP）均能诱发帕金森病。帕金森病患者大脑基底神经节中神经递质多巴胺减少，用左旋多巴和多巴胺激动剂补充脑内多巴胺可以减轻该疾病的症状，用抗胆碱能药物也能恢复基底神经节胆碱能和多巴胺能的正常平衡。针对中枢神经系统内多巴胺的减少，需要提升中枢神经系统内多巴胺的效能（如拟多巴胺类药）；针对中枢神经系统内乙酰胆碱的效能过强（因为多巴胺减少之后，多巴胺对新纹状体内胆碱能神经元释放乙酰胆碱的抑制作用减弱了，从而中枢神经系统中的乙酰胆碱释放过多），需要使用降低中枢神经系统内乙酰胆碱效能的药物（如抗胆碱药）。

一、拟多巴胺类药

1. 多巴胺的前体药左旋多巴（levodopa）

左旋多巴是治疗帕金森病最常用的药物，能够有效缓解运动迟缓、僵直，减轻震颤。帕金森病患者大脑基底神经节中多巴胺减少，左旋多巴是多巴胺的前体药物，可以穿透血脑屏障，直接转化为多巴胺，从而补充大脑中缺失的多巴胺。为什么不能直接补充多巴胺？因为多巴胺不能穿过血脑屏障，如果进入外周循环，对帕金森病没有治疗作用，因此临床上一般使用左旋多巴，左旋多巴通过L-氨基酸转运体可进入大脑，在脑内左旋多巴脱羧成多巴胺。

多巴胺是通过其相应的受体发挥作用的。多巴胺受体为7个跨膜区域组成的G蛋白偶联受体家族，已分离出5种多巴胺受体。根据多巴胺受体的生物化学和药理学性质，可分为D1类和D2类受体。D1类受体包括D1和D5受体，D2类受体包括D2、D3和D4受体。多巴胺能抗帕金森病药物的作用主要依赖于刺激D2受体。多巴胺受体激动剂溴隐亭（bromocriptine）是D2受体的强激动剂，具有抗帕金森病的特性，而某些多巴胺受体阻断剂是选择性D2拮抗剂，可诱导帕金森病症状。

(1) 左旋多巴的药动学：

左旋多巴是多巴胺的左旋立体异构体。左旋多巴可迅速从小肠吸收，但其吸收取决于胃排空速度和胃内容物的pH。食物的摄入延缓了左旋多巴的吸收。血浆浓度通常在口服剂量后1~2 h达到峰值，血浆半衰期通常在1~3 h。只有1%~3%的左旋多巴能完好无损地进入大脑，其余的药物在外周代谢，主要通过脱羧转化为多巴胺，而在外周生成的多巴胺不能穿过血脑屏障，因此，左旋多巴单独使用时必须大量服用。然而，当与不穿透血脑屏障的多巴脱羧酶抑制剂联合使用时，左旋多巴的外周代谢降低，血浆中左旋多巴水平更高，血浆半衰期更长，更多的左旋多巴可进入大脑。同时服用外周多巴脱羧酶抑制剂如卡比多巴（carbidopa）可使左旋多巴的日需用量减少约75%。同时服用卡比多巴的好处包括减少左旋多巴服用总量及减少外周组织生成的多巴胺的绝对量，从而增加可到达大脑的剂量比例。

(2) 左旋多巴的临床应用情况：

左旋多巴可治疗各种类型的帕金森病，不论患者年龄、性别差异和病程长短均可使用，但对吩噻嗪等通过拮抗多巴胺受体而起效的抗精神病药引起的帕金森综合征无效。进入中枢神经系统的左旋多巴在多巴脱羧酶的作用下生成多巴胺，作用于多巴胺受体而起效。左旋多巴可使80%的帕金森病患者症状明显改善。服用后先改善肌强直和运动迟缓等症状，然后改善肌肉震颤症状；其他运动功能比如姿态、步态、面部表情、书写、吞咽均可改善，也可使患者情绪好转。左旋多巴治疗的最佳效果出现在治疗的最初几年，其治疗获益通常在治疗3~4年后开始减少。虽然左旋多巴治疗不能阻止帕金森病的进展，但早期开始使用可以降低该疾病的死亡率。左旋多巴长期治疗可能会导致不良反应。为了增强左旋多巴的效果并减少不良反应，通常会与外周多巴脱羧酶抑制剂卡比多巴联合使用，从而减少副作用，同时提高大脑内多巴胺的浓度。左旋多巴/卡比多巴的组合是治疗帕金森病的一线药物。左旋多巴与卡比多巴的联合治疗从小剂量开始，如卡比多巴25 mg，左旋多巴100 mg，每日3次，并逐渐增加剂量，以减少发生开关反应的风险。目前有一种卡比多巴的控释制剂（复方卡比多巴，息宁），可能对已有反应波动的患者有帮助，或可作为减少给药频率的一种手段。

(3) 左旋多巴的不良反应：

① 胃肠道反应：当左旋多巴不加外周脱羧酶抑制剂时，约80%的患者出现厌食、恶心和呕吐，可以通过分次服用，餐时或餐后立即服用，并缓慢增加每日总剂量减轻这种不良反应。在服用左旋多巴前30~60 min服用抗酸剂也可能有益。呕吐是由于位于脑干的化学感受器触发区受到刺激。应避免使用吩噻嗪类药物，因为它们属于多巴胺受体阻断剂，会降低左旋多巴的作用，并可能使疾病恶化。当左旋多巴与卡比多巴联合使用时，胃肠道不良反应的频率要少得多，因此患者可以耐受相应的较高剂量。

② 心血管作用：在接受左旋多巴治疗的患者中有心律失常的报道，包括心动过速、室性心动过速和房颤。这种效果主要是由于外周组织多巴胺浓度的增加。但心律失常的发生率很低，如果左旋多巴与外周脱羧酶抑制剂联合使用，可能会进一步减少心律失常的发生。体位性低血压常见，但通常无症状。高血压也可能发生，特别是在使用非选择性单胺氧化酶抑制剂或服用大剂量左旋多巴时。

③ 精神症状：已有报道左旋多巴会造成广泛的不良心理影响，包括抑郁、焦虑、躁动、失眠、嗜睡、神志不清、妄想、幻觉、噩梦、欣快感，以及情绪或人格的其他变化。相比单独服用左旋多巴，这种副作用在左旋多巴与脱羧酶抑制剂联合服用的患者中更为常见，可能是因为左旋多巴在大脑中达到了更高的水平。如果出现症状可能需要减量或停药。

④ 运动障碍和开关反应：在接受左旋多巴治疗10年以上的患者中，高达80%的患者出现运动障碍。运动障碍的特征因患者而异，但在个体患者中往往保持不变。运动障碍的发展与剂量有关，但产生运动障碍所需的剂量有相当大的个体差异。随着治疗的继续，左旋多巴的临床反应出现某些波动的频率越来越高。在一些患者中，这些波动与左旋多巴摄入的时间有关。在左旋多巴使用的后期，可能会出现药物效果的波动，即所谓的"开关现象"。开关现象是帕金森病患者长期服用左旋多巴类药物后出现的药效波动现象。"开"是指在未加用任何相关治疗的情况下，突然出现活动正常，肢体僵硬消失，活动自如；"关"是指突然出现的肢体僵直，运动不能，比如说行走时无法迈开步子。这种开关现象在服用左旋多巴的患者中普遍存在，多数患者在服药3~5年以后出现此现象。

⑤ 其他不良反应：某些患者可诱发急性青光眼。罕见的不良反应包括各种血流紊乱、潮热、痛风加重、嗅觉或味觉的异常，以及唾液、尿液和分泌物变为褐色等。

（4）停药期：

左旋多巴停止使用3~21 d可能会暂时改善对此药物的反应，减轻一些不良反应。此外，药物假期（drug holiday，指长期使用某种药物后有意识地决定停用一段时间）还会带来吸入性肺炎、静脉血栓形成、肺栓塞和因严重帕金森病导致的无法活动而引起的抑郁风险。由于这些原因及任何益处的临时性，不建议使用停药期。

（5）药物相互作用：

维生素B_6可增强左旋多巴的脑外代谢，因为代谢后的左旋多巴不能再进入中枢神经系统，所以可能会妨碍左旋多巴的治疗效果。服用单胺氧化酶A抑制剂或停药2周内的患者不要给予左旋多巴，因为这两种药物的联合用药可能会导致高血压危象。

2. 多巴胺受体激动剂

除左旋多巴外，直接作用于多巴胺受体的药物也可以治疗帕金森病。多巴胺受体激动剂在帕金森病的一线治疗中发挥着重要作用，其可降低因长期使用左旋多巴引起的开关反应和运动障碍的发生率。与左旋多巴不同，它们不需要酶转化为活性代谢物，没有潜在的毒性代谢物。许多多巴胺受体激动剂具有抗帕金森病活性，但溴隐亭和培高利特等麦角生物碱衍生物类药物很少被用于治疗帕金森病。虽然没有证据表明一种激动剂优于另一种，但个别患者可能对这些药物中的一种有反应，而对另一种没有反应。

阿扑吗啡（apomorphine）是一种有效的多巴胺受体激动剂，主要用于左旋多巴导致的反应波动的患者。普拉克索（pramipexole）不是麦角生物碱衍生物，但它对D3家族受体具有优先亲和力。普拉克索单独使用对轻度帕金森病有效，对晚期疾病患者也有帮助，可减少左旋多巴的剂量并使反应波动趋于平稳。普拉克索对情感性症状也有改善。普拉克索口服可迅速吸收，约 2 h 内达到血药浓度峰值，药物原形随尿排出。肾功能不全者可能需要调整剂量。罗匹尼罗（ropinirole）也是一种非麦角碱衍生物、D2 受体激动剂，单独使用对轻度疾病患者有效，对于病情较晚期和反应波动的患者，可作为减轻左旋多巴反应的一种手段。在极少数情况下，罗匹尼罗在不适当的时间会导致无法控制的入睡倾向，如果发生则需要停药。

选择性影响某些多巴胺受体的药物可能比左旋多巴的副作用少，多巴胺受体激动剂的不良反应包括以下方面。

（1）胃肠道反应：可发生厌食、恶心和呕吐，可通过随餐服药来减轻。便秘、消化不良和反流性食管炎症状也可能发生。偶有消化性溃疡出血。

（2）心血管作用：可发生体位性低血压，特别是在治疗开始时。心律失常是停药指征。

（3）运动障碍：多巴胺激动剂引起运动障碍的可能性比左旋多巴少。

（4）精神障碍：精神错乱、幻觉、妄想和其他精神反应在多巴胺受体激动剂中更为常见和严重。冲动控制障碍可能导致强迫性赌博、购物、性行为和其他行为。

3. *左旋多巴增效剂*

（1）单胺氧化酶抑制剂：

多巴胺降解需要两种酶，即单胺氧化酶（MAO）和儿茶酚-O-甲基转移酶（COMT）。在神经系统中有两种单胺氧化酶，单胺氧化酶 A 和单胺氧化酶 B。多巴胺在脑内通过 MAO-B 氧化脱氨代谢，代谢产生的过氧化氢（H_2O_2）在氧化应激时会生成自由基，产生神经毒性。抑制 MAO-B 的活性既能延长多巴胺在脑内的停留时间，增强疗效，减少左旋多巴的用量及其不良反应，又能间接起到保护神经元的作用。

司来吉兰（selegiline）是选择性不可逆 MAO-B 抑制剂，可延缓多巴胺的分解，因此，它增强和延长了左旋多巴的抗帕金森作用，从而使左旋多巴的剂量减少，并可能减少开关反应。因此，司来吉兰可用作左旋多巴反应下降或波动的患者的辅助治疗。司来吉兰可以单用治疗早期帕金森病，也可以在中晚期病程中与左旋多巴或与左旋多巴及外周多巴脱羧酶抑制剂合用。

雷沙吉兰（rasagiline）是第二代不可逆 MAO-B 选择性抑制剂，与司来吉兰相比，它有许多优势，比如效价是司来吉兰的 5~10 倍，不良反应较小。在改善运动并发症方面，雷沙吉兰有一定的症状缓解作用。雷沙吉兰也被用作辅助治疗，以延长左旋多巴/卡比多巴对晚期疾病患者的作用，可与左旋多巴联用治疗中、重度帕金森病。

（2）儿茶酚-O-甲基转移酶（COMT）抑制剂：

COMT 在外周和中枢代谢左旋多巴和多巴胺。COMT 抑制剂与左旋多巴的共同给药会增加外周和中枢左旋多巴的生物利用度，以及更高的中枢多巴胺浓度。COMT 抑制剂目前主要是作为左旋多巴的辅助性治疗，增加左旋多巴的疗效，减少左旋多巴的用量，适用于有明显症状波动的重症患者。选择性 COMT 抑制剂如托卡朋（tolcapone）和恩他卡朋（entacapone）通过减少左旋多巴的外周代谢来延长其作用。这些药物可能对接受左旋多巴的患者有帮助，可以使患者的波动反应更平稳，作用时间更长，并且可以减少每日左旋多巴的总剂量。托卡朋和恩他卡朋都广泛使用，恩他卡朋肝毒性小，通常是首选。托卡朋和恩他卡朋的药理作用相似，都能迅速吸收，与血浆蛋白结合。托卡朋具有中枢和外周作用，而恩他卡朋仅具有外周作用。两种药物的半衰期约为 2 h，但托卡朋的效力略强，作用时间也更长。

COMT 抑制剂的不良反应部分与左旋多巴暴露增加有关，包括运动障碍、恶心和意识不清。通常将左旋多巴的日剂量降低约 30%，以避免或逆转此类并发症。其他不良反应包括腹泻、腹痛、体位性低血压、睡眠障碍和尿液橙色。托卡朋可引起肝损害，使用时须监测肝功能。恩他卡朋没有这样的毒性报道。

4. 促多巴胺释放药

金刚烷胺是一种抗病毒药物，偶然发现它具有抗帕金森病的特性。金刚烷胺可能通过影响多巴胺的合成、释放或再摄取来增强多巴胺能功能。据报道，它可以拮抗腺苷对腺苷 A_{2A} 受体的作用，这是一种可能抑制 D2 受体功能的受体。金刚烷胺的血药浓度在口服 1～4 h 后达到峰值。血浆半衰期在 2～4 h，大部分药物随尿液排出。金刚烷胺的疗效不如左旋多巴，其疗效是短暂的，通常在治疗几周后就消失了，但对帕金森病的运动迟缓、强直和震颤有积极影响。金刚烷胺也有助于减少晚期疾病患者的医源性运动障碍。

金刚烷胺对中枢神经系统有许多不良影响，这些都可以通过停药来逆转。这些症状包括烦躁不安、抑郁、易怒、失眠、躁动、兴奋、幻觉等。过量服用可引起急性中毒性精神病。当剂量比推荐剂量高出数倍时，患者会发生抽搐。金刚烷胺的其他不良反应包括头痛、心力衰竭、体位性低血压、尿潴留和胃肠道紊乱（如厌食、恶心、便秘和口干）。金刚烷胺在癫痫患者中应谨慎使用。

二、抗胆碱药

抗胆碱能药物为什么可以治疗帕金森病？如前所述，人类的纹状体中存在两种主要的神经递质，一种是多巴胺，另一种是乙酰胆碱。帕金森病状态下，脑内多巴胺减少，但乙酰胆碱含量较正常状态下无明显变化，这样两种递质之间的平衡就会被打破，就出现了帕金森病症状。上文所讲的药物治疗，多是补充多巴胺的不足，恢复多巴胺和乙酰胆碱神经递质间的平衡，从而改善帕金森病的临床症状。而抗胆碱能药物，主要是通过减少乙酰胆碱的产生，使其与多巴胺在低水平上保持相对平衡从而改善症状。

目前，帕金森病临床上常用的抗胆碱能药物是苯海索（安坦）。苯海索主要适用于震颤明显且年龄较轻的患者。这是因为对于那些工作和生活能力要求较高、较年轻的帕金森病患者，可以选择非左旋多巴制剂及时开始治疗，有望降低发生左旋多巴诱发并发症的风险。苯海索选择性阻断纹状体的胆碱能神经通路，而对外周作用较小，从而有利于恢复帕金森病患者脑内多巴胺和乙酰胆碱的平衡，改善患者的帕金森病症状。苯海索的副作用可分为中枢性和周围性两类：① 中枢性副作用，包括记忆障碍、精神错乱、幻觉、镇静、焦虑、异动症等；② 周围性副作用，存在于多个系统，常见的包括口干、视力模糊、便秘、恶心、尿潴留、出汗障碍、心动过缓等。因此，患有青光眼或者前列腺肥大者慎用。

有许多对中枢神经系统起作用的抗胆碱药，它们的效力和对不同患者的疗效不同。

这些药物可以改善帕金森病的震颤和僵硬，但对运动迟缓作用不大。治疗开始时使用药物为低剂量，之后剂量逐渐增加，直到出现明显症状改善或直到不良反应限制了进一步剂量的增加。如果患者对一种药物没有反应，则有必要用该药物类别的另一种进行试验。抗胆碱药对中枢神经系统和外周神经系统有不良影响，老年人耐受性差。运动障碍在极少数情况下发生。如果要停药，应该逐渐停药，而不是突然停药，以防止帕金森病症状急性加重。

除了上述药物治疗，手术治疗是药物治疗的一种有效的补充。部分患者因疾病进展或者药物副作用等，采用药物治疗并不能达到满意的效果。手术方法主要有两种：神经核团毁损术，以及脑深部电刺激术（deep brain stimulation，DBS）。脑深部电刺激术于20世纪70年代出现，是在脑内核团或特定脑区植入刺激电极，通过脉冲电刺激调控相关核团或脑区的功能，达到改善症状的目的。DBS疗法可显著改善帕金森病患者的运动症状，提高患者的生命质量。随着我国老龄人口的增长，需要接受DBS疗法的患者将进一步增多。

帕金森病通常是一个渐进的过程。左旋多巴或给予口服多巴胺受体激动剂缓释制剂可减少帕金森病症状，这种治疗被称为多巴胺能给药。此外，左旋多巴治疗的益处往往随着时间的推移而减少，不良反应也使左旋多巴治疗复杂化。然而，相对早期的多巴胺能治疗在缓解帕金森病症状方面可能是最有效的。优化多巴胺能治疗的几种策略已经出现。当需要对症治疗时，可能需要试用雷沙吉兰、金刚烷胺。随着疾病进展，多巴胺激动剂开始单独或与低剂量卡比多巴-左旋多巴联合治疗。另外，在老年患者中可以省略多巴胺激动剂，可立即开始使用卡比多巴-左旋多巴。物理治疗有助于改善患者的活动能力。对于严重帕金森病患者和左旋多巴治疗的长期并发症（如开关现象），用COMT抑制剂或雷沙吉兰治疗的试验可能会有所帮助。调节膳食蛋白质摄入量也可能改善反应波动。深部脑刺激通常对那些对上述措施没有充分反应的患者有帮助。用雷沙吉兰治疗年轻或轻度帕金森患者可能会延缓疾病进展，值得考虑。

第二节　阿尔茨海默病的药物治疗

据国际阿尔茨海默病协会估计，全世界范围内可能有 4 600 万人患有阿尔茨海默病，预计在 2030 年将增长到 7 400 万，2050 年将达 1.31 亿。中国目前阿尔茨海默病患者已达到 1 000 万，预计 2050 年我国的阿尔茨海默病患者将超过 4 000 万人。阿尔茨海默病已成为继肿瘤、心脏病、脑血管病之后引起老年人死亡的第四大病因。阿尔茨海默病危害严重，患病率高、死亡风险高、医疗成本高。阿尔茨海默病的特点是记忆和认知功能的进行性损害。患病率随着年龄的增长而增加，在 85 岁以上的个体中可能高达 20%。

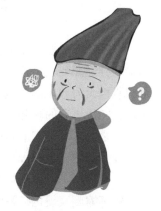

阿尔茨海默病的病理改变主要包括大脑皮质淀粉样 β 肽沉积增加，最终形成细胞外斑块和脑血管病变，以及由微管

相关蛋白（tau 蛋白）组成的神经元内纤维缠结。神经元，尤其是胆碱能神经元的逐渐丧失和皮质的变薄是阿尔茨海默病发病的主要原因。胆碱能神经元的丧失导致胆碱乙酰转移酶和其他胆碱能活性标志物的显著降低。一些证据暗示谷氨酸的过度兴奋是神经元（包括胆碱能神经元）死亡的一个因素。此外，线粒体功能异常可能导致神经元死亡。

研究人员已经探索了许多治疗阿尔茨海默病的方法。由于胆碱能神经元的丧失是主要的发病原因，大多数注意力集中在拟胆碱药物上。目前有 5 个治疗阿尔茨海默病的药物，其中 4 个是乙酰胆碱酯酶（AChE）抑制剂他克林、加兰他敏、多奈哌齐、卡巴拉汀，另外 1 个是 NMDA 受体拮抗剂美金刚。胆碱酯酶抑制剂可延迟释放到突触间隙的乙酰胆碱的分解，增加神经传递部位的乙酰胆碱浓度，从而增强胆碱能神经传递来改善症状。这些药物口服有效，对中枢神经系统有足够的渗透。临床可用于治疗轻度至中度阿尔茨海默病，这意味着对于刚刚出现症状的患者，使用这些药物可能会带来明显的改善。胆碱酯酶抑制剂引起明显的不良反应包括恶心和呕吐，以及其他外周拟胆碱反应。目前所有被批准的阿尔茨海默病治疗方法都旨在改善认知和行为症状，而无法改变疾病的潜在病程。

他克林（tacrine）是一种长效胆碱酯酶抑制剂，是第一个用于治疗阿尔茨海默病的药物。由于其肝毒性，他克林在临床应用中几乎完全被新的胆碱酯酶抑制剂，如多奈哌齐、卡巴拉汀和加兰他敏所取代。多奈哌齐用于轻度至中度阿尔茨海默型痴呆患者的治疗，能选择性地增强乙酰胆碱的功能，改善记忆障碍。闭角型青光眼、前列腺肥大引起的排尿困难者慎用。卡巴拉汀可缓解阿尔茨海默型痴呆的认知功能减退。使用时应注意观察皮疹等过敏反应，一旦出现应立即停药并采取适当措施。加兰他敏可用于改善阿尔茨海默型痴呆所致的记忆力减退。建议从低剂量开始缓慢增加剂量，以减少副作用的发生。这几种胆碱酯酶抑制剂对轻度至中度阿尔茨海默病有效。

美金刚是一种 NMDA 受体拮抗剂，通过阻断 NMDA 受体的谷氨酸传递的兴奋性毒性激活参与阿尔茨海默病的病理生理过程。美金刚使用依赖性的方式结合 NMDA 受体并产生非竞争性阻断。这种药物似乎比胆碱酯酶抑制剂的耐受性更好，毒性更小。临床用于中重度阿尔兹海默病患者，且无法耐受或因有禁忌证不能使用胆碱酯酶抑制剂的患者。

第三节　渐冻症的药物治疗

渐冻症即肌萎缩侧索硬化症（ALS），是一种以运动皮质、脊髓的运动神经元和脊髓中间神经元死亡为特征的神经退行性疾病。主要症状为四肢和躯干肌肉表现进行性加重的肌肉无力和萎缩，逐渐失去运动功能，像被"冻住"一般。最初可能只是手无法握筷，随后患者的腿部和手部肌肉开始出现萎缩，逐渐丧失工作能力和生活自理能力。久而久之，可发生言语障碍及消化道肌肉机能异常造成进食困难。最后，呼吸系统的肌肉也开始萎缩，患者极易因呼吸衰竭而死。这一疾病最可怕的一面是在病情恶化过程中，大脑功能不受丝毫影响，患者不得不清醒体验身体瘫痪的全过程。

肌萎缩侧索硬化症发病率为 5～6/10 万，2021 年北京大学第三医院樊东升教授团队曾根据患者的医保数据做了统计学预测，估计中国大陆的患病率为 2.97/10 万。虽然发病率低，但肌萎缩侧索硬化症的疾病进展非常迅速。大部分患者的平均生存期仅 3~5 年，90% 的患者在发病 5 年内死亡，生存率甚至低于癌症，给家庭与社会带来极大的经济和心理负担，曾被世界卫生组织列为五大绝症之一。

肌萎缩侧索硬化症的病因尚未明确，已知 10% 的患者有家族史，其中位于 21 号染色体的超氧化物歧化酶（SOD）突变最为常见，其他 90%~95% 属于散发性案例，但发病机理尚不明确。环境因素可能起着非常重要的作用，衰老、神经毒素暴露、生物钟的紊乱、过度劳累等可能是疾病的重要诱因。

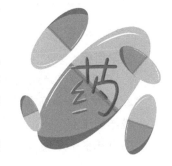

长期以来，肌萎缩侧索硬化症并无特效治疗药物。临床上肌萎缩侧索硬化症治疗方法还是以改善患者的生活质量、延缓疾病进展为主，包括通过药物改善神经功能、营养支持、康复理疗，以及心理支持治疗等一系列综合治疗方案。目前，全球获 FDA 批准用于治疗 ALS 的药物仅有两种，分别是利鲁唑（riluzole）和依达拉奉（edaravone）。利鲁唑在 20 世纪 90 年代就已获批应用于临床，而依拉达奉则于 2017 年上市。

利鲁唑是 FDA 批准的第一款治疗肌萎缩侧索硬化症的药物，已被证明可以延缓疾病进展并将生存期延长约 3 个月。利鲁唑片的机制是通过抑制谷氨酸的释放来减少运动神经元的过度兴奋和死亡，从而达到缓解病情进展的效果，但利鲁唑并不能完全逆转肌萎缩侧索硬化症的病理过程，因此在使用时须结合其他治疗手段，如康复训练、营养支持等，以综合提高患者的生活质量。常见的不良反应为疲劳、胃部不适及血浆转氨酶水平升高。其他不良反应较少见。偶见嗜中性粒细胞减少症。

肌萎缩侧索硬化症的病因和疾病进展机制尚不明确，有研究认为其病因是自由基引起的氧化应激。依达拉奉治疗肌萎缩侧索硬化症的作用机制尚不明确。有研究认为，依达拉奉可清除自由基并防止脑血管内皮细胞/神经细胞出现氧化损伤，从而抑制 ALS 的疾病进展。依达拉奉的抗氧化作用被认为能够为神经系统提供神经保护性支持，延缓疾病发展或限制额外伤害。不良反应包括肝功能异常和皮疹。

除了对传统药物进行剂型改良外，随着分子生物学技术的发展，目前一些更具颠覆性、有望治愈肌萎缩侧索硬化症的创新疗法也在探索中，比如反义寡核苷酸疗法、基因治疗和干细胞疗法等，但大多处于临床早期阶段。

思考题：

1. 抗帕金森病的主要药物有哪些？
2. 抗老年痴呆的药物有哪些？

第七章　高血压及其药物治疗

教学目标
1. 了解高血压的水平分类和用药。
2. 理解抗高血压药治疗的原则。

教学重难点
高血压水平分类与心血管危险因素的关系。

第一节　高血压概述

高血压是以动脉血压持续升高为特征，可伴有心、脑、肾等器官的功能或器质性损害的心血管综合征。根据病因及发病机理，高血压可分为原发性高血压与继发性高血压。原发性高血压发病机制不明，占高血压发病率的 90%～95%；继发性高血压为一些疾病的心血管系统表现。不论是原发性高血压还是继发性高血压，都有很多并发症如脑血管意外、肾功能衰竭、心力衰竭等，这些并发症是高血压患者死亡的重要原因。

根据 1990 年 WHO《抗高血压指南》、1999 年 WHO 国际高血压学会、2018 年《中国高血压防治指南》规定的标准：成年人正常血压≤140/90 mmHg，超过此即为高血压（表 7-1）。

表 7-1　血压分类和高血压分级

分类	收缩压/mmHg	舒张压/mmHg	和/或
正常血压	120	80	和
正常高值	120～139	80～89	和/或
高血压	≥140	≥90	和/或
1 级高血压	140～159	90～99	和/或
2 级高血压	160～179	100～109	和/或
3 级高血压	≥180	≥110	和/或
单纯收缩期高血压	≥140	<90	和
单纯舒张期高血压	<140	≥90	和

2017 年，美国心脏病学会等将高血压诊断标准重新定义为≥130/80 mmHg，并将治疗目标制定为<130/80 mmHg，新标准的制定对高血压的早防早治具有重要意义。我国暂未按新标准实行，仍需积累更多的数据，进行更多的研究，以便制定更科学的诊断标

准和治疗目标。

高血压的诊断以血压值测量为准,根据 WHO 建议,自 2020 年起全面废除汞柱式血压计的使用,电子血压计成为主要测量工具。血压测量以上臂肱动脉血压为准,非同日连续测量 3 次,如收缩压均不低于 140 mmHg 或舒张压均不低于 90 mmHg,即可诊断为高血压。1 次或 2 次诊室血压测量值超标不能作为诊断依据,需经过一段时间随访方可确认,须重视家庭自测血压和动态血压监测,因诊室血压通常比家庭自测血压高。

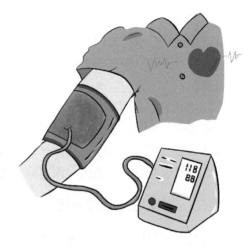

高血压的发病率存在种族、民族、地域差别,而且随着年龄增长,高血压的发病率、患病率和血压水平亦随之升高。我国分别于 1959 年、1979 年、1991 年和 2002 年进行了 4 次大规模的成人血压普查,高血压患病率分别为 5.11%、7.73%、13.58%、18.80%,上升趋势明显。而且 2002 年的调查表明,我国高血压的知晓率、治疗率和控制率分别为 30.2%、24.7% 和 6.1%,总体仍然非常不理想,对我国人民的健康造成了极大的危害。

一、高血压的病因

高血压病因复杂,是遗传和环境因素共同作用的结果。不同个体的病因和发病机理各不相同,高血压是多因素、多环节、多阶段的疾病,病程较长,病情进展缓慢,个体差异较大。主要病因包括五个方面。

1. 遗传因素

目前认为高血压是多基因遗传所致,大约 60% 的高血压患者有家族史。30%~50% 的高血压患者有遗传背景。多个全基因组扫描研究结果证实,30 多个染色体区段可能与高血压的发病有关,但确切的遗传机制尚未阐明,仍需进一步研究证实。

2. 精神和环境因素

长期的精神紧张、激动、焦虑、环境刺激等因素也会引起高血压的发生。研究表明,脑力劳动者的高血压发病率高于体力劳动者,精神紧张度越高,患高血压的概率越大。膳食结构不合理也与高血压有关,研究证实,高血压发病率和血压水平与钠盐摄入量呈显著正相关,而钾的摄入量则与血压呈显著负相关。高蛋白饮食可升高血压,饮酒量则与血压水平呈线性相关。摄入过多的饱和脂肪酸可使血压升高。吸烟可加速动脉粥样硬化的过程,为高血压的危险因素。同时,吸烟可刺激交感神经末梢释放去甲肾上腺素而升高血压,并可通过氧化应激损害一氧化氮介导的血管舒张,从而引起血压升高。

3. 生理因素

高血压发病率随着年龄的增长而增高,40 岁以上者发病率高。体重增加是高血压的重要危险因素,腹型肥胖者的高血压发病率更高。

4. 药物的影响

口服避孕药服药时间长短与高血压发生率及程度呈正相关，但其引起的高血压通常为轻度且可逆转；糖皮质激素的主要不良反应之一即高血压；非甾体类抗炎药亦可使血压升高。

5. 其他疾病的影响

糖尿病、睡眠呼吸暂停综合征、甲状腺疾病、肾动脉狭窄、肾脏实质损害、肾上腺占位性病变、嗜铬细胞瘤、其他神经内分泌肿瘤等均可导致血压升高，但疾病诱发的高血压大多属于继发性高血压，须与原发性高血压严格鉴别。

二、高血压的临床表现

高血压的早期症状常无特异性，可见头晕、头痛、颈项板紧、疲劳、心悸等。且血压仅在劳累、精神紧张、情绪波动后升高，休息后恢复正常。随着病情进展，血压逐渐持续明显升高，即缓进型高血压，各种临床症状逐渐出现，包括头痛、头晕、注意力不集中、记忆力减退、肢体麻木、夜尿增多、心悸、胸闷、乏力等。血压水平越高则症状越严重，清晨尤甚，因清晨活动后血压可迅速升高，导致心脑血管事件多发生在清晨。上午9：00—11：00常被称为心脑血管疾病的危险时分。

当血压短时间内突然升高到一定程度时，机体会出现剧烈头痛、呕吐、心悸、眩晕等症状，严重时神志不清、抽搐，即急进型高血压或高血压危象，多在短期内发生严重的心、脑、肾等器官的损害和病变，如中风、心肌梗死、肾衰等。此时症状与血压升高的水平无直接关联。

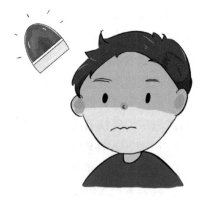

高血压并发症众多且严重，往往是高血压患者死亡的主要原因，其中以心脑血管意外最为常见和危险。脑血管并发症中脑出血常见，病死率极高，脑血栓形成、腔隙性脑梗死和短暂性脑缺血发作亦不少见。心血管并发症在高血压病患者中非常常见，心绞痛往往是最初表现，最终可能进展为心力衰竭。心脑血管疾病已成为人群因病致死的最主要病因。

三、我国人群高血压的特点

我国人群饮食结构的特征是高钠低钾，人日均食盐摄入量为12~15 g，24 h尿钠/钾比值>6，远超西方人群的2~3倍，是我国高血压发病的主要危险因素，超重和肥胖是另一重要危险因素。同时，我国人群普遍缺乏叶酸，导致血浆同型半胱氨酸水平升高，而此水平与高血压发病平行，尤易诱发脑卒中，提示补充叶酸对我国人群高血压的防治及其并发症的发生有重要意义。

第二节 高血压的发病机制与药物治疗的关系

血压和其他生理功能一样，受神经和体液的双重支配，同时又有较强的自主调节功能。在高血压的发病过程中，两个系统起到了关键的作用。

1. 交感神经系统（sympathetic nervous system）

在各种致病因素的长期作用下，大脑皮质下心血管调节中枢功能发生变化，各种神经递质的浓度和活性发生改变，从而导致交感神经系统功能亢进，并进而引起血浆肾上腺素、去甲肾上腺素等儿茶酚胺类物质浓度升高，心脏做功增强，心输出量增加，同时小动脉收缩使外周阻力升高，最终引起高血压。

2. 肾素-血管紧张素-醛固酮系统（renin angiotensin aldosterone system，RAAS）

除了交感神经系统以外，激素系统在原发性高血压的形成过程中也起到关键作用，以RAAS最为重要。RAAS的基本作用过程和机制可概括如下：肾小球入球小动脉的球旁细胞分泌肾素，肾素将肝脏产生的血管紧张素原转化为血管紧张素Ⅰ，再由血管紧张素Ⅰ转换酶转化为血管紧张素Ⅱ并作用于血管紧张素Ⅱ受体Ⅰ，即AT_1，产生生物效应。尽管血管紧张素Ⅰ和Ⅱ均可作用于AT_1，但血管紧张素Ⅱ为最主要的效应物质。其作用广泛，可引起血管收缩；刺激肾上腺皮质球状带释放醛固酮，而醛固酮有保钠排钾的作用，可引起水钠潴留；同时，其还可促进交感神经末梢释放去甲肾上腺素。以上效应皆有升压的作用。

神经和体液的调节并非孤立存在，尤其在高血压的形成过程中，两者相互作用，互相影响，共同促使血压升高。交感神经系统通过儿茶酚胺可激动球旁细胞的β_1受体，促进肾素释放，进而激活RAAS。而RAAS通过血管紧张素Ⅱ促进交感神经末梢释放去甲肾上腺素，同样可激活交感神经系统。在长期的高压力、高容量负荷下，血压则持续升高。

尽管交感神经系统和RAAS在高血压的形成中起关键作用，但仍不可忽视其他因素的影响，如肾脏功能的调节。肾脏是人体最重要的排泄器官，在调节人体水盐平衡中起核心作用。高盐饮食加上各种原因导致的肾脏排钠功能下降，皆可引致水钠潴留，进而促进高血压的病程。血管重构在高血压的形成中同样不可忽视，所谓血管重构是指在长期的高容量、高压力负荷下，血管壁的结构发生改变，基质增厚、成纤维细胞增生、平滑肌细胞排列紊乱，导致血管的顺应性下降，所谓顺应性即血管壁随容量和压力变化而改变的能力，通俗地说就是柔韧性。由于顺应性下降，当心输出量增加，血管内压力升高时，血管无法被动扩张，即可导致血压升高。近年研究表明，胰岛素抵抗（insulin resistance，IR）在高血压的发病中亦起促进作用，胰岛素抵抗是指体内胰岛素水平必须维持在远超正常胰岛素水平的情况下才能维持正常血糖水平，其在高血压发病中的具体机制尚未阐明，现有观点认为可能和胰高血糖素有关，由于胰岛素抵抗引起胰高血糖素大量释放，降低了血管的顺应性，增加肾脏对钠和水的重吸收，并兴奋交感神经系统，从而引起血压升高。

在原发性高血压的发病机制中，交感神经系统及RAAS长期的过度激活起关键作用，同时还有肾脏因素、血管因素和胰岛素抵抗等多种机制参与。因而，现今的高血压治疗大多基于抑制这两个系统的活性，或者直接抑制心脏收缩、扩张血管、促进肾脏排钠利尿来实现。

第三节 高血压的药物治疗

原发性高血压目前仍然是终身伴随疾病，无法根治，降压治疗的最终目的是减少高血压患者的并发症，尤其是心脑血管疾病的发生率和死亡率。研究表明，只要降低血压即可明显减少其并发症的发生，收缩压每降低 10～20 mmHg 或舒张压每降低 5～6 mmHg，5 年内脑卒中发病率降低 38%，冠心病发病率降低 16%，心力衰竭发病率降低 50%，心脑血管病死亡事件降低 20%，患者愈高危，获益愈明显。

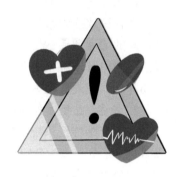

一、高血压的治疗原则

治疗通常遵循以下基本原则，这些原则对控制血压、防止其他脏器损伤、延长患者寿命、提高生活质量有着决定性的意义。

1. 去除诱因（行为矫治）

所有患者均可从治疗性生活方式干预上获益，故均应实行。但需要注意的是，通常非药物治疗只作为药物治疗的辅助措施，如血压过高应即时开始药物治疗并教育患者同时改善生活方式，以利于药物更好地控制血压。各种干预措施对收缩压的影响见表 7-2。

表 7-2 不同生活方式对血压的影响

干预手段	收缩压下降的大概范围/mmHg
减重	5～20
合理膳食	8～14
低盐	2～8
锻炼	4～9
禁酒	2～4

2. 有效治疗与终身治疗

患者只要诊断为高血压，当经治疗性行为干预无法有效控制血压时，即应开始药物治疗。治疗的目标是将血压控制在 140/90 mmHg 以下。最新研究指出，降压的最终目标是将血压降至 138/83 mmHg 以下，在这个血压水平之下，患者的并发症发生率显著降低，生存期显著延长。对伴有严重并发症，如伴肾病、心血管疾病、糖尿病的患者，降压目标更为严格，为 130/80 mmHg。但高血压伴脑卒中患者降压不宜太低，以防脑缺血发生，而以 140/90 mmHg 为宜。老年收缩期高血压患者，收缩压控制在 150 mmHg 即可，当然，如果患者可以耐受，降至 140 mmHg 以下更佳。任何没有降至目标血压以下的治疗皆属无效治疗，必须重视。很多患者认为药物都有副作用，秉持尽量不用药的观念，或者自认为血压已经下降很多了，治疗就是有效的，这种错误观点在临床上屡见不鲜，应对患者进行充分的健康教育，使降压治疗真正切实有效。不同患者血压控制目标见表 7-3。

表 7-3 不同高血压患者的降压目标

高血压类型	降压目标/mmHg
一般高血压患者	<140/90
高血压伴慢性肾病	<130/80
高血压伴糖尿病	<130/80
高血压伴冠心病	<130/80
高血压合并心力衰竭	<130/80
高血压伴脑卒中	<140/90
老年高血压	收缩压<150

原发性高血压目前无法根治，须终身治疗。现实中，很多患者在血压降至接近正常时往往自行停药，而只要停药，血压必然重新升高。患者又经常忽视血压监测的重要性，导致自行停药后很长时间内血压一直维持在很高的水平，造成严重的脏器损伤而不可逆转。所以，在高血压的治疗中，须格外强调终身治疗的重要性。

3. 平稳降压，保护靶器官

高血压的药物治疗应从小剂量开始，根据需要逐步增加剂量，直至达到满意程度为止。要进行长期规范治疗，平稳有效控制血压，尤其要避免血压降低即停药。研究已经证实，血压不稳定是导致脏器受损的重要原因，且更易引起心、脑、肾发生严重并发症。人类血压在 24 h 内并不恒定，有自发波动，称为血压波动性（blood pressure variability，BPV），血压波动性越高则靶器官损伤越严重。应尽量避免人为因素导致的血压波动性，如使用 24 h 有效的长效制剂能较好地长期平稳有效控制血压。

通常情况下，只要降低血压即可减少靶器官损害，但并非所有药物均有此作用，如肼屈嗪能降压但无靶器官保护作用。多年研究证实，靶器官保护作用较好的药物包括血管紧张素转化酶抑制剂（ACEI）、长效钙拮抗药、AT_1 受体阻断药（ARB）。治疗中应尽量选用对靶器官保护作用比较好的药物。

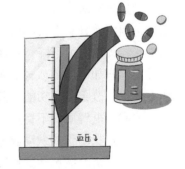

二、常用降压药物

临床可用的降压药物品种繁多，包括利尿药、交感神经系统抑制药、RAAS 抑制药、扩血管药等，它们各有优缺点，其中降压效果好、副作用小、临床应用广泛的是利尿药、β受体阻断药、ACEI和ARB及钙拮抗药，这些药物目前是高血压治疗的一线用药。一些新型的降压药如肾素抑制药阿利吉仑也已开始在临床使用，其他药物如中枢性降压药、神经节阻断药、血管扩张药因降压作用不稳定，副作用大而很少单独使用。

1. 血管紧张素转换酶抑制剂（ACEI）和AT_1受体阻断药（ARB）

ACEI包括卡托普利、依那普利、贝那普利等，ARB包括氯沙坦、缬沙坦、厄贝沙坦等。ACEI通过抑制血管紧张素Ⅱ的生成起作用，而ARB则直接阻断血管紧张素Ⅱ与AT_1受体的结合而起效。这两类药物降压作用平稳，降压时不伴有反射性心率加快，不导致水钠潴留，在降压的同时还可预防和逆转心肌与血管构型重建，增加肾血流量，保护肾脏，能改善胰岛素抵抗，不引起电解质紊乱和脂质代谢改变。但它们起效时间较长，多数药物（卡托普利除外）约1个月达到最大疗效。适用于合并糖尿病的轻、中度高血压，以及合并左心室肥厚、左心功能障碍及急性心肌梗死的高血压，也可用于慢性心力衰竭、糖尿病肾病等的治疗。

不良反应主要有无痰干咳、肾功能损伤、血管神经性水肿、高血钾、低血糖、味觉障碍等。其中，ACEI造成的无痰干咳发生率较高，可导致一部分患者无法继续用药，ARB因不影响缓激肽的代谢，所以较少发生干咳。另外，本类药物还有致畸作用，可导致胎儿发育不良，故妊娠期高血压患者禁用。

2. β受体阻断药

β受体阻断药包括普萘洛尔、美托洛尔、比索洛尔、阿替洛尔等。本类药物通过阻断β受体，抑制交感神经活性而起到降压作用，尤其适用于交感神经活性增高及血浆肾素活性偏高的高血压患者，降压的同时还减慢心率，减少心肌耗氧，故适用于伴有快速心律失常、心绞痛、偏头痛、焦虑等症状的高血压患者。支气管哮喘、心动过缓或房室传导阻滞及胰岛素依赖型糖尿病患者应避免使用β受体阻断药。

不良反应主要是心血管反应，如心脏抑制可加重房室传导阻滞，引起心动过缓，还可诱发或加重支气管哮喘。长期应用者突然停药可发生反跳现象，还可能诱发失眠、抑郁，低血糖时加重和掩盖降糖药引起的低血糖反应。长期应用对糖脂代谢有影响。

3. 钙通道阻滞药

钙通道阻滞药（CCB）包括硝苯地平、氨氯地平、维拉帕米、地尔硫卓等。本类药物通过阻断血管平滑肌细胞膜上的钙通道，使细胞内钙离子减少，血管平滑肌松弛，血管扩张，外周阻力下降，从而起到降低血压的作用。其选择性扩张小动脉平滑肌，能扩张重要器官如心、脑、肾的血管，在降压的同时不降低这些部位的血流量，反而增加组织血流量，改善器官功能。降压同时可预防和逆转心肌、血管平滑肌肥厚，对血脂、血糖、尿酸及电解质无不良影响。适应证包括老年高血压、单纯收缩期高血压、伴稳定型心绞痛、冠状动脉或颈动脉粥样硬化及周围血管病。

一般不良反应包括因血管扩张引起的头痛、面红、眩晕、恶心、心悸；平滑肌运动减弱引起的便秘、心脏抑制引起的心动过缓，以及下肢血管扩张引起的踝部水肿、下肢水肿等。严重不良反应包括心脏过度抑制，如心动过缓、传导阻滞、心衰等，还可由于血管扩张反射性兴奋交感神经系统而诱发心绞痛，发生室上性心动过速等。

4. 利尿药

利尿药包括噻嗪类（如氢氯噻嗪）、袢利尿药（如呋塞米）、保钾利尿剂（如螺内酯）。利尿药初期及短期应用可通过排钠利尿引起血容量降低而起到降压作用，长期用药则通过排钠引起细胞内钠离子减少，血管平滑肌细胞通过钠钙交换机制使细胞内钙离子减少，进而使血管平滑肌舒张而降压。可用于老年高血压、单独收缩期高血压、伴心力衰竭患者及难治性高血压。其中氢氯噻嗪为首选药物，可单用治疗轻度高血压，也可与其他降压药合用，治疗中、重度高血压。而袢利尿药为高效利尿药，可短期用于高血压危象、高血压脑病、恶性高血压等，但因较易引起水电解质平衡紊乱，不作为长期降压的一线药物。

噻嗪类利尿药和袢利尿药最常见的不良反应为电解质异常，如低血钾、低血钠及低血镁，长期应用时应合用保钾利尿药或 ACEI。噻嗪类利尿药还会影响糖脂代谢，引起高脂血症、降低糖耐量，其中氢氯噻嗪较常见，另外还会引起高尿酸血症，痛风患者慎用。袢利尿药还有耳毒性，不可与其他有耳毒性的药物如氨基糖苷类抗生素合用。

三、降压药物的选择

上述四大类一线降压药物及其单片复方制剂，均可作为降压治疗的初始用药或长期维持用药，同时也要根据患者的危险因素、亚临床靶器官损害及合并临床疾病，合理用药。

高血压病是慢性疾病，患者往往有大量并发症及合并症，不同的临床情况应选择不同的药物，通常的药物选择可参照以下原则。

高血压合并心衰或哮喘：不宜用 β 阻断剂。

合并肾功能不良：宜选用 ACEI、CCB。

合并窦性心动过速：宜选用 β 受体阻断剂。

合并消化性溃疡：可选用可乐定。

合并糖尿病或痛风：宜选用 ACEI。

高血压危象、脑病：可选用硝普钠。

老年性高血压：不宜选用哌唑嗪、可乐定等。

四、联合用药

由于高血压是终身伴随疾病，常年用药过程中不可避免地会出现药物耐受性，即一种药物用药一定时间后，降压效应会逐渐降低。有些患者血压水平极高，单用任一药物均无法将血压降至目标血压水平。或者由于药物不良反应及并发症、合并症的影响，高血压患者联合用药成为常用临床方案。同时研究也证实，联合用药常可使高血压病患者获得更大受益。

联合应用降压药物已成为降压治疗的基本方法，大多数患者需两种或更多药物才能降压达标。Ⅱ级高血压和/或伴有多种危险因素、靶器官损害或伴有临床疾患的高危人群，往往初始治疗即需两种降压药物。两种或以上药物联用时，降压作用机制应具互补性，增加降压疗效，互相抵消或减轻不良反应。临床常用的联合用药方案包括以下几种。

(1) 钙拮抗药+ACEI/AT_1受体阻断药。

(2) 钙拮抗药+小剂量β受体阻断药。

(3) ACEI/AT_1受体阻断药+小剂量利尿药。

(4) 钙拮抗药+小剂量利尿药。

(5) 小剂量利尿药+小剂量β受体阻断药。

(6) α受体阻断药+β受体阻断药（心功能不全者慎用α受体阻断药）。

五、个体化治疗

所谓个体化治疗，就是根据每位患者自身的病情、基于具体情况和耐受性及个人意愿或长期承受力，选择适合患者的药物，制订相应的疗程。患者的年龄、性别、体重、身高等都与血压水平有一定的关联，而且每位患者的身体状况也有区别，伴随的疾病多种多样，必须考虑到这些因素制订合理的治疗方案。而应避免对不同的患者使用固定的治疗方案，千篇一律，千人一方，达不到最佳的治疗效应。

思考题：

抗高血压药物治疗与生活方式改变的关系是什么？

第八章 糖尿病及其药物治疗

教学目标
1. 熟悉糖尿病的概念、诊断标准、基本分型及并发症。
2. 熟悉糖尿病的治疗。
3. 掌握治疗糖尿病的药物分类及各自使用特点。

教学重难点
治疗糖尿病的药物分类及各自使用特点。

第一节 血糖的调节

血糖平衡是生命活动调节的一部分，是保持内环境稳态的重要条件。血糖平衡的调节途径有激素调节和神经调节，以激素调节为主。人体的血糖调节失衡后会引起多种疾病，其中糖尿病在日常生活中发病率较高，对人体的危害比较严重。

体内血糖的产生和利用，受机体胰岛素和胰高血糖素等激素的调节。胰岛素由胰岛β细胞分泌，它一方面能促进血糖合成糖原，加速血糖的氧化分解并促进血糖转变成脂肪等非糖物质；另一方面又能抑制肝糖原的分解和非糖物质转化为葡萄糖。胰岛素通过这两个方面的作用，使血糖水平降低。胰高血糖素由胰岛α细胞分泌，主要作用于肝脏，促进肝糖原分解进入血液，促进脂肪酸和氨基酸等非糖物质转化成葡萄糖，最终使血糖水平升高。正常机体的血糖水平主要是在这两种激素的协调作用下维持相对稳定的状态。

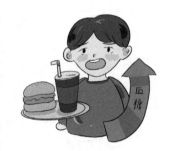

另外，其他一些激素也可以影响血糖的水平，如肾上腺素、糖皮质激素、甲状腺激素、生长激素等均有升高血糖的功能。

第二节 糖尿病概述

一、糖尿病及其常见症状

糖尿病（diabetes）是一种以血糖升高为特征的代谢性疾病，产生的主要原因与胰岛素分泌相对或绝对不足有关。

糖尿病常见的典型症状，俗称"三多一少"。"三多"是多尿、多饮和多食，"一少"是体重减少。多尿，产生的原因是糖尿病患者血糖水平增高，形成渗透性利尿。多饮，是因为多尿导致水分丢失过多，引起细胞内脱水，刺激了口渴中枢，使得患者的饮水量和饮水次数都增多，以此补充水分。多食，则是大量尿糖丢失，机体处于半饥饿状态，需要补充能量，引起食欲亢进，食量增加。患者易产生饥饿感，老有吃不饱的感觉。体重减轻，是由于胰岛素分泌不足，葡萄糖代谢不充分，机体对其利用不充分，需要加速分解脂肪和蛋白质来补充不足，导致体内碳水化合物、脂肪及蛋白质被大量消耗，再加上水分的丢失，患者就表现出形体消瘦、体重减少的样子，同时伴有疲乏无力、精神不振的症状。但是，很多人早期轻度高血糖或者高血糖时间较短，典型症状就不那么明显。

临床上，糖尿病的诊断依据是静脉血浆葡萄糖的测定结果，而不是毛细血管血糖测定结果。静脉血浆葡萄糖是指从肘部静脉或其他部位的静脉采血测得的血糖。毛细血管血糖是指从耳垂或指尖采血测得的血糖。影响毛细血管血糖的因素很多，一般不作为诊断糖尿病的依据，仅作为糖尿病患者的血糖监测及治疗方案调整的依据。在血糖监测中，空腹血糖是指至少 8 h 未进任何食物的隔夜空腹，于早餐前采集的血液标本测得的血糖；餐后血糖是指吃完一餐后，2 h 内采集的血液标本测得的血糖；随机血糖是指不考虑上次用餐时间，一天中任意时间的血糖，不能用来诊断空腹血糖受损或糖耐量减低；糖化血红蛋白（HbA_{1c}）是人体血液中红细胞的血红蛋白与血糖结合的产物，结合是不可逆的，与血糖浓度成正比，能反映近 2~3 个月的平均血糖水平。正常值在 4%~6% 波动，$HbA_{1c} \geq 6.5\%$ 可作为糖尿病的补充诊断标准。糖化血红蛋白不会受到空腹血糖、运动、饮食的影响，因此无须空腹取血。具体的诊断标准见表 8-1。

表 8-1 糖尿病的诊断标准

诊断标准	静脉血浆葡萄糖或 HbA_{1c} 水平
典型糖尿病症状	—
加上随机血糖	≥11.1 mmol/L
或加上空腹血糖	≥7.0 mmol/L
或加上 OGTT 2 h 血糖	≥11.1 mmol/L
或加上 HbA_{1c}	≥6.5%
无糖尿病典型症状者，需改日复查确认	—

注：OGTT 为口服葡萄糖耐量试验；HbA_{1c} 为糖化血红蛋白。典型糖尿病症状包括烦渴多尿、多饮、多食、不明原因体重下降；随机血糖指不考虑上次用餐时间，一天中任意时间的血糖，不能用来诊断空腹血糖受损或糖耐量减低；空腹状态指至少 8 h 没有进食热量。

二、糖尿病的分型

采用 WHO（1999 年）的糖尿病病因学分型体系，根据病因学糖尿病分四大类，即 1 型糖尿病、2 型糖尿病、特殊类型糖尿病和妊娠期糖尿病，其中 1 型糖尿病、2 型糖尿病和妊娠期糖尿病是临床常见类型。1 型糖尿病与 2 型糖尿病的病因和发病机制均尚未完全明了，前者的病理生理学特征是胰岛 β 细胞数量显著减少乃至消失，从而导致胰岛素分泌绝对不足；后者的病理生理学特征是胰岛素调控葡萄糖代谢能力下降（胰岛素抵抗）伴胰岛 β 细胞功能缺陷所导致的胰岛素分泌相对不足。特殊类型糖尿病是病因学相对明确的糖尿病，比如胰岛 β 细胞功能单基因缺陷、胰岛素作用单基因缺陷、胰源性糖尿病或者药物、化学品所致糖尿病等。随着对糖尿病发病机制研究的深入，特殊类型糖尿病的种类会逐渐增加。

三、我国糖尿病的流行特点

我国糖尿病的流行特点为：

（1）以 2 型糖尿病为主，其他类型少见。

（2）2 型糖尿病患病率在全国调查中为 10.4%，男性（11.1%）高于女性（9.6%）。

（3）糖尿病的患病率在不同民族间存在较大差异。在我国 6 个主要民族的调查中，糖尿病的患病率分别为汉族 14.7%、壮族 12.0%、回族 10.6%、满族 15.0%、维吾尔族 12.2%、藏族 4.3%。

（4）我国糖尿病患病率在经济发达地区高于中等发达地区和不发达地区，城市高于农村。

（5）未诊断的糖尿病比例较高。全国调查结果显示，新诊断的糖尿病患者占总糖尿病人数的 62%，2015—2017 年调查结果显示这一比例为 54%，较前有所下降。

（6）肥胖和超重人群糖尿病患病率显著增加。2010 年、2013 年、2015—2017 年的调查结果显示，BMI（体质指数）<30 kg/m² 者，糖尿病患病率分别为 14.3%、14.7% 和 13.8%；BMI≥30 kg/m² 者，糖尿病患病率分别为 19.6%、19.6% 和 20.1%。

四、糖尿病的并发症

糖尿病是一组由多病因引起的以慢性高血糖为特征的终身性代谢性疾病。长期血糖增高，大血管、微血管受损并危及心、脑、肾、周围神经、眼睛、足等。糖尿病并发症分为急性和慢性两种。急性并发症有高血糖酮症酸中毒、高血糖高渗状态等；慢性并发症包括糖尿病肾病、糖尿病视网膜病变、糖尿病神经病变、糖尿病下肢血管病变、糖尿病足病、糖尿病脑血管病变等。糖尿病并发症一旦产生，药物治疗很难逆转，因此临床上强调尽早预防糖尿病并发症。

另外，治疗过程中的低血糖现象也需要引起糖尿病患者重视，低血糖可导致患者不适甚至危及患者生命，也是导致血糖不达标的主要障碍。对正常人来说，低血糖症的诊断标准为血糖水平低于 2.8 mmol/L，而对于接受药物治疗的糖尿病患者来说，只要血糖水平低于 3.9 mmol/L 就属于低血糖，因此标准是不一致的。糖尿病患者需要熟知低血糖的临床症状，以便采取适当措施。低血糖的临床表现与血糖水平高低及血糖的下降速度有关，如心悸、焦虑、出汗、头晕、手抖、饥饿感等，往往是交感神经兴奋所致；神志改变、认知障碍、抽搐和

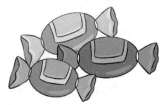

昏迷则是中枢神经系统的表现。老年患者发生低血糖时常可表现为行为异常或其他非典型症状。有些患者发生低血糖时可无明显的临床症状，称为无症状性低血糖。有些患者多次反复出现低血糖后，可表现为无先兆症状的低血糖昏迷。糖尿病患者亦需要熟知发生低血糖的原因，尽量采取预防措施。常见的原因可能有：① 未按时进食，或进食过少；② 呕吐、腹泻可使机体能量（尤其是碳水化合物）摄入减少，从而诱发低血糖；③ 摄入酒精，尤其是空腹摄入酒精；④ 运动增加；⑤ 肝肾功能不全；⑥ 胰岛素及胰岛素促泌剂的应用等。糖尿病患者应常规随身备用碳水化合物类食品，一旦发生低血糖，立即食用，也可以加强自我血糖监测与持续葡萄糖监测来评估疗效和早期识别低血糖。

第三节　糖尿病的治疗

糖尿病是一种长期慢性疾病，患者日常行为和自我管理能力是决定糖尿病控制与否的关键之一，因此糖尿病的控制不是传统意义上的治疗而是系统的管理。

一、治疗目标

近期目标是通过控制高血糖和代谢紊乱来消除糖尿病症状和防止出现急性代谢并发症。

远期目标是通过良好的代谢控制以预防慢性并发症，提高患者生活质量并延长寿命。

二、糖尿病的三级预防（以 2 型糖尿病为主）

一级预防：控制 2 型糖尿病的危险因素以预防 2 型糖尿病的发生。采取的措施是在一般人群中开展健康教育，提高人群对糖尿病防治的知晓度和参与度，倡导合理膳食、控制体重、适量运动、限盐、控烟、限酒、心理平衡的健康生活方式，提高社区人群的糖尿病防治意识。

二级预防：早发现、早诊断和早治疗 2 型糖尿病患者，在已诊断的患者中预防糖尿病并发症的发生。采取的措施是在高危人群中开展疾病筛查、健康干预等，指导其进行自我管理。

三级预防：延缓已发生的糖尿病并发症的进展、降低致残率和死亡率，并改善患者的生存质量。

三、2 型糖尿病的综合控制目标

2 型糖尿病患者常常伴有高血压、血脂异常、肥胖等代谢综合征，使 2 型糖尿病并发症的发生风险、进展速度及危害显著增加。因此，科学、合理的 2 型糖尿病治疗策略应该是综合性的，需要包括血糖、血压、血脂和体重的控制，并在有适应证时给予抗血小板治疗。血糖、血压、血脂和体重的控制应以改善生活方式为基础，并根据患者的具体情况给予合理的药物治疗，具体见表 8-2。

表 8-2　中国 2 型糖尿病的综合控制目标

测量指标		目标值
毛细血管血糖/（mmol/L）	空腹	4.4~7.0
	非空腹	<10.0
糖化血红蛋白/%		<7.0
血压/（mmHg）		<130/80
总胆固醇/（mmol/L）		<4.5
高密度脂蛋白胆固醇/（mmol/L）	男性	>1.0
	女性	>1.3
甘油三酯/（mmol/L）		<1.7
低密度脂蛋白胆固醇/（mmol/L）	未合并动脉粥样硬化性心血管疾病	<2.6
	合并动脉粥样硬化性心血管疾病	<1.8
体质指数/（kg/m²）		<24

四、2 型糖尿病的非药物治疗

1. 营养治疗

营养治疗是糖尿病的基础治疗手段，通过调整饮食的总能量、饮食的结构及三餐之间的分配比例来控制血糖水平，有助于维持理想的体重并预防营养不良的发生。营养治疗是控制糖尿病患者的血糖水平，延缓其并发症的发生和发展的重要手段。营养治疗主要通过膳食来发挥作用，而影响膳食营养的因素主要包括能量、脂肪、碳水化合物、蛋白质、饮酒、膳食纤维、钠和微量元素等。具体体现在以下几个方面。

（1）对于处于糖尿病前期或糖尿病的患者来说，总体要求是个体化的能量平衡，即既要达到或维持理想体重，又要满足不同情况下的营养需求。超重或肥胖的糖尿病患者需要减轻体重，但不推荐 2 型糖尿病患者长期接受极低能量（<800 kcal/d，1 cal = 4.19 J）的营养治疗。

（2）不同类型的脂肪对血糖及心血管疾病的影响有较大差异，故难以精确推荐膳食中脂肪的供能。总体要求，脂肪提供的能量应占膳食总能量的 20%~30%；饱和脂肪酸的摄入量不应超过饮食总能量的 7%；尽量减少反式脂肪酸的摄入；单不饱和脂肪酸是较好的膳食脂肪酸来源，在总脂肪摄入中的供能比宜达到 10%~20%；应控制膳食中胆固醇的过多摄入。

（3）膳食中碳水化合物所提供的能量占总能量的 50%~65%，因此控制碳水化合物的摄入量是血糖控制的关键环节，要引起糖尿病患者的重视。另外，糖尿病患者适量摄入糖醇和非营养性甜味剂是安全的。平时需要定时定量进餐，尽量保持碳水化合物的均匀分配。控制添加糖的摄入，不喝含糖饮料。

（4）肾功能正常的糖尿病患者，推荐蛋白质的供能比为 15%~20%，并保证优质蛋白占总蛋白的一半以上。有显性蛋白尿或肾小球滤过率下降的糖尿病患者蛋白质摄入量应控制在每日 0.8 g/kg 体重。

（5）不推荐糖尿病患者饮酒。若饮酒，应计算酒精中所含的总能量。女性一天饮酒的酒精量不超过 15 g，男性不超过 25 g（15 g 酒精相当于 350 mL 啤酒、150 mL 葡萄酒或 45 mL 蒸馏酒）。每周饮酒不超过 2 次。应警惕酒精可能诱发的低血糖，尤其是服用磺酰脲类药物或注射胰岛素及胰岛素类似物的患者应避免空腹饮酒并严格监测血糖。

（6）豆类、富含纤维的谷物类（每份食物纤维 ≥ 5 g）、水果、蔬菜和全谷物食物均为膳食纤维的良好来源。提高膳食纤维摄入对健康有益。建议糖尿病患者达到膳食纤维每日推荐摄入量，即 10~14 g/1 000 kcal。

（7）食盐摄入量限制在每日 5 g 以内，合并高血压的患者可进一步限制摄入量。同时应限制摄入含盐高的食物，如味精、酱油、盐浸等加工食品、调味酱等。

（8）糖尿病患者容易缺乏 B 族维生素、维生素 C、维生素 D，以及铬、锌、硒、镁、铁、锰等多种微量营养素，可根据营养评估结果适量补充。长期服用二甲双胍者应预防维生素 B_{12} 缺乏。不建议长期大量补充维生素 E、维生素 C 及胡萝卜素等具有抗氧化作用的制剂，其长期安全性仍待验证。

（9）膳食模式：不同的膳食干预模式要求在专业人员的指导下，结合患者的代谢目标和个人喜好（如风俗、文化、宗教、健康理念、经济状况等），设计个体化的饮食治疗方案。合理膳食模式指以谷类食物为主、高膳食纤维、低盐、低糖、低脂肪的多样化膳食模式。合理膳食可以将 2 型糖尿病风险降低 20%。

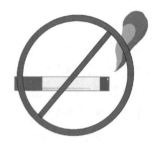

2. 运动疗法

运动锻炼在 2 型糖尿病患者的综合管理中占重要地位。规律运动有助于控制血糖，减少心血管危险因素，减轻体重，提升幸福感，而且对糖尿病高危人群一级预防效果显著。流行病学研究结果显示：规律运动 8 周以上可将 2 型糖尿病患者糖化血红蛋白降低 0.66%，坚持规律运动 12~14 年的糖尿病患者病死率显著降低。一般要求成年 2 型糖尿病患者每周至少进行 150 min 中等强度有氧运动；应增加日常身体活动，减少坐姿时间，但是血糖控制极差且伴有急性并发症或严重慢性并发症时，慎重采用运动治疗。

3. 戒烟

吸烟有害健康。吸烟与肿瘤、糖尿病、糖尿病大血管病变、糖尿病微血管病变、过早死亡的风险增加相关。研究表明，2 型糖尿病患者戒烟有助于改善代谢指标、降低血压和白蛋白尿。应劝告每一位吸烟的糖尿病患者停止吸烟或停用烟草类制品，减少被动吸烟，对患者的吸烟状况及尼古丁依赖程度进行评估，提供咨询、戒烟热线，必要时加用药物等帮助戒烟。

近年来，电子烟受到公众的关注和欢迎，但电子烟可能引起肺损伤、血管内皮功能障碍及氧化应激等。

第四节 糖尿病的药物治疗

糖尿病的非药物治疗是控制2型糖尿病高血糖的基本措施。当饮食和运动不能使血糖控制达标时应及时采用药物治疗。2型糖尿病是一种进展性的疾病。在2型糖尿病的自然病程中，对外源性的血糖控制手段的依赖会逐渐增大。

一、胰岛素

胰岛素（insulin）是胰岛 β 细胞分泌的一种多肽类激素，是由 A、B 两条多肽链通过两个二硫键组成的酸性蛋白质。药用胰岛素可从猪、牛的胰腺中提取，但因种属差异，易引起过敏反应。也可通过生物工程技术或通过重组 DNA 技术合成人胰岛素，人胰岛素因异体抗原性弱，过敏反应小。

胰岛素治疗是控制高血糖的重要手段。1型糖尿病患者必须使用胰岛素来控制高血糖，降低糖尿病并发症的发生风险。2型糖尿病患者，当口服降糖药效果不佳或存在口服药使用禁忌时，仍需要使用胰岛素来控制血糖水平，并减少糖尿病并发症的发生危险。在一些特殊情况下，如合并各种急性或严重并发症的糖尿病，合并重度感染、高热、消耗性疾病（如肺结核、肝硬化）、急性心肌梗死、妊娠、分娩、创伤，以及手术的各型糖尿病等，胰岛素治疗是控制血糖的必要措施。

临床上，胰岛素的常见不良反应主要有：① 低血糖，原因是胰岛素剂量过大，或肝肾功能不全，或未按时进餐等。早期表现为患者感到明显的饥饿感，有明显出汗、心跳加快、焦虑、震颤等，严重者可引起昏迷、休克及脑损伤甚至死亡。一般症状比较轻的可饮用糖水或摄食，症状严重者应立即静脉注射 50% 葡萄糖。为防止低血糖的严重后果，应加强患者的教育。② 过敏反应，可见斑丘疹、瘙痒、荨麻疹、过敏性紫癜等反应，偶可引起过敏性休克，主要是由于来自动物的胰岛素有一定抗原性或者制剂纯度较低。可选用其他种属动物的胰岛素、人胰岛素或高纯度制剂，如单组分胰岛素代替。③ 胰岛素抵抗，可分为急性抵抗与慢性抵抗。急性抵抗往往可以找到诱因，如酮血症、酸碱失衡或并发感染、创伤、手术等应激状态，使胰岛素不能正常发挥作用，需要短时间内增加胰岛素剂量达数百乃至数千单位。慢性抵抗指每日需用胰岛素 200 U 以上且无并发症者；除此以外，皮下注射可出现局部红肿、硬结、脂肪萎缩（应用高纯胰岛素制剂后已较少见），应经常更换注射部位。另外，也可见腹部肥胖、颜面四肢水肿、屈光不正等现象。

因易被胃肠道降解，胰岛素只能注射给药。与口服降糖药相比，胰岛素治疗需要注意的事项比较多，比如药物的选择、治疗方案的确定、采用何种注射装置，以及如何正确使用、如何根据血糖监测结果采取行动等。患者可从个人需要和经济状况选择胰岛素注射装置（胰岛素注射笔、胰岛素注射器或胰岛素泵）。选用合理的胰岛素注射装置和采取正确的胰岛素注射技术是确保胰岛素治疗效果的重要环节。接受胰岛素治疗的患者应接受与胰岛素注射相关的教育，以掌握正确的胰岛素注射技术。

二、口服降糖药

糖尿病的发病机制与胰岛素抵抗和胰岛素分泌受损有关,目前的降血糖药物主要是通过增加胰岛素分泌和通过其他机制来降低血糖的。前者主要包括磺酰脲类、格列奈类、二肽基肽酶Ⅳ(dipeptidyl Ⅳ,DPP-Ⅳ)抑制剂,后者主要包括双胍类、噻唑烷二酮类、α-糖苷酶抑制剂和钠-葡萄糖共转运蛋白 2 抑制剂等。

1. 胰岛素分泌促进剂

(1) 磺酰脲类:

磺酰脲类(sulfonylureas)降糖药是在磺胺类抗菌药结构基础上发展而来的。1930—1950 年代应用磺胺治疗伤寒、尿路等感染时发现患者出现低血糖现象,1954 年成功研制出了第一个磺酰脲类口服降血糖药。该类药物对正常人和胰岛功能尚存的患者有降血糖作用,但对 1 型糖尿病患者及切除胰腺的动物则无作用。降糖机制主要是刺激胰岛 β 细胞释放胰岛素。目前在我国上市的磺酰脲类药物有格列本脲(glibenclamide)、格列美脲(glimepiride)、格列齐特(gliclazide)、格列吡嗪(glipizide)和格列喹酮(gliquidone)等。

该类降糖药的主要不良反应有低血糖,是较严重的不良反应。年老体弱者或肝肾功能不全者,剂量偏大可引起严重低血糖。目前新型磺酰脲类降糖药低血糖的程度轻,发生率低。如格列美脲较少引起严重低血糖。格列齐特降糖作用温和、作用时间短,低血糖发生率低而轻,较适合于肥胖患者及老年患者。不良反应还有消化系统反应,可见恶心、呕吐、食欲减退、上腹不适、腹泻、黄疸、肝脏损害等反应;血液系统反应,有白细胞、粒细胞、血小板减少,溶血性贫血,骨髓抑制等,因此需要定期检查肝功能和血象。除此以外,少数患者可见皮肤过敏、嗜睡、头晕、神经痛等不良反应。糖尿病患者一般在饭前半小时左右服用该类药物。

(2) 非磺酰脲类:

该类代表药物如瑞格列奈(repaglinide)等,瑞格列奈 1998 年作为第一个餐时血糖调节药上市。该类药是非磺酰脲结构的促胰岛素分泌剂,其作用机制可能是通过与胰岛 β 细胞膜上的特异性受体结合,促进胰岛素分泌。但是,其最大的优点是促进糖尿病患者胰岛素生理性分泌曲线的恢复。主要不良反应为低血糖,但较磺酰脲类药物少见,另外有头痛、腹泻,大多轻微而短暂。糖尿病患者一般在饭前 5~10 min 服用该类药物。

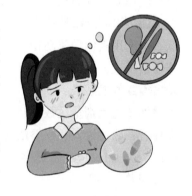

2. 双胍类

目前临床上使用的双胍类药物主要是盐酸二甲双胍(metformin,甲福明)。双胍类药物的主要药理作用是通过减少肝脏葡萄糖的输出和改善外周胰岛素抵抗而降低血糖。许多国家和国际组织制定的糖尿病诊治指南中均推荐二甲双胍作为 2 型糖尿病患者控制高血糖的一线用药和药物联合中的基本用药。主要不良反应有胃肠道反应,常见反应包括食欲下降、恶心、腹部不适、胃胀、乏力、消化不良、腹泻等，发生率较磺酰脲类高。从小剂量开始并逐渐加量是减少其不良反应的有效方法。乳酸性酸血症为双胍类药物的严重不良反应。苯乙双胍有引起乳酸性酸血症的危险；二甲双胍在治疗剂量范围内该反应较少，但对于肾功能不全、心力衰竭（休克）、急性心肌梗死、败血症、外科大手术或严重肺疾患等患者禁用，一旦发现血肌酐升高应停用。应定期检查肾功能，以减少乳酸中毒的发生，尤其是老年患者；血液系统反应，长期应用二甲双胍可减少叶酸、维生素 B_{12} 的吸收，应及时补充此类物质。糖尿病患者一般在餐时或餐后服用该类药物。

3. α-葡萄糖苷酶抑制剂

该类药物有阿卡波糖（acarbose，拜糖平）、伏格列波糖（voglibose）等。食物中的糖类在淀粉酶和胰酶作用下被水解成寡糖，然后在十二指肠和小肠黏膜上皮细胞内的α-葡萄糖苷酶作用下转变为单糖而被吸收。该类药物竞争性抑制α-葡萄糖苷酶，抑制寡糖转变为单糖，从而减慢碳水化合物水解及产生葡萄糖的速度并延缓葡萄糖的吸收，以减慢餐后血糖的急剧上升。主要不良反应为胃肠道反应，未被吸收的糖类滞留在肠道内，由细菌作用后出现恶心、腹胀等症状；个别患者出现红斑、皮疹和荨麻疹等皮肤过敏反应，偶见无症状的肝功酶升高（尤其是在使用大剂量时）。糖尿病患者一般在餐时与第一口饭同时服用该类药物。

4. 胰岛素增敏剂

胰岛素抵抗是指胰岛素靶器官如肝脏、骨骼肌、脂肪组织等对胰岛素反应性降低。胰岛素抵抗和胰岛 β 细胞功能受损是 2 型糖尿病的主要病理生理机制，也是目前临床糖尿病治疗的两大难题。噻唑烷酮类胰岛素增敏剂的出现，使人们对 2 型糖尿病的治疗从单纯增加胰岛素的量转移到提高对胰岛素的敏感性上。

噻唑烷酮类化合物（thiazolidinediones，TZDs）为一类具有 2,4-二酮噻唑烷结构的化合物，包括罗格列酮（rosiglitazone）、吡格列酮（pioglitazone）等，能改善 β 细胞的功能，显著改善胰岛素抵抗及相关代谢紊乱，对 2 型糖尿病及其心血管并发症均有明显疗效。主要不良反应有肝毒性，该类药物可引起程度不等的肝毒性，可引起肝功能障碍或黄疸、脂肪肝等，对心血管系统可引起体液潴留、轻至中度水肿、血容量增加，有加重充血性心衰的危险。对有心衰危险的患者（尤其是合用胰岛素治疗者），应严密监测其心衰的症状和体征。罗格列酮禁用于心衰患者或缺血性心脏病患者；本类药物单用低血糖发生率低，与胰岛素或其他口服降糖药合用时，患者有发生低血糖的危险，必要时可减少合用药物的剂量。出现低血糖症状时，通常给予蔗糖，但与α-葡萄糖苷酶抑制剂并用而出现低血糖症状时，应给予葡萄糖。

5. 其他新型药物

（1）二肽基肽酶-4（DPP-4）抑制剂：DPP-4 是一种广泛分布于全身的丝氨酸蛋白酶，可以灭活多种生物活性肽，包括胰高血糖素样肽-1（glucagons like peptide-1，GLP-1）。DPP-4 抑制剂通过抑制 DPP-4 而减少 GLP-1 在体内的失活，使内源性 GLP-1 水平升高。GLP-1 以葡萄糖浓度依赖的方式增加胰岛素分泌，抑制胰高血糖素分泌，从而降低血糖。目前在国内上市的主要有西格列汀（sitagliptin）、沙格列汀（saxagliptin）、维格列汀（vildagliptin）、利格列汀（linagliptin）和阿格列汀（alogliptin）。目前来看，单独使用 DPP-4 抑制剂不增加发生低血糖的风险。

（2）胰高血糖素样肽-1（GLP-1）受体激动剂：该类药物通过激活 GLP-1 受体以葡萄糖浓度依赖的方式刺激胰岛素分泌和抑制胰高血糖素分泌，同时增加肌肉和脂肪组织葡萄糖的摄取，抑制肝脏葡萄糖的生成而发挥降糖作用，并可抑制胃排空，抑制食欲。GLP-1 受体广泛分布于胰岛细胞、胃肠道、肺、脑、肾脏、下丘脑、心血管、肝脏、脂肪细胞和骨骼肌等。我国上市的 GLP-1 受体激动剂主要有利拉鲁肽（liraglutide）、艾塞那肽（exenatide）、杜拉鲁肽（dulaglutide）等。GLP-1 受体激动剂可有效降低血糖，能部分恢复胰岛 β 细胞功能，降低体重，改善血脂谱并降低血压。GLP-1 受体激动剂可单独使用或与其他降糖药物联合使用。GLP-1 受体激动剂的主要不良反应为轻、中度的胃肠道反应，包括腹泻、恶心、腹胀、呕吐等。这些不良反应多见于治疗初期，随着使用时间的延长，不良反应逐渐减轻。

作为全球首个且唯一的 GLP-1 受体激动剂类口服制剂，司美格鲁肽（semaglutide）片引发了广泛的期待与瞩目。2024 年 1 月 23 日，国家药品监督管理局批准了司美格鲁肽片在中国的上市申请。

（3）钠-葡萄糖共转运蛋白 2（sodium-dependent glucose transporters 2，SGLT2）抑制剂：该类药是一类近年受到高度重视的新型口服降糖药物，可抑制肾脏对葡萄糖的重吸收，降低肾糖阈，从而促进尿糖的排出。目前在我国上市的 SGLT2 抑制剂有达格列净（dapagliflozin）、恩格列净（empagliflozin）、卡格列净（canagliflozin）和艾托格列净（ertugliflozin）。SGLT2 抑制剂单药治疗能降低 HbA_{1c} 0.5%～1.2%，在二甲双胍基础上联合治疗可降低 HbA_{1c} 0.4%～0.8%。SGLT2 抑制剂还有一定的减轻体重和降压作用。SGLT2 抑制剂可单用或联合其他降糖药物治疗成人 2 型糖尿病，目前在 1 型糖尿病、青少年及儿童中无适应证。SGLT2 抑制剂单药治疗不增加低血糖风险，但与胰岛素或胰岛素促泌剂联用时会增加低血糖风险，因此联用时应下调胰岛素或胰岛素促泌剂的剂量。SGLT2 抑制剂在轻、中度肝功能受损患者中使用无须调整剂量，在重度肝功能受损患者中不推荐使用。SGLT2 抑制剂常见不良反应为泌尿系统和生殖系统感染及与血容量不足相关的不良反应，罕见不良反应包括糖尿病酮症酸中毒。

思考题：

1. 临床上怎样诊断糖尿病？
2. 临床上用于治疗糖尿病的药物有哪些？
3. 对于糖尿病，除了药物治疗外还要注意哪些？

第九章 血栓栓塞性疾病及其药物治疗

教学目标
1. 了解血脂与冠心病、血栓栓塞性疾病的关系。
2. 了解调血脂药、抗凝药的应用。

教学重难点
动脉、静脉血栓与相应栓塞性疾病的关系。

血栓栓塞性疾病，顾名思义，是由血栓栓塞引起的疾病，常见血栓栓塞性疾病包括动脉血栓引起的心肌梗死、脑卒中，静脉血栓引起的肺栓塞，以及毛细血管血栓引起的弥漫性血管内凝血等。血栓栓塞性疾病包括血栓形成和栓塞两个病理过程，血栓形成是指在一定条件下，血液有形成分在血管内（多数为小血管）形成栓子，造成血管部分或完全堵塞，相应部位血液供应障碍的病理过程。栓塞是指不溶于血液的异常物质出现于循环血液中，并随血液流动，进而阻塞血管腔的现象。除了有血栓的栓塞外，还有羊水栓塞、空气栓塞等。血管出现血栓栓塞后，相应供血区的血流供应中断，导致器官或局部组织缺氧而发生坏死，称为梗死（infarction）。梗死一般是由动脉阻塞引起局部组织缺血缺氧而造成的组织坏死，但静脉阻塞使局部血流停滞导致缺氧也可以引起梗死。动脉血栓形成是造成90%以上的心肌梗死、80%脑卒中的主要原因，动脉栓塞性心血管疾病是导致人类死亡的首要因素。深静脉血栓和肺栓塞统称静脉血栓栓塞病，是继心肌梗死和脑卒中后的第三位心血管相关性疾病的死亡原因。

第一节 血栓形成与相关疾病

血栓形成原因主要有血流缓慢（如长期卧床、缺乏运动、手术、麻醉等）、血管壁损伤（包括机械性损伤、化学性损伤、感染性损伤）和血液高凝状态（如妊娠、产后、肿瘤及血液疾病等可造成血液凝固性增高）。血栓的种类按血管分类可分为动脉血栓、静脉血栓及毛细血管血栓。动脉血栓又称为白血栓、血小板血栓，血小板活化是其形成的起始步骤；静脉血栓又称为红血栓，由纤维蛋白网罗红细胞形成。

 一、动脉血栓形成与相关疾病

动脉血管通常由外膜、平滑肌细胞和内皮组成，完整的内皮细胞释放前列环素，起到防止血小板黏附的作用，可以保证正常血管的血流通畅。但是当内皮细胞受到损伤，内皮下胶原蛋白暴露时，因内皮下胶原蛋白是血小板的致聚剂，暴露的胶原蛋白就会激活血小板，导致血小板黏附、聚集，然后通过一系列的生化反应形成动脉血栓。动脉血栓大多是在动脉粥样硬化的基础上形成的。

1. 动脉粥样硬化

动脉血栓形成的直接原因为血管内皮受损，高血压、糖尿病、吸烟，以及各种病原微生物等因素可引起血管的损伤及炎症反应，造成血管内皮的功能障碍。在此基础上，血液中的低密度脂蛋白（LDL）可通过破损的血管内皮侵入血管壁，在血管壁中缓慢沉积下来，在内皮下滞留的低密度脂蛋白被氧化修饰为氧化低密度脂蛋白（OX-LDL）。后者一方面可氧化内皮细胞，破坏内膜的完整性；另一方面可促进单核细胞局部聚集，进入组织的单核细胞即为巨噬细胞，巨噬细胞吞噬OX-LDL后形成泡沫细胞，后者不断地增多、融合，构成了动脉粥样硬化斑块的脂质核心。此外，OX-LDL还可促进血管平滑肌细胞迁移增生，平滑肌细胞合成和分泌结缔组织成分，包括弹性纤维蛋白、胶原纤维蛋白和蛋白多糖等形成了粥样硬化斑块的纤维层，最终在动脉局部形成粥样斑块化。动脉粥样硬化斑块有稳定和不稳定之分，稳定斑块表面的纤维层厚而坚韧，内部脂肪含量小，就像皮厚馅小的饺子，不易破裂，导致血管腔狭窄，血流变细，供血减少而引起相应的疾病症状；不稳定斑块外面的纤维层比较薄，内部的脂肪含量又很大，就像皮薄馅大的饺子，非常容易破裂，纤维层肩部区域的破裂就会导致动脉血栓形成。

动脉粥样硬化过程其实是一种慢性的炎症性-纤维增殖性反应，起初的炎症反应是保护性反应，但如果损伤因素不能及时去除，炎症反应就会继续进展，单核细胞聚集、平滑肌细胞迁移和增生、纤维组织形成，最终导致动脉粥样硬化斑块形成。

2. 动脉粥样硬化引发的疾病

动脉粥样硬化主要累及大、中型肌弹力型动脉，以主动脉、冠状动脉及脑动脉粥样硬化为多见。例如，冠状动脉粥样硬化引起冠心病；主动脉粥样硬化引起主动脉瘤；脑动脉粥样硬化引起脑卒中、血管性痴呆；肾动脉粥样硬化引起高血压、肾功能衰竭；四肢动脉粥样硬化引起肢体缺血、坏死、溃烂等，如跛行、坏疽等。

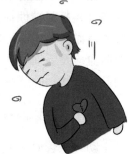

与动脉粥样硬化性血管病变相关的冠心病、脑卒中等心脑血管疾病，称为动脉粥样硬化性心血管疾病（atherosclerotic cardiovascular disease，ASCVD）。在这些疾病中，如果动脉粥样硬化斑块比较稳定，通常只会使动脉管腔变窄，血流减少，可引发心绞痛、短暂性脑缺血发作等相对较轻的心脑血管疾病症状；而不稳定的动脉粥样硬化斑块在发展过程中或手术中可能破裂，向动脉腔内排出斑块碎片可引起栓塞，进而导致血流中断，出现急性心肌梗死、脑卒中、猝死等严重心脑血管疾病症状。

（1）冠心病：

冠心病即冠状动脉性心脏病的简称，是由冠状动脉粥样硬化和/或冠状动脉痉挛导致冠状动脉管腔狭窄、阻塞，引发心肌缺血、坏死及心脏形态和功能的改变。根据其临床表现可分为心绞痛、心肌梗死、心肌纤维化、冠状动脉性猝死等。

① 心绞痛：是一种由各种原因引起的暂时性心肌缺血所导致阵发性的胸骨后剧痛的症候群，主要病因为冠状动脉粥样硬化导致冠状动脉管腔狭窄，使冠状动脉总血流量减少，供氧减少。当气候、饮食、劳累、情绪等各种因素导致心脏负荷增加，心肌耗氧量增加时，就会引起心肌供氧-耗氧之间失衡，心肌代谢物堆积，刺激神经末梢导致疼痛。心绞痛通常分为稳定型心绞痛与不稳定型心绞痛。稳定型心绞痛粥样硬化斑块纤维层较厚，斑块相对稳定，只有在劳力等情况下才诱发心绞痛。而不稳定型心绞痛粥样硬化斑块纤维层较薄，斑块不稳定，容易破裂，发生斑块内出血、纤维层裂隙、斑块表面血小板聚集等，无论是在劳力时还是在静息时均可能发生，不稳定的粥样硬化斑块还可能引发冠状动脉痉挛、急性心肌梗死。

② 心肌梗死：如果冠状动脉内的粥样硬化斑块破裂，导致血栓形成，冠状动脉发生阻塞，使心肌供血急剧减少或中断，则会造成局部心肌严重持久的急性缺血导致心肌坏死。患者出现持久而剧烈的胸骨后疼痛，用硝酸甘油或休息后症状不能完全缓解，还可并发心律失常、休克或心力衰竭等严重的并发症。如果梗死部位波及心内膜还可导致心室腔内附壁血栓形成，这些附壁血栓脱落又会引起其他血管的栓塞。

急性心肌梗死发作多有先兆，多数患者在发病前数日至数周有乏力、胸部不适、活动时心悸、气急、烦躁等前驱症状，心绞痛发作较以往频繁，硝酸甘油疗效下降。如发现先兆，及时处理，部分患者可避免心肌梗死的发生。当发生胸骨后疼痛而硝酸甘油不能缓解时，要及时拨打120急救电话。

（2）脑血管病：

由血栓栓塞引起的脑血管病按发病症状轻重可分为短暂性脑缺血发作（transient ischemic attack，TIA）与脑卒中（stroke），其中脑卒中有约85%为缺血性脑卒中，15%为出血性脑卒中。短暂性脑缺血发作与缺血性脑卒中的主要病因均是在脑动脉粥样硬化基础上形成管腔内血栓，造成该动脉供血区的血流中断，局部脑组织发生缺血缺氧、坏死，从而出现相应的神经系统的临床症状。

① 短暂性脑缺血发作：短暂性脑缺血发作发病突然，历时短暂，通常小于24 h。一般症状在5 min内达高峰，一次发作常持续5~20 min，24 h内症状可完全恢复，不遗留神经功能缺损的症状和体征，影像学检查无相关病灶，但会反复发作，且发作表现相似。这是由于脑动脉内有微小血栓形成，阻塞了小动脉，但这些微小血栓可随着正常血液流动溶解，从而使血管再通。因此脑动脉就会出现一过性或短暂性供血障碍，导致相应供血区域局灶性神经功能缺损而出现相应症状。

一般好发于老年男性，多伴有高血压、动脉粥样硬化、高脂血症。因为给大脑供血的动脉主要有颈内动脉系统和椎-基底动脉系统，临床症状随栓塞发生的部位而不同，主要的临床表现为"三偏"，即偏瘫（偏身肢体运动不能）、偏身感觉障碍（一半的身体不知道疼痛或者麻木）、偏盲（一侧视野缺失），还会出现言语不清、人格情感障碍、空间定向障碍等。

② 脑卒中：如果脑动脉粥样硬化斑块破裂形成血栓，阻塞血管，引起脑部血液供

应障碍，使局部脑组织发生不可逆性损害，导致脑组织缺血、缺氧性坏死，则会表现为缺血性脑卒中，症状同短暂性脑缺血发作，但在数小时或几天内症状加重达高峰。如果脑动脉、静脉或毛细血管破裂导致脑实质内的出血，则会发生出血性脑卒中，相比较而言，缺血性卒中多在安静时发病，而出血性卒中多是活动中或情绪激动时突然起病，而且病程进展更快，症状在数分钟至数小时内达高峰。主要病因为高血压合并细小动脉硬化，常见于50岁以上患者，多有高血压病史。伴有高血压、动脉粥样硬化的老年人，如果出现上述症状，要及时拨打120急救电话。

3. 动脉粥样硬化的危险因素

（1）血脂代谢紊乱：

血脂即血浆中的脂质，与临床关系密切的血脂主要是胆固醇和甘油三酯（TG）。血脂不溶于水，必须与血浆中的载脂蛋白结合成脂蛋白才能溶于血液进行运输。血脂代谢紊乱包括血浆中的脂蛋白与血浆中的脂质代谢紊乱。

血浆中的低密度脂蛋白（LDL）是与动脉粥样硬化最相关的因素。LDL 每升高 1% 可导致动脉粥样硬化的危险性升高 2%～3%。血浆中的高密度脂蛋白（HDL）与动脉粥样硬化危险呈负相关。HDL 每下降 1 mg/dL，冠心病事件的相对危险性增加 2%～3%，且无性别差异。

血浆胆固醇水平的升高是动脉粥样硬化的重要危险因素，尤其是低密度脂蛋白胆固醇（LDL-C）升高是动脉粥样硬化发生、发展的必备条件。多数指南主张将冠心病患者的 LDL-C 降至低于 2.6 mmol/L（100 mg/dL）作为目标值。

（2）糖尿病：

糖尿病患者最常见的脂代谢紊乱是 TG 升高，虽然 TG 与动脉粥样硬化的相关性不及 LDL-C，但在糖尿病患者中，单纯血清高 TG 也预示心血管疾病发生的危险性增加。而且糖尿病患者也常见 LDL-C 增高和 HDL-C 降低，这也会加剧动脉粥样硬化的发生。另外，糖尿病患者通常伴有血小板功能亢进，以及凝血和纤溶系统功能异常，更易导致血栓的形成。研究发现，糖尿病本身及糖尿病易并发的糖、脂肪代谢紊乱和神经纤维病变等是发生冠状动脉粥样硬化的高危因素，其动脉粥样硬化疾病发生率较正常人提高 2～4 倍，单纯糖尿病患者发生心血管事件的危险性与冠心病者相同，被称为冠心病等危症。

（3）高血压：

高血压是动脉粥样硬化的重要相关因素，可加速其形成，使冠心病危险增加 3～4 倍。循环系统高压力可能是动脉粥样硬化的始动环节，血流对血管壁的剪应力增高损伤动脉内皮细胞，使血管通透性增加，进而引起脂蛋白等物质沉积于血管内皮下，使动脉粥样硬化得以形成和发展。

二、静脉血栓形成与相关疾病

大多数人对于心脏病或脑卒中有一定的认识，但很少有人了解静脉血栓栓塞症（venous thromboembolism，VTE）。静脉血栓栓塞症是指血液在静脉内不正常地凝结，使血管完全或不完全阻塞，包括深静脉血栓形成和肺血栓栓塞症。

静脉产生血栓，主要原因是血流速度缓慢导致下肢静脉回流障碍。正常人体下肢会有静脉瓣，当静脉瓣膜回流障碍的时候，比如长期卧床、久坐，会减弱静脉回流的肌肉弹力作用，造成下肢血液的回流异常，表现出血液在下肢淤积，形成静脉血栓。另外如果静脉内膜发生变化，如内膜粗糙，静脉瓣萎缩，则瓣膜下方静脉窦易出现血小板黏附，从而形成血栓。此外，如果机体又有凝血机能亢进，则更易促进血栓形成。

静脉血栓栓塞症常急性发作，以下肢深静脉血栓形成最为常见，临床可见患肢有不同程度的疼痛、肿胀和沉重感，皮肤温度升高，活动后症状加重，患肢皮肤颜色可正常或呈紫红色，有时伴有发热、心率加快等症状，双下肢相应平面周径相差 0.5 cm 以上。常见危险因素有瘫痪、手术麻醉、长期卧床、肥胖、静脉曲张、妊娠、产后、口服避孕药等。深静脉血栓形成，尤其是急性髂、股静脉和小腿深静脉血栓形成，易并发肺栓塞，并且在病发后 2 d 内危险性最大，可能危及生命。

日常生活中常见因长时间驾车旅行、国际航班长时间飞行或网瘾者长时间打游戏等长期久坐，这些会引起静脉血流滞缓，促进下肢深静脉血栓形成，活动后栓子脱落，随血流到达肺动脉，引起肺栓塞。肺栓塞的临床表现与栓子大小有关，极大的栓子会阻塞整个肺循环，直接导致休克和心搏骤停，中等栓子可能会导致呼吸窘迫和肺梗死，多发的小栓子与独立大栓子危害相当，单发小栓子常无症状。肺栓塞的典型症状主要有原因不明的呼吸困难、胸痛、咳血，症状的严重程度主要取决于血管堵塞的多少、发生速度和心肺的基础状态，轻者仅累及 2~3 个肺段，可无任何症状；重者可累及 15~16 个肺段，可发生休克或猝死。因此日常生活中应避免久坐，在进行长时间驾车旅行等活动时应注意避免下肢和腰部穿着紧身衣物，避免脱水，并且经常进行腓肠肌伸缩锻炼。

第二节 血栓栓塞性疾病的药物治疗

血栓栓塞性疾病是由多种因素相互作用导致的，其治疗药物众多，大体上包括三种：一是针对血栓的溶栓药、抗凝药及抗血小板药；二是针对病因，即危险因素的调脂药、降压药、降糖药；三是可以缓解急性症状的药物，如硝酸甘油可以缓解心绞痛。

一、针对血栓的治疗药物

血栓的形成是血栓栓塞性疾病的核心病理机制，针对血栓形成的各环节，相应的治疗药物包括溶栓药、抗凝药与抗血小板药。

1. 溶栓药

在血管损伤等情况下，血液中可溶的纤维蛋白原变成难溶的纤维蛋白，网罗血细胞而使血液凝固，形成血栓。但同时血液中的纤溶酶又可使纤维蛋白（也包括纤维蛋白原）溶解，从而限制血栓增大并溶解血栓，这一过程称为纤维蛋白溶解，简称纤溶。凝血与纤溶都是机体的一种保护性生理过程，保持既对立又统一的平衡，既可使血管损伤得到及时修复，又可使血液经常保持液态，血流通畅。

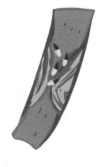

正常情况下，血液中的纤溶酶以纤溶酶原的形式存在，溶栓药的作用机制正是通过激活纤溶酶原成为纤溶酶，纤溶酶水解纤维蛋白和/或纤维蛋白原，进而溶解血栓，因此临床上用的溶栓药也就是纤溶酶原激活剂，包括链激酶（streptokinase, SK）、尿激酶（urokinase, UK）、组织型纤溶酶原激活物（tissue plasminogen activator, t-PA）等。其中，t-PA为人体生理性纤溶酶原激活剂，内源性 t-PA 由血管内皮产生，对血栓部位有一定的选择性，对循环血液中纤溶酶原作用弱，对血栓表面的与纤维蛋白结合的纤溶酶原作用则强数百倍。目前使用的是基因工程方法生产的重组人组织型纤溶酶原激活物（rt-PA），即阿替普酶。

溶栓药可用于治疗急性肺栓塞、深部静脉血栓、急性心肌梗死、急性缺血性脑卒中等血栓栓塞性疾病。因为溶栓药对形成已久的陈旧性血栓难以发挥作用，因此用药要早，溶栓治疗成功的关键就是要及早开始，越早越好。一般认为，如果心肌梗死发作超过 6 h，则溶栓效果较差。溶栓疗法根据用药途径可分为动脉溶栓及静脉溶栓两种。动脉溶栓是先用导管插入动脉再注射溶栓药物，使动脉内的血栓溶解。静脉溶栓治疗不需插管，直接从静脉补液。动脉溶栓用药量少，时间窗（患者发病的时间到用药的时间）长，如心肌梗死发作时用阿替普酶，动脉溶栓的时间窗是 6 h，但动脉溶栓操作复杂；静脉溶栓用药量大而局部药物浓度低，时间窗也较短，如心肌梗死发作时用阿替普酶，静脉溶栓的时间窗是 4.5 h，但静脉溶栓简单易行，甚至在救护车上就可以操作。

溶栓治疗的主要不良反应是出血，尤其是缺血性脑卒中溶栓治疗时剂量掌握不准，可造成脑内出血。另外，因为这类药物为蛋白质类生物制剂，易引起皮疹、药物热等过敏反应。

2. 抗凝药

血液凝固是一个复杂的蛋白质水解活化的连锁反应，在此过程中各种凝血因子逐步激活，其中参与反应的主要有凝血因子 I ~ XIII 等。同时体内还有各种抗凝血因子，可以避免凝血过程的过度激活而影响生理功能。抗凝药通过影响凝血因子，干扰机体生理性凝血过程而阻止血液凝固，临床应用于防止血栓形成及阻止已经形成的血栓进一步发展，但不能使已经形成的血栓消除。代表性药物有肝素/低分子量肝素和华法林。

肝素（heparin）最初从肝中提取得到，为直链粘多糖硫酸酯，分子量为 5~30 kDa，体内肝素存在于肥大细胞、血浆及血管内皮细胞中，药用肝素是从猪小肠和牛肺中提取。低分子量肝素是指分子量低于 6.5 kDa 的肝素，可由普通肝素分离而得或普通肝素降解后分离而得。肝素带负电荷，呈强酸性，难以跨膜转运，因此口服无效，须静脉给药。

肝素通过加速抗凝血酶Ⅲ（AT-Ⅲ）灭活凝血因子而起到抗凝作用，在体内、体外都有强大的抗凝作用。除可用于血栓栓塞性疾病外，还可用于预防术后静脉血栓形成、血液透析、体外循环等。主要不良反应为出血，用药时应监测凝血时间或部分凝血酶时间。对于肝素过量导致的严重出血可缓慢注射鱼精蛋白解救。应用肝素患者中约有 5% 可发生血小板减少症，但低分子量肝素较少引起血小板减少，也偶见过敏反应。

华法林（warfarin）是香豆素类抗凝药的代表药物，这类药物需要口服吸收后参与体内代谢才能发挥抗凝作用，因此被称为口服抗凝药。华法林的化学结构与维生素 K 相似，能对抗维生素 K 的作用。维生素 K 又称凝血维生素，是凝血因子 γ-羧化酶的辅酶。体内几种凝血因子的合成依赖于维生素 K，如缺乏维生素 K，则体内合成的凝血因子为异常蛋白质分子，催化凝血作用的能力大为下降。

华法林需要口服给药，在体外无效，在体内需等已合成的上述凝血因子耗竭后，才能发挥作用。因此药物起效慢，维持时间长。通常给药后 8~12 h 起效，1~3 d 药效达高峰，并维持 3~4 d。其临床应用与肝素类似，而且通常是急症时合用肝素，1~3 d 后停用肝素，使用华法林维持治疗。心房纤颤及心脏瓣膜置换术后需常规应用华法林，以防血栓形成。肺栓塞、深部静脉血栓形成患者，在使用肝素或溶栓药后，常规应用华法林维持 3~6 个月。

华法林应用过量易发生自发性出血，用药期间需要监测凝血酶原时间，如用量过大引起出血，应立即停药并静脉注射维生素 K，必要时输新鲜血浆或全血。因为本类药物的作用依赖于维生素 K，而体内肠道细菌可以产生维生素 K，且维生素 K 在绿色蔬菜中含量丰富，因此食品中缺乏维生素 K 或应用广谱抗生素可使本类药物作用加强。

抗凝药物服用剂量过大容易引起出血，服用剂量过小会导致血栓形成。且目前最常用的口服抗凝药华法林存在治疗指数窄，个体差异大，西药、中草药、食物会加强或减弱其作用，因此须长期指导患者合理用药。目前也有利伐沙班等新型口服抗凝药应用于临床。

3. 抗血小板药

血小板是巨核细胞裂解脱落的具有生物活性的小块胞质，血小板在体内通过保护血管壁的完整性来维持正常血流。当血管内皮受损时，血小板能马上黏附到暴露的内皮下组织，随后激活的血小板发生收缩、黏附、聚集、释放等反应，从而参与血液凝固，促进生理性止血。而在病理状态下，动脉粥样硬化斑块破裂，激活的血小板导致血栓的形成。

抗血小板药是一类具有抑制血小板黏附、聚集、释放，以及阻止血栓形成等功能的药物。最常用的抗血小板药是环氧酶抑制药阿司匹林，是通过抑制血小板花生四烯酸代谢而起效的。血小板膜上脂质双分子层的磷脂分子在磷脂酶 A2 的作用下生成花生四烯酸，花生四烯酸经环氧酶的作用合成血栓素 A2，血栓素 A2 具有促进血小板聚集、收缩血管的作用。阿司匹林通过抑制环氧酶而抑制血栓素 A2 合成，阻止血小板聚集和释放反应，从而发挥强大的抗血小板作用。阿司匹林口服 50~100 mg 可发挥最大抗血小板作用，显著降低心肌梗死、脑卒中、心脏性死亡的发生，主要不良反应是诱发消化道溃疡和出血。

对于动脉粥样硬化性心血管病（ASCVD）来讲，血小板不仅是血栓形成的主要成分，而且是动脉粥样硬化炎症因子的主要来源。近来的一些研究显示，血小板作为一种"炎症细胞"，其活化或释放的一些炎症介质直接参与动脉粥样硬化的形成和发展，并且与斑块的不稳定关系密切。因此抗血小板治疗既作用于动脉粥样硬化的炎症反应，又作用于血栓形成过程，是 ASCVD 治疗中的一个重要策略。该类药物在预防缺血性心脏病的缺血事件和病死率方面的作用已被证实。阿司匹林是最常用、效价比最高的抗血小板药物，是心脑血管疾病二级预防的基石。已诊断为 ASCVD 的患者，应遵医嘱长期应用小剂量阿司匹林。阿司匹林用于一级预防时必须十分谨慎，主要适用于经积极干预危险因素后，缺血风险仍然增高（10年预期风险≥10%）、出血风险不高，且本人愿意长期预防性服用小剂量阿司匹林的40~70岁成人。

其他的抗血小板药物还有氯吡格雷、双嘧达莫等，均可通过不同机制抑制血小板聚集，用于预防脑卒中、心肌梗死及不能耐受阿司匹林的患者。

二、针对危险因素的治疗药物

1. 调脂药

以LDL-C或TG升高为特点的血脂异常是动脉粥样硬化性心血管疾病的重要危险因素，因此有效控制血脂异常是防治动脉粥样硬化、减少心脑血管疾病发生的重要措施。早期或轻症患者首先应通过调节饮食结构，包括限制摄入富含脂肪、胆固醇的食物，选用低脂食物（植物油、酸牛奶），增加维生素、纤维（水果、蔬菜和谷类食物）摄入，以及改善生活方式，如减肥、戒烟、控制饮酒、有氧运动等方式降低体内脂质。血脂异常的患者，经过上述饮食调节和注意进行体力活动3个月后，未达到目标水平者，应进行药物治疗。

常用的调血脂药物根据作用机制不同，有主要降低胆固醇和LDL的他汀类药物，主要降低TG和极低密度脂蛋白（VLDL）的贝特类药物等。目前降低LDL-C已成为调脂治疗的主要目标，他汀类药物因此也成为防治心脑血管疾病的基本策略，是调脂治疗的首选药物。

体内的胆固醇除了可以作为细胞膜及血浆脂蛋白的重要组分外，还是许多重要类固醇如胆汁酸、肾上腺皮质激素、雌激素、雄激素、维生素D_3等的前体。胆固醇作为一种脂类物质，需要和体内的载脂蛋白结合成脂蛋白才能在体内运输，脂蛋白根据所含脂类的成分和含量分为极低密度脂蛋白（VLDL）、低密度脂蛋白（LDL）、高密度脂蛋白（HDL）等。体内胆固醇70%~80%由肝脏合成，同时胆固醇的分解代谢也在肝脏内进行。饮食中的胆固醇以乳糜微粒残留物的形式由肝脏通过VLDL受体或LDL受体摄取，同时内源性合成的胆固醇作为VLDL的一部分也由肝脏分泌。机体中胆固醇进出肝脏的整个过程维持着动态平衡。

在肝细胞内源性胆固醇合成过程中，早期阶段的3-羟-3-甲戊二酸单酰辅酶A（HMG-CoA）还原酶为合成过程的限速酶，他汀类药物通过抑制该酶，造成细胞内游离胆固醇减少，进而反馈性上调细胞表面LDL受体的表达，使细胞LDL受体数目增多及活性增强，加速了循环血液中内源性胆固醇的主要载体LDL的清除，从而起到降低胆固醇的作用。这类药物目前临床常用的有阿托伐他汀、洛伐他汀、辛伐他汀、普伐他汀、氟伐他汀等。

在治疗剂量下，他汀类药物对LDL-C的降低作用最强，总胆固醇（TC）次之，降TG作用很弱。他汀类药物不良反应较少且轻，大剂量偶可出现胃肠反应、皮肤潮红、头痛等暂时性反应。需注意本类药物可引起肌肉不良反应，主要表现为肌痛、罕见横纹肌溶解症。用药期间应定期检测肝功能，发生肌痛者检测肌酸激酶，必要时停药。禁用于活动性肝病和胆汁淤积患者。

他汀类是目前降 LDL-C 疗效最强的药物，也是防治高胆固醇血症和动脉粥样硬化性疾病非常重要的药物。多项循证医学研究提示，他汀类药物可有效降低 LDL-C 水平，防止和逆转粥样斑块的进展，降低急性冠状动脉综合征、高血压、糖尿病等心血管事件高危患者的发病率及缺血性脑血管病的复发率，显示了他汀类药物除调脂以外的多重心血管保护作用。

此外，胆汁酸结合树脂可通过加速内源性胆固醇的代谢而降低血浆和肝脏中胆固醇含量；新型胆固醇吸收抑制剂依折麦布（ezetimibe），可降低肠道胆固醇吸收，起到降低胆固醇的作用；前蛋白转化酶枯草溶菌素 9（PCSK9）抑制药如阿里瑞卡单抗，可阻止 LDL 受体降解，促进 LDL-C 的清除。这些药物均可以降低 ASCVD 风险，减少心血管事件。

2. 降压药

见相关章节。

3. 降糖药

见相关章节。

三、针对症状的治疗药物

在上述血栓栓塞相关疾病中，硝酸酯类药物可用于缓解心绞痛的症状，这类药物应用已有 100 余年，迄今仍然是治疗冠心病最有效的第一线药物。硝酸酯类药物在体内可释放一氧化氮（NO），通过受体后信号反应减少细胞内 Ca^{2+} 浓度，使血管平滑肌松弛，从而扩张血管，降低心肌耗氧量，缓解心绞痛的症状。

本类药物中最常用的是硝酸甘油，硝酸甘油口服生物利用度差，通常为舌下含服给药。舌下含服后 1~2 min 起效，半衰期 2~4 min，作用维持 20~30 min。心绞痛发作时可每 5 min 重复服用 1 片，直至疼痛缓解。如果 15 min 内总量达 3 片疼痛仍不能缓解，应立即就医。舌下含服用药时患者应注意要尽可能取坐位，如果在站立位服药，血管平滑肌的舒张作用可导致血压下降、大脑供血不足而引起头晕、乏力；血压下降又可反射性地引起心率增快，从而出现心悸、出冷汗等症状。因此服药应取坐位，并且服药后也不宜立即活动，应待症状完全缓解后再活动。

此外，β 肾上腺素受体阻滞剂如美托洛尔、钙通道阻滞剂如硝苯地平等也可用于心绞痛的治疗。其他针对症状的治疗药物还有：针对心肌梗死的剧烈疼痛可用吗啡镇痛，针对脑水肿可用渗透性利尿药降低颅内压，针对神经症状可使用脑保护剂、益智药等等。

思考题：

1. 高血脂与冠心病、血栓栓塞性疾病的关系是什么？
2. 溶栓药、抗凝药、抗血小板药的应用有哪些？
3. 为什么适量运动可以预防血栓形成？

第十章 感染性疾病与抗菌药物

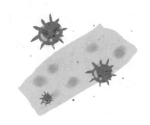

教学目标
1. 了解感染性疾病的病理过程。
2. 了解抗菌药物作用机制与常用的抗菌药物。

教学重难点
抗菌药物的经验治疗与病原学治疗。

第一节 感染性疾病与炎症反应

一、感染性疾病

感染性疾病是指由病原体（病原微生物、寄生虫、医学昆虫等）侵入人体导致的各种疾病。而病原微生物包括病毒、衣原体、支原体、立克次体、细菌、真菌、螺旋体等。病原体侵入宿主后，通过生长繁殖、释放毒性物质等，引起不同程度的病理损伤的过程称为感染（infection）。感染与传染（communication）是两个不同的概念，感染是病原体和人体之间相互作用、相互斗争的过程，感染不一定有传染性。传染主要指病原体通过一定方式从一个宿主个体到另一个宿主个体的感染，可造成流行性疾病。

自然界中广泛存在着大量的微生物，因而人体体表及与外界相通的腔道（口、鼻、咽部、胃肠道等）中也寄居着不同种类和数量的微生物，通称正常菌群。正常菌群对构成宿主的微生态平衡和保持内环境稳定起到重要作用，对宿主是有益无害的，并且是必需的。例如，正常菌群可参与宿主的物质代谢、营养转化和合成。在正常情况下，正常菌群与宿主和平共处，不表现任何致病作用，正常菌 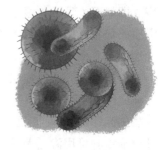 群之间、正常菌群与其宿主之间始终处于一个动态的微生态平衡状态。但是在特定条件下，如宿主免疫防御功能下降、菌群失调等情况下，这一微生态平衡有可能被打破，正常菌群则转化为机会致病菌，引起机会性感染。如大肠埃希菌寄居在肠道不致病，但若移居到腹腔、胆囊、泌尿道就能引起感染性疾病。

二、典型细菌

细菌按形状分类可分为球菌、杆菌、梭状菌等，按生长过程中是否需氧可分为需氧菌与厌氧菌，按革兰氏染色分类又可分为革兰氏阳性（G^+）菌与革兰氏阴性（G^-）菌，这种染色的差异主要是由这两种细菌细胞壁的差异所引起的。细菌细胞壁的主要成分是由糖类、蛋白质与类脂质聚合而成的肽聚糖，革兰氏阳性菌的肽聚糖层厚而致密，多达50层，占细胞壁成分的40%~95%；革兰氏阴性菌的细胞壁薄而结构较复杂，肽聚糖层薄且交联度差，如在大肠杆菌中仅有单层，革兰氏阴性菌肽聚糖层的外面还有一层外膜，外膜的基本成分是脂多糖（LPS）。还有的细菌用革兰氏染色法无法染色，如结核分枝杆菌。

典型的革兰氏阳性球菌如金黄色葡萄球菌，在自然界中无处不在，空气、水、灰尘及人和动物的排泄物中都存在金黄色葡萄球菌。美国疾病控制中心报告，由金黄色葡萄球菌引起的感染占第二位，仅次于大肠杆菌。

典型的革兰氏阴性杆菌如大肠杆菌，为埃希氏菌属（Escherichia）代表菌，一般不致病，是人和动物肠道中的定植菌群，婴儿出生后即随哺乳进入肠道，与人终身相伴，在一定条件下可引起肠道外感染。

结核分枝杆菌由于其细胞壁上的特殊结构，是无法用革兰氏染色法进行染色的。结核分枝杆菌细胞壁的脂质含量较高，影响营养物质的吸收，故生长缓慢。在一般培养基中每分裂1代需18~24 h，营养丰富时只需5 h。

三、细菌的致病性

细菌引起宿主疾病的能力称为致病性，细菌侵入人体后，可通过释放毒素和引起炎症反应表现其致病性。根据细菌毒素的来源、性质和作用机制等，细菌毒素可分为外毒素和内毒素两大类。外毒素是细菌在生长繁殖过程中分泌到菌体外的毒性物质，其化学成分是蛋白质。根据外毒素作用的主要靶点和所致临床病理特征，外毒素又可分为神经毒素、细胞毒素和肠毒素三大类，如葡萄球菌肠毒素随食物进入胃肠道，再吸收入血，到达中枢神经系统，刺激呕吐中枢，导致以呕吐为主要症状的食物中毒。而内毒素只有在细菌死亡溶解或用人工方法破坏细菌细胞后才释放出来，所以叫作内毒素。细菌内毒素的成分为脂多糖，是革兰氏阴性菌细胞壁外膜的组成成分。脂多糖并不直接损伤各种组织器官，而是通过刺激机体产生炎性细胞因子，引起机体炎症反应，造成机体损伤，进而引起疾病。

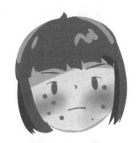

四、炎症反应

炎症是具有血管系统的活体组织对损伤因子所发生的一种以防御为目的、以局部血管反应为中心环节的病理过程，也是一个以损伤为起始，以修复愈合告终的病理过程。炎症反应初期表现为炎性充血和渗出反应，以稀释、杀伤和清除损伤因子。此过程表现为血流动力学改变、血管壁通透性升高、液体和白细胞渗出。炎症反应后期细胞再生使受损伤的组织得以修复和愈合。炎症反应及修复过程对机体也会产生不同程度的危害，如炎症局部血管扩张、充血和血流加快，局部血量增多，代谢加强，产热增多，出现红、热、脓肿等。炎症的全身反应有发热、外周血白细胞增多、单核巨噬细胞系统的增生（临床表现为肝、脾和淋巴结肿大）、实质细胞病变等。较严重的炎症，由于致炎因子、发热和局部血液循环障碍等因素的作用，使心、肝、肾等器官的实质细胞出现不同程度的变性、坏死，导致器官功能障碍，如高热时肾近曲小管上皮细胞的水肿，肝炎时肝细胞的水肿和脂肪变性，白喉时心肌细胞的坏死等。

第二节 抗菌药物

一、抗菌药及相关概念

抗菌药：指对细菌有抑制或杀灭作用的药物，用于治疗敏感微生物所致的感染，包括抗生素和人工合成抗菌药。抗菌药物治疗细菌等病原微生物引起的感染是现代医学的重大进展，极大地延长了人类的寿命并提高了人类的生活质量。但抗菌药物对病毒、寄生虫等所致感染无效。

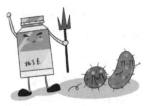

抗生素：一般是指由细菌、霉菌或其他微生物在繁殖过程中产生的，能够杀灭或抑制其他微生物的一类物质及其衍生物。

抑菌药：仅抑制细菌生长繁殖而无杀灭细菌作用的药物，如四环素类、大环内酯类、磺胺类等。

最低抑菌浓度（MIC）：体外培养细菌 18~24 h 后能抑制培养基内病原菌生长的最低药物浓度。

杀菌药：能杀灭细菌的药物，如青霉素类、头孢菌素类、喹诺酮类等。

最低杀菌浓度（MBC）：能够杀灭培养基内细菌或使细菌数减少99.9%的最低药物浓度。

抗菌谱：抗菌药物的抗菌范围，药物选择的基础。

广谱抗菌药：对多种病原微生物有效的抗菌药，如第三、四代氟喹诺酮类，广谱青霉素、广谱头孢菌素等均属于广谱抗菌药。

窄谱抗菌药：仅对一种细菌或某属细菌有效而对其他细菌无效的药物，如异烟肼仅对结核分枝杆菌有效。

二、抗菌药物的作用机制

抗菌药物选择性地作用于细菌，抑制或杀灭细菌而对人体细胞几乎没有损害。因为人体细胞与细菌细胞的结构性差异，抗菌药物可通过特异性干扰细菌的生化代谢过程，如抑制细菌细胞壁合成、改变细胞质膜的通透性、抑制细菌蛋白质合成、影响核酸和叶酸代谢等，使细菌失去正常生长繁殖能力，从而达到抑制或杀灭细菌的作用。

本部分主要介绍常用的 β-内酰胺类、大环内酯类和喹诺酮类抗菌药物。

三、抗菌药物普遍的不良反应：二重感染

正常人的口腔、咽喉部、胃肠道存在完整的微生态系统，菌群间维持着正常的生态平衡状态，如果长期应用广谱抗菌药物，药物会杀死或抑制一部分细菌（敏感菌），而其他细菌（不敏感菌）则趁机在体内繁殖生长，由此导致的感染称二重感染，多见于老年人、幼儿及体质衰弱、抵抗力低的患者。此外，如果合并应用抗肿瘤药物、抗代谢药物或肾上腺皮质激素等药物，也容易诱发二重感染。

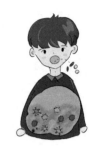

较常见的二重感染有两种：一是真菌感染，致病菌以白假丝酵母菌（白色念珠菌）最多见。表现为口腔鹅口疮、肠炎，应立即停药并可用抗真菌药治疗。二是假膜性肠炎，也称为手术后肠炎、抗生素性肠炎。难辨梭状芽孢杆菌是重要发病原因，这是一种存在于正常人肠道中的严格厌氧的革兰氏阳性杆菌。正常情况下因为菌群之间的互相制约，其不能大量繁殖，也不会导致发病。长期使用广谱抗菌药，能抑制肠道内各类细菌的生长，对抗菌药不敏感的耐药性难辨梭状芽孢杆菌则迅速繁殖，产生大量的外毒素，引起黏膜坏死、渗出性炎症伴假膜形成，患者表现为发热、腹泻，也有腹痛腹胀，严重的发生毒血症和休克，有死亡危险。发生此种情况必须停药并应用万古霉素或甲硝唑治疗。

四、抗菌药物的病原学治疗与经验治疗

根据《抗菌药物临床应用指导原则（2023年版）》（国卫办医发〔2023〕43号），诊断为细菌性感染者才可以应用抗菌药物，临床上可根据患者的症状、体征、实验室检查或放射、超声等影像学检查结果，诊断是否为细菌感染，或结核分枝杆菌、非结核分枝杆菌、支原体、衣原体、螺旋体、立克次体、真菌及部分原虫等病原微生物所致的感染。只有在细菌感染的诊断成立的情况下，才有指征应用抗菌药物。

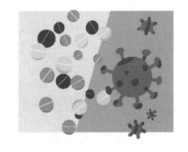

抗菌药物的治疗又可分为病原学治疗与经验治疗。理论上，对于细菌性感染，要尽早查明细菌种类，根据细菌的病原种类及药物敏感试验结果选用抗菌药物的治疗方式称为病原学治疗。有条件的医疗机构，对于临床诊断为细菌性感染的患者，应在开始抗菌药物治疗前及时留取相应合格标本（包括痰液、血液等）送病原学检测，以尽早明确病原菌和药敏试验结果，并以此为根据调整抗菌药物的治疗方案。

抗菌药物的经验性治疗是指在临床实践中，早期就诊者病原体不明确，此时可按疾病病原谱的流行病学分布情况，再结合患者的临床资料，估计可能的病原体并给予相应的抗菌药物治疗。对于临床诊断为细菌性感染的患者，在未得知细菌培养及药敏试验结果前，或无法获取培养标本时，可根据患者的感染部位、基础疾病、发病情况、发病场所等推测可能的病原体，并结合当地细菌耐药性监测数据，先给予抗菌药物经验治疗。待获知病原学检测及药敏结果后，结合先前的治疗反应调整用药方案。

例：社区获得性肺炎的经验治疗。

对于社区获得性肺炎，门诊患者强调不做病原学检测，因社区获得性肺炎的病原学诊断十分困难，可住院后再进行检测。应在明确临床诊断，确定抗菌治疗指征之后尽早（4 h 之内）开始最初的经验治疗，可结合当地病原体分布及抗菌药物耐药情况，选用抗菌药物。

住院患者入院后应立即采取痰标本，做涂片革兰氏染色检查及培养；体温高、全身症状严重者应同时送血培养。轻症且胃肠道功能正常患者可选用生物利用度良好的口服药物；重症患者选用静脉给药，待临床表现显著改善并能口服时改用口服药。

第三节　β-内酰胺类抗生素

β-内酰胺类抗生素的化学结构中均含有 β-内酰胺环，自 20 世纪 40 年代用于临床以来，其因抗菌活性强、毒性低、疗效好，一直是应用广泛的主要抗菌药物，通常依其化学结构的不同分为青霉素类、头孢菌素类、非典型 β-内酰胺类和 β-内酰胺酶抑制剂等。图 10-1 为青霉素与头孢克洛的分子结构，均含有 β-内酰胺环结构。

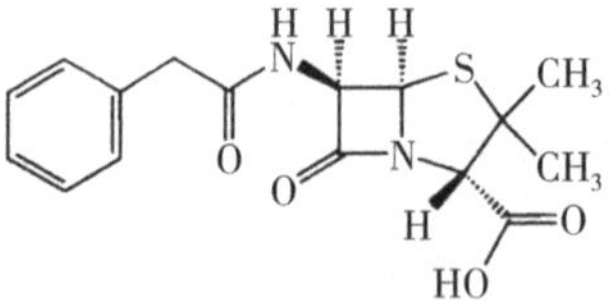

青霉素 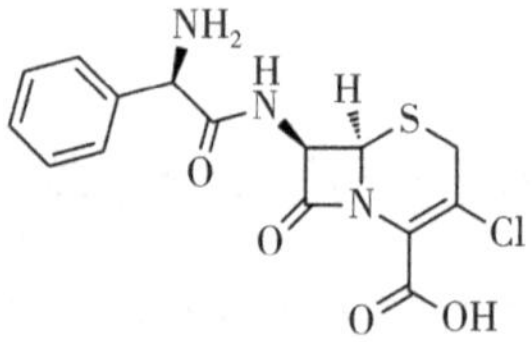　　　　　　　　头孢克洛

图 10-1　青霉素与头孢克洛的分子结构

一、青霉素类抗生素

1. 抗菌作用机制

如上所述，细菌细胞壁的主要成分是由糖类、蛋白质与类脂质聚合而成的肽聚糖，肽聚糖的合成需要细菌胞浆膜上转肽酶的催化，而转肽酶能与青霉素结合，所以也称青霉素结合蛋白（penicillin-binding proteins，PBPs）。β-内酰胺类抗生素与 PBPs 结合后，抑制了后者的活性，从而抑制细菌细胞壁合成，造成细菌胞壁缺损，菌体膨胀裂解而导致细菌死亡。PBPs 是存在于细菌胞浆膜上的蛋白，因细菌种类不同，其数目、种类、分子量及与 β-内酰胺类抗生素的亲和力等特性有很大差异。因为革兰氏阳性菌细胞壁厚，天然青霉素 G、第一代头孢菌素都是对革兰氏阳性菌的杀菌效果更好。但 β-内酰胺类抗生素对已合成的细胞壁无影响，所以其对繁殖期细菌的作用更强。因哺乳动物的细胞没有细胞壁，所以 β-内酰胺类抗生素对人和动物的毒性很小。

2. 青霉素 G

青霉素 G 是青霉菌培养液中提取的天然青霉素，溶于水后极不稳定，在室温中放置 24 h 大部分降解失效，还可生成具有抗原性的降解产物，故临床上均为现用现配。本药口服易被胃酸及消化酶破坏，故不宜口服，通常做肌内注射。

青霉素 G 抗菌作用强，在细菌繁殖期低浓度抑菌、高浓度杀菌。肌内注射或静脉滴注是治疗敏感的革兰氏阳性球菌和杆菌、革兰氏阴性球菌及螺旋体所致感染的首选药，如溶血性链球菌引起的咽炎、扁桃体炎、风湿性心肌炎等，淋病奈瑟菌引起的生殖道淋病，也可用于破伤风、梅毒等的治疗。

3. 广谱青霉素

本类药物对革兰氏阳性菌和革兰氏阴性菌都有杀菌作用，疗效与青霉素 G 相当，可口服，代表药物有氨苄西林、羟氨苄西林（阿莫西林）等，除对革兰氏阳性、革兰氏阴性球菌和革兰氏阳性杆菌有效外，对革兰氏阴性杆菌也有效，如大肠埃希菌、痢疾志贺菌等，可用于治疗敏感菌所致的呼吸道感染、尿路感染、胃肠道感染、心内膜炎等。其中，阿莫西林对幽门螺杆菌有较强的杀菌作用，也可用于消化性溃疡的治疗。广谱青霉素氨苄西林曾是治疗大肠埃希菌感染的基础药物，然而目前有报道称大肠埃希菌对其的耐药率已达 60%以上。严重的大肠埃希菌所致的感染现已不宜用氨苄西林，而应改用第三代头孢菌素或喹诺酮类治疗。

4. 细菌针对青霉素的耐药：产生 β-内酰胺酶

β-内酰胺酶是由细菌产生的一类能使药物结构中的 β-内酰胺环水解裂开，失去抗菌活性的酶，可灭活青霉素类、头孢菌素类等含 β-内酰胺结构的药物。这是随着 β-内酰胺类抗生素不断更新换代的使用而逐渐诱导细菌产生的。除了直接的水解作用，β-内酰胺酶还可与某些抗生素迅速结合，使药物停留在胞浆膜外间隙中，不能与其靶标 PBPs 结合，从而使抗生素不能发挥抗菌作用。这种作用机制又称为陷阱机制或牵制机制。

除了产生 β-内酰胺酶，细菌对 β-内酰胺类抗生素产生的耐药机制还有改变自身 PBPs、改变菌膜通透性、增强药物外排等。

超广谱 β-内酰胺酶（extended spectrum β-lactamases，ESBLs）是革兰氏阴性杆菌产生的，可灭活青霉素类、单环 β-内酰胺类，对第三代头孢菌素耐药，但对第四代头孢菌素敏感。对于产 ESBLs 细菌的作用以碳青霉烯类为最强，头霉素类（如头孢美唑）亦有良好作用，治疗还可用喹诺酮类如环丙沙星、左氧沙星等。临床上治疗产 ESBLs 菌感染时不宜选用第三代头孢菌素，应根据患者感染部位、感染严重程度及患者情况合理选用有效抗菌药物。此外，临床上应严格掌握和限制使用第三代头孢菌素，以减轻抗生素的选择性压力，避免医院内产 ESBLs 菌株的发生和流行。

5. 针对 β-内酰胺酶的药物进展

针对细菌产生的 β-内酰胺酶，人类又研发出了耐酶青霉素，如甲氧西林、双氯西林。这些药物的抗菌效力不及青霉素 G，主要用于耐青霉素 G 的金黄色葡萄球菌感染。1959 年甲氧西林应用于临床后曾有效地控制了金黄色葡萄球菌产酶株的感染，可时隔 2 年，就发现了耐甲氧西林金黄色葡萄球菌 MRSA（methicillin resistant Staphylococcus aureus）。MRSA 现已成为院内感染的重要病原菌之一。万古霉素是治疗 MRSA 感染的有效药物，但现在耐万古霉素肠球菌正在增多。

非典型 β-内酰胺类包括碳青霉烯类（亚胺培南）、头霉素类（头孢西丁）、氧头孢烯类（拉氧头孢）、单环 β-内酰胺类（氨曲南），这些药物也对 β-内酰胺酶具有良好的稳定性。

除了上述药物，还有β-内酰胺酶抑制剂，这类药物本身没有或只有较弱的抗菌活性，主要针对细菌产生的β-内酰胺酶发挥作用，可与β-内酰胺酶呈不可逆结合而抑制该酶，从而保护了β-内酰胺类抗生素的活性。该类药物与β-内酰胺类抗生素联合应用或组成复方制剂，可增强后者的药效。代表药物有克拉维酸、舒巴坦、他唑巴坦，主要的复方制剂有阿莫西林/克拉维酸、头孢哌酮/舒巴坦等。β-内酰胺酶抑制剂对于ESBLs也具有抑制作用。

与青霉素类同属β-内酰胺抗生素的头孢菌素类药物主要分四代。其中，第一代头孢菌素可被β-内酰胺酶所破坏，第二代头孢菌素对多种β-内酰胺酶比较稳定，第三代头孢菌素对β-内酰胺酶有较高的稳定性，而第四代头孢菌素则对β-内酰胺酶高度稳定。

6. 青霉素的过敏反应

过敏反应是青霉素类最常见的不良反应，常见药疹、接触性皮炎、哮喘、溶血性贫血、血清病等，最严重的是过敏性休克，发生率占用药人数的（0.4～1.5）/万，死亡率约为0.1/万。发生过敏性休克的抗原由青霉素溶液中的降解产物形成的半抗原结合人体血清或组织蛋白形成。过敏性休克的主要临床表现为循环衰竭、呼吸衰竭和中枢抑制。主要预防措施有：① 询问病史，包括用药史、过敏史、家族史等；② 避免滥用和局部用药；③ 准备好抢救药物（肾上腺素、激素、抗组胺药等），不在没有急救药物和抢救设备的条件下用药；④ 注射液须现用现配；⑤ 患者每次用药后需观察30 min，无反应者方可离去；⑥ 一旦发生过敏性休克，立即抢救。

青霉素皮肤过敏试验是目前预测青霉素速发型过敏反应最为快捷、敏感和经济的方法。科学、规范的青霉素皮试对成人、儿童过敏性休克等过敏反应有良好的预测作用，其阴性预测值可达97%～99%，即皮试阴性患者仅1%～3%可能发生速发型过敏反应，可有效降低患者发生过敏性休克等严重威胁生命的风险。《中华人民共和国药典临床用药须知》规定，患者在使用青霉素类抗生素前均需做青霉素皮试，因此无论是成人还是儿童，无论口服、静滴还是肌内注射等不同给药途径，应用青霉素类药物前均应进行皮试，停药72 h以上重做。青霉素皮试阳性者，不宜使用青霉素类药物。但青霉素皮试仍有近半数为假阳性，发生过敏反应者中有50%在5年内不再过敏，有80%在10年内不再过敏，这些患者今后仍可通过青霉素皮试评估能否应用青霉素类药物。

 二、头孢菌素类药物

本类抗生素的活性基团也是β-内酰胺环，与青霉素类相比有相似的理化特性、作用机制和临床应用，具有抗菌谱广、杀菌作用强、对β-内酰胺酶稳定以及过敏反应少等特点。头孢菌素类药物根据抗菌谱、抗菌活性、对β-内酰胺酶的稳定性及肾毒性的不同，通常分为四代，目前也有第五代头孢菌素应用于临床。

第一代头孢菌素是20世纪60年代初开始上市的，主要作用于需氧革兰氏阳性球菌，仅对少数革兰氏阴性杆菌有一定抗菌活性，对金黄色葡萄球菌产生的β-内酰胺酶的稳定性优于第二代、第三代，但对革兰氏阴性菌产生β-内酰胺酶的稳定性较弱，肾毒性也较第二、三代大。常用的注射剂有头孢唑林、头孢拉定等，口服制剂有头孢拉定、头孢氨苄和头孢羟氨苄等，主要治疗耐青霉素的金黄色葡萄球菌及敏感菌所致的轻、中度感染，如肺炎链球菌和A组溶血性链球菌等病原菌所致的上、下呼吸道感染，尿路感染，骨、关节感染，心内膜炎，血流感染，皮肤软组织感染等。其中，头孢唑啉对革兰氏阳性菌的作用较强，常作为外科手术预防用药。

第二代头孢菌素对革兰氏阳性球菌的活性与第一代相仿或略差，但对革兰氏阴性菌的抗菌作用强于第一代，对β-内酰胺酶的稳定性也有所增强，肾毒性相对较少。注射剂有头孢呋辛、头孢替安等，口服制剂有头孢克洛、头孢呋辛酯和头孢丙烯等。头孢克洛、头孢呋辛酯、头孢丙烯等口服制剂主要用于感染中的轻症病例；注射制剂应用较多的是头孢呋辛，是常用围手术期预防用药物。第二代头孢菌素主要用于治疗革兰氏阳性球菌如甲氧西林敏感葡萄球菌、链球菌、肺炎链球菌等，以及革兰氏阴性杆菌如流感嗜血杆菌、大肠埃希菌等病原菌中的敏感株所致的各种感染，包括呼吸道、皮肤及软组织、尿路、关节和腹腔、盆腔等部位的感染。用于腹腔感染和盆腔感染时须与抗厌氧菌药合用。

第三代头孢菌素对肠杆菌科细菌等革兰氏阴性杆菌具有强大抗菌作用，抗菌谱广，对厌氧菌也有较强的抗菌作用，组织穿透力强，分布广，各组织都可达有效血药浓度。注射品种有头孢噻肟、头孢曲松、头孢他啶、头孢哌酮等，口服品种有头孢克肟和头孢泊肟酯等，适用于敏感肠杆菌科细菌等革兰氏阴性杆菌所致各种部位的严重感染，如下呼吸道、腹腔、骨关节等部位，以及盆腔炎性疾病、血流感染、肾盂肾炎和复杂性尿路感染、复杂性皮肤及软组织感染、中枢神经系统感染等。治疗腹腔、盆腔感染时须与抗厌氧菌药（如甲硝唑）合用。头孢噻肟、头孢曲松还可以用于A组溶血性链球菌、草绿色链球菌、肺炎链球菌、甲氧西林敏感葡萄球菌等革兰氏阳性菌所致的各种感染。头孢他啶、头孢哌酮可用于铜绿假单胞菌所致的各种感染。

第四代头孢菌素对肠杆菌科细菌作用与第三代头孢菌素大致相仿，对革兰氏阳性球菌的作用较第三代头孢菌素略强。抗菌谱和临床适应证与第三代头孢菌素相似，对β-内酰胺酶更加稳定，但对ESBLs稳定性稍差，几乎无肾毒性。常用者为头孢吡肟，可用于对第三代头孢菌素耐药而对其敏感的产气肠杆菌、阴沟肠杆菌、沙雷菌属等细菌所致感染，亦可用于中性粒细胞缺乏伴发热患者的经验治疗。

上述各代头孢菌素类药物中的口服制剂抗菌作用较差，主要适用于治疗敏感菌所致的轻症病例，且第三代头孢中的口服品种对铜绿假单胞菌无作用。所有头孢菌素类对甲氧西林耐药葡萄球菌、肠球菌属抗菌作用均差，故不宜选用于治疗上述细菌所致感染。

第五代头孢菌素类药物目前仅有头孢洛林和头孢吡普两种。相比较第四代头孢菌素，第五代头孢菌素对革兰氏阳性菌有更广的抗菌谱，特别是对耐甲氧西林金黄色葡萄球菌有较强的抗菌作用，其革兰氏阴性菌抗菌谱、β-内酰胺酶稳定性、肾毒性与第四代相似。其中，头孢吡普是第一个对耐甲氧西林金黄色葡萄球菌和耐万古霉素金黄色葡萄球菌有效的头孢菌素类药物。

本类药物多数主要经肾脏排泄，中度以上肾功能不全患者应根据肾功能适当调整剂量。中度以上肝功能减退时，头孢哌酮、头孢曲松可能需要调整剂量。

头孢哌酮可引起戒酒硫样反应，又称双硫仑样反应，是含硫甲基四氮唑基团的头孢菌素头孢孟多、头孢哌酮、头孢氨噻肟唑等抗生素所发生的不良反应，因该基团可抑制乙醛脱氢酶，使体内乙醛蓄积而产生难受的"宿醉样"现象。反应表现为面部发热、眼结膜充血、搏动性头痛、头晕，严重者可出现恶心、呕吐、出汗、口干、胸痛、心跳加快、血压下降、视觉模糊、呼吸困难等。治疗期间或停药1周内应禁酒。同理，含有酒精类的药物，如藿香正气水也不宜与抗菌药同服。

第四节 大环内酯类抗生素

大环内酯类抗生素因药物结构中含有14、15或16元内酯环而得名，代表药物有红霉素、罗红霉素、阿奇霉素、克拉霉素等，通过抑制细菌蛋白质合成而起到抗菌作用，可以不可逆地结合到细菌核糖体50S亚基而抑制蛋白质合成。细菌核糖体与哺乳动物核糖体结构不同，细菌核糖体为70S，由50S和30S亚基组成，而哺乳动物核糖体为80S，由60S和40S亚基组成，因此本类药物对细菌有良好选择性。通常浓度下为抑菌作用，高浓度时为杀菌作用。

该类药物抗菌谱广，对大多数革兰氏阳性菌，如葡萄球菌属（包括产β-内酰胺酶的葡萄球菌和耐甲氧西林的金黄色葡萄球菌）、各组链球菌、破伤风杆菌、炭疽杆菌等，部分革兰氏阴性菌，如淋病奈瑟菌、流感嗜血杆菌及一些非典型致病菌（梅毒螺旋体、肺炎支原体、衣原体、弓形虫等）均有效。阿奇霉素、克拉霉素、罗红霉素等对流感嗜血杆菌、肺炎支原体或肺炎衣原体等的抗微生物活性强。

红霉素作为第一代大环内酯类药物的代表药物，可用于多种感染性疾病治疗，如A组溶血性链球菌、肺炎链球菌敏感株所致的咽炎，扁桃体炎，鼻窦炎，中耳炎及轻、中度肺炎，此外还可用于衣原体属、支原体属等所致的呼吸道及泌尿生殖系统感染的治疗，以及白喉、梅毒的治疗。阿奇霉素、克拉霉素、罗红霉素对流感嗜血杆菌、肺炎支原体或肺炎衣原体等的抗菌活性增强，口服生物利用度高，不良反应也较少，临床适应证有所扩大。阿奇霉素、克拉霉素尚可用于流感嗜血杆菌、肺炎链球菌等所致的社区获得性呼吸道感染。

大环内酯类药物一般很少引起严重不良反应，最常见的副作用为胃肠道反应，表现为厌食、恶心、呕吐和腹泻。红霉素可引起胆汁淤积性肝炎，其他大环内酯类发生肝损害的概率较低。针对支原体感染的第二代大环内酯类药物阿奇霉素，2012年《新英格兰医学杂志》报道，使用阿奇霉素对心血管死亡和心脏性猝死的风险升高188%和171%，而应用阿莫西林者死亡风险不增加；2013年3月11日，美国FDA发出警告称，阿奇霉素用于某些人群时可能导致心脏电生理活动发生异常改变，如QT间期延长、尖端扭转型室性心动过速等，从而引发致命性心律失常。

第五节 喹诺酮类药物

喹诺酮类药物是人工合成的抗菌药，分为四代，20世纪70年代末至90年代中期研制的氟喹诺酮是第三代药物，是目前临床应用广泛的一类抗菌药物，抗菌谱广，对革兰氏阴性菌的作用强于革兰氏阳性菌，是治疗各种感染性疾病高效且安全的一类药物。代表药物有诺氟沙星、氧氟沙星、环丙沙星、左氧氟沙星、莫西沙星等。

喹诺酮类药物为广谱杀菌药，能通过抑制细菌的 DNA 回旋酶和拓扑异构酶Ⅳ干扰细菌 DNA 的复制，从而起到杀菌作用。哺乳动物细胞内的拓扑异构酶Ⅱ在功能上类似于细菌体内的 DNA 回旋酶，但喹诺酮类药物仅在很高浓度才能影响到该酶，故本类药物对细菌选择性远高于哺乳动物细胞。

本类药物抗菌谱广，抗菌活性强，口服吸收良好，与其他类别的抗菌药物之间较少有交叉耐药性，对革兰氏阴性菌、革兰氏阳性菌、结核分枝杆菌、军团菌、支原体、衣原体均有较强的杀灭作用，特别是提高了对厌氧菌如铜绿假单胞菌、消化链球菌等的杀灭作用。临床广泛用于泌尿生殖系统、呼吸系统、肠道感染与伤寒、骨、关节和软组织等各种感染。

不良反应较少且轻微，主要有胃肠道反应，如胃部不适、食欲不振、恶心呕吐、腹胀腹泻等，是这类药物最常见的不良反应，一般症状轻微，停药后症状即可消失。

在临床前试验中发现该类药物可致年幼动物软骨组织损害，少数青春期前病例出现关节痛和关节水肿，18 岁以下的青少年禁用本类药物，孕妇及哺乳期妇女也禁用。

喹诺酮类药物具有脂溶性，能较好地透过血脑屏障进入脑组织，因此接受此类药物治疗者中约有 0.6%~1.4% 的患者出现中枢神经系统症状，如头痛、头晕、睡眠不良、步态不稳，以及癫痫样发作等。

使用本类药物还会出现血管神经性水肿、皮肤瘙痒和皮疹等过敏症状，个别患者会出现光敏性皮炎，故服药期间和用药后 3~5 d 应避免在阳光下直晒。

第六节　细菌的耐药性

细菌耐药性是细菌产生对抗菌药物不敏感的现象，是细菌在自身生存过程中的一种自然现象。天然抗生素是细菌产生的次级代谢产物，用于抵御其他微生物，保护自身安全。人类将细菌产生的这种物质制成抗菌药物，这些抗菌药物可以杀灭体内感染的微生物，但微生物接触到抗菌药物也会产生耐药性。耐药性产生的机制有产生灭活酶、改变抗菌药物作用靶位、改变细菌外膜通透性、影响主动流出系统、形成生物膜等。细菌对多种抗菌药物耐药称为多重耐药，又称多药耐药。超级细菌泛指临床上出现的对多种抗菌药物均耐药的细菌，如耐甲氧西林金黄色葡萄球菌（MRSA）、耐万古霉素肠球菌（VRE）、耐多药肺炎链球菌（MDRSP）、多重抗药性结核分枝杆菌（MDR-TB）等，对超级细菌的治疗已成为现代社会公共卫生问题的焦点。

耐药性是一个必然的生物过程，但是人类要为加快这一过程承担责任。由于抗生素的广泛应用，各种抗菌药物的耐药发生率逐年增加，为了减少和避免耐药性的产生，应严格控制抗菌药物的使用，合理使用抗菌药物；严格掌握抗菌药物预防应用、局部使用的适应证，避免滥用；对抗菌药物要加强管理，我国从 2004 年起将所有抗菌药物均归为处方药，必须凭医生处方购买。为保障患者用药安全及减少细菌耐药性，2004 年，卫生部在《抗菌药物临床应用指导原则》中提出了抗菌药物临床应用的管理办法，根据安全性、疗效、细菌耐药性、价格等因素，对细菌实行非限制、限制和特殊使用的分级管理制度。其中，非限制使用级抗菌药物是指经长期临床应用证明安全、有效，对细菌耐药性影响较小，价格相对较低的抗菌药物；限制使用级抗菌药物是指经长期临床应用证明安全、有效，对细菌耐药性影响较大，或者价格相对较高的抗菌药物；特殊使用级抗菌药物是指具有明显或者严重不良反应，不宜随意使用的抗菌药物，或是需要严格控制使用，避免细菌过快产生耐药的抗菌药物，以及疗效、安全性方面的临床资料较少的抗菌药物和价格昂贵的抗菌药物。

2012年8月，有着"史上最严限抗令"之称的《抗菌药物临床应用管理办法》正式实施。随着新医改的推进，公立医院取消门诊输液，也对抗菌药物的滥用起到了很大的遏制作用。2020年7月20日国家卫生健康委员会发布《关于持续做好抗菌药物临床应用管理工作的通知》，其中明确规定，经培训并考核合格的医师方可授予相应的抗菌药物处方权，不得单纯依据医师职称授予处方权。

思考题：

1. 细菌是如何致病的？
2. 抗菌药物如何杀菌或抑菌？
3. 细菌是如何产生耐药性的？

第十一章 结核病及其药物治疗

教学目标
1. 熟悉结核病的概念、临床类型及常见症状。
2. 掌握结核病的治疗原则及常用药物的特点。
3. 掌握预防结核病的原则。

教学重难点
1. 结核病的治疗原则及常用药物的特点。
2. 预防结核病的原则。

第一节 结核病概述

结核病（tuberculosis）是一种由结核分枝杆菌感染引起的慢性传染病。结核分枝杆菌可以侵入人体全身的各种器官，但主要侵犯的是肺脏，因此常称为肺结核。结核病是青年人容易发生的一种慢性和缓发的传染病，它的潜伏期大约4~8周，其中80%发生在肺，其他部位（如颈淋巴、脑膜、腹膜、肠、皮肤、骨骼）也可继发感染。17世纪欧洲学者根据解剖的死于所谓"消耗病"或"痨病"患者的尸体，发现其肺及其他器官有颗粒状、结节性的病变，根据这种形态特征称之为"结核"。因此，结核的名称就沿用至今。

一、结核病的病原体

引起结核病的病原体是结核分枝杆菌，分枝杆菌用革兰氏染色法无法染色，用抗酸染色法可以在镜下观察到呈红色、分枝状排列的细长杆菌。对结核分枝杆菌的实验室检查是诊断结核病的主要依据，可以取患者的痰做痰涂片检查，也可以做痰培养检查。结核分枝杆菌为专性需氧菌，对营养要求高，只有在特殊的培养基（罗氏培养基）中才能生长，最适宜生长温度为37 ℃，生长十分缓慢，分裂一次需要15~20 h，15~30 d才出现肉眼可见的像"菜花"一样的菌落。结核分枝杆菌对外抵抗力强，在阴湿处能生存5个月以上。患者如随地吐痰，待痰液干燥后痰菌会随灰尘在空气中传播。痰液可用5%~12%的来苏溶液浸泡2~12 h消毒，也可以将痰吐在纸上直接烧掉。烈日曝晒下2 h、70%乙醇接触2 min、煮沸5 min等方法也能杀灭结核分枝杆菌。

结核分枝杆菌在人群中普遍存在。结核菌素试验结果表明，世界上有1/3的人携带结核分枝杆菌，中国人携带结核分枝杆菌的比例为45%。因结核菌素试验与卡介苗有交叉反应，易出现假阳性，敏感性更高的γ-干扰素释放试验结果表明，中国5周岁以上人群中有 18.2% 的人携带结核分枝杆菌。

感染结核分枝杆菌后并不一定发病,是否发病与受到感染的结核分枝杆菌的数量和毒力大小有关,也与人的身体抵抗力有关。结核分枝杆菌感染人体后,引起机体的炎症反应与免疫反应,免疫反应主要是细胞免疫,表现为淋巴细胞的致敏和细胞吞噬作用的增强,免疫反应产生后可使结核菌素试验呈阳性反应。当机体抵抗力强时,可使炎症渗出吸收、形成结核结节并钙化;如致病力强,则会出现干酪样坏死并液化形成空洞,其间或释放大量结核分枝杆菌,引起传播和传染;如抵抗力与致病力相当,则结核分枝杆菌存活但不发病。大部分感染者的免疫反应会抑制结核分枝杆菌的复制和传播,感染者不发病,处于结核潜伏感染状态;当免疫功能受损,机体抵抗力减弱时,潜伏的结核分枝杆菌可能重新活动和增殖,引起继发性结核病。导致潜伏结核活动的高危因素包括近距离接触活动性结核病患者、器官移植、人类免疫缺陷病毒(HIV)感染等。

二、结核病的临床类型

结核病的临床类型如表 11-1 所示。

表 11-1 结核病的临床类型

类型	名称	特点
Ⅰ型	原发型肺结核	1. 结核分枝杆菌初次侵犯肺脏并形成病灶,同时可引起淋巴管炎和淋巴结炎。 2. 一般多见于儿童,症状较轻微,持续时间较短暂,常表现为微热、咳嗽、食欲不振、体重减轻等,往往数周好转,大多数预后良好。
Ⅱ型	血行播散型肺结核	1. 结核分枝杆菌一次或反复多次进入血液循环,造成肺部病变及相应的病理生理学改变和临床表现。 2. 临床上分为三个类型:① 急性血行播散型肺结核,指一次或短时间内多次大量的结核分枝杆菌进入血流,在小儿中常见;② 亚急性血行播散型肺结核,指多次少量的结核分枝杆菌进入血流;③ 慢性血行播散型肺结核,指在较长时间内多次少量的结核分枝杆菌进入血流。亚急性或慢性血行播散型肺结核在年龄较大的儿童及成人中比较多见。
Ⅲ型	浸润型肺结核	1. 继发型肺结核中最常见的类型,干酪性肺炎和结核球也属于此型,多见于成年人。 2. 病灶可吸收、纤维化或钙化,症状及体征因病变范围和性质的不同相差较大,可以从无明显症状到出现高热、气急等明显症状,X 线胸片表现为片絮状或斑点结节状阴影,可有空洞及支气管内的播散病灶。
Ⅳ型	慢性纤维空洞型肺结核	1. 肺结核的晚期表现,因浸润型肺结核未及时发现或者治疗不当,导致空洞长期不愈,空洞壁变厚,病灶随后出现广泛纤维化。 2. 病灶的吸收和修复,病情的恶化和进展,经常交替进行,导致病程迁延,症状时起时伏,常并发气胸、支气管扩张,甚至呼吸衰竭等。患者的痰中常有结核分枝杆菌,是结核病重要的传染源。
Ⅴ型	结核性胸膜炎	1. 结核分枝杆菌由肺部病灶直接蔓延,也可经淋巴或血行到胸膜。 2. 青少年多见,一般有干性和渗出性两个阶段。前者主要表现为胸痛,并可听到胸膜摩擦音;胸液渗出时,胸痛消失,出现逐渐加重的呼吸困难。

三、结核病的常见症状

结核病患者在患病后,常常会有乏力的感觉,而且这种乏力跟体力劳动没有关联,有时候没做体力劳动也会感到疲倦,并且经过休息后也不恢复。低热是一种常见的症状,特点是午后发热,低热,体温在 37.2~38 ℃。血行播散型肺结核、干酪性肺炎和渗出性胸膜炎患者则往往有中、高热。结核病患者的咳嗽和咳痰是常见的典型症状,容易反复出现,并且较长时间也不见好转,伴有咳痰,痰大多为白色黏液痰,混合感染时出现脓痰。常见的症状还有:① 盗汗,患者睡后醒来时会大汗淋漓。② 咯血,一般是指痰中带血,也可出现中等或大量咯血。③ 胸痛,一般胸痛部位较为固定,感到隐隐痛觉,如果与胸膜发生了粘连,则这种疼痛会加剧;如果疼痛部位不固定,为游走性,则疼痛与呼吸、咳嗽没有关系,大多是由神经反射引起的疼痛。④ 气短,是肺部组织受到广泛破坏或有广泛的胸膜粘连而致出现的,尤其在体力活动后症状会加重。⑤ 在女性患者中,有原因不明的月经不调或闭经。⑥ 其他还有食欲不振、消瘦、体重减轻等症状。

四、结核病的治疗史

结核病的历史,最早可以追溯到 6 000 年前的意大利和埃及。英国考古学专家根据对古人遗骸的研究,确定在 2 300 年前肺结核就已存在于英国一些偏僻的村落。而中国,在 2 100 年前埋葬的古尸(湖南长沙马王堆汉墓发掘出的女尸)上也发现左肺上部、肺门处有结核病的钙化灶。在埃及也曾发现患有结核病的木乃伊。而在古印度,居于最高种姓的婆罗门是不允许和有结核病的家族联姻的。

19 世纪,结核病在欧洲和北美大肆流行,散布到社会各个阶层,贫苦人群成为主要入侵对象,结核病夺去了许多人的生命。据统计,从滑铁卢战役到第一次世界大战爆发前,20~60 岁的成年人中,肺结核的死亡率是 97%,结核病患者的面色多是苍白的,只是在午后才出现特有的潮红,所以人们把结核病称为"白色瘟疫"。

人类早期与结核病的抗争犹如在黑暗中行走,诊断和治疗都是盲目的。1820 年英国医生詹姆斯·卡森(James Carson)成功地发明了实验动物的肺萎陷疗法,为采用人工气胸治疗结核病指明了方向。经过不断尝试,20 世纪 20 年代以后人工气胸疗法逐渐得到推广。这种方法虽然有效,但局限性强,创伤性和副作用也较多,于是人们想到直接切除局部的结核病灶。随着外科手术的不断改进和无菌术、输血法的发明,切除结核病灶的技术逐渐成熟。同时,阳光和空气、居室和营养、运动和休息仍是有效的辅助治疗方法。

1945 年链霉素开始应用,不久异烟肼、利福平等各种有效的抗结核药不断被开发,彻底扭转了"十痨九死"的状况,人类与结核病的斗争取得了重大胜利。

人类与肺结核的抗争史上具有里程碑意义的就是抗生素、卡介苗和化疗药物的问世。其中,卡介苗是使用活的无毒牛型结核分枝杆菌制成的,接种人体后通过引起轻微感染而产生对人型结核分枝杆菌的免疫力。90%以上的受种者会在接种局部形成溃疡并持续数周至半年,最后愈合形成疤痕。

五、结核病的现状

WHO 发布的《2023 年全球结核病报告》指出，2022 年，全球结核病发病患者估算为 1 060 万例，略高于 2021 年（1 030 万例）和 2022 年（1 000 万例）；发病率估算为 133/10 万，较 2020—2022 年间增加了 3.9%；发病患者中，男性占比为 55%，女性占比为 33%，0~14 岁儿童的占比为 12%。在所有新发患者中，合并 HIV 感染者为 63 万（6.3%）人，耐多药/利福平耐药结核病患者为 41 万（3.9%）人。按照 WHO 的定义，耐多药结核病是指至少对异烟肼和利福平这两种最为有效的抗结核药没有反应的结核病。另外，2022 年全球仍有约 130 万名患者死于结核病，2020 年和 2021 年大约是 140 万名，显示结核病病死率有明显的回落，但结核病仍然是全球仅次于新型冠状病毒感染的第二大单一传染源死因，造成的死亡患者数几乎是艾滋病的 2 倍。

全球各国结核病流行的严重程度差异较大。30 个结核病高负担国家占全球所有发病总数的 87%，其中印度 27%、印度尼西亚 10%、中国 7.1%、菲律宾 7.0%、巴基斯坦 5.7%、尼日利亚 4.5%、孟加拉国 3.6% 和刚果 3.0%，这 8 个国家占全球发病总数的 2/3 以上。目前，全球已经有 57 个国家的结核病发病率低于 10/10 万，实现了 WHO 制定的到 2035 年全球终止结核病流行的结核病发病率目标，但这 57 个国家中大多数分布在美洲地区和欧洲地区，少数分布在东地中海地区和西太平洋地区。

我国结核病疫情仍然十分严峻，我国是全球 30 个结核病高负担国家之一，同时也是全球 30 个耐多药/利福平耐药结核病（MDR/RR-TB）高负担国家之一。据 WHO 估算，2021 年，我国结核病新发患者数约为 78.0 万人，结核病发病率为 55/10 万左右，在 30 个结核病高负担国家中，我国估算结核病发病数排第三位。我国 MDR/RR-TB 患者数居全球第四位。

1995 年底，WHO 把每年的 3 月 24 日定为"世界防治结核病日"，1996 年开展了第一个"世界防治结核病日"的宣传教育活动。

五、结核病的新特点

目前，我们并没有完全消灭结核病，而且结核病具有了新的特点。首先，是耐药性问题，尤其是耐多药结核病。结核病（肺结核占 90% 以上）仍然是严重危害人民健康的传染病，而耐多药结核病的出现给治疗进一步增加了难度。其次，有研究发现在特殊人群中，比如 HIV 感染者、糖尿病患者中，结核分枝杆菌携带者的发病率明显增加，HIV 阴性者感染结核分枝杆菌后发生结核病的概率约为 10%，HIV 阳性者感染结核分枝杆菌后发病率增高至 50%，糖尿病患者发病率达到 30%。最后，长期应用糖皮质激素治疗后，激素抑制了机体的免疫功能而容易诱发结核病，此种情况称为类固醇性肺结核病，一般死亡率较高；而硅肺患者也易发结核病，原因是矽尘损害吞噬细胞功能，并影响外周细胞，干扰淋巴因子生成，故影响免疫功能而易发结核病。

第二节 结核病的防治

一、结核病的预防

1. 分级预防

（1）一级预防：新生儿接种卡介苗是预防结核病的主要措施，但新生儿进行卡介苗接种后，仍需要注意与肺结核患者隔离。

（2）二级预防：主要针对那些受结核分枝杆菌感染易发病的高危人群，包括 HIV 感染者、痰涂片阳性肺结核的密切接触者、肺部有硬结纤维病灶（无活动性）者、矽肺患者、糖尿病患者、长期使用糖皮质激素或免疫抑制剂者、吸毒者、营养不良者、35 岁以下结核菌素试验硬结直径≥15 mm 者等，采用预防性化学治疗进行干预。一般常用抗结核药异烟肼每日 300 mg，儿童则每日 10 mg/kg，每日最大量不超过 300 mg，均为顿服，疗程 6~9 个月；或采用利福平和异烟肼联合用药 3 个月，每日顿服或每周用药 3 次。

（3）三级预防：全程督导化疗可以提高治疗依从性，保证规律用药，显著提高治愈率，降低复发率和病死率，同时降低结核病的患病率和耐药率。

2. 预防的基本原则

控制流行的基本原则：控制传染源、切断传播途径及增强免疫力、降低易感性等。在日常生活中应注意以下几点：① 早发现和早治疗，通过治愈传染源，从而减少结核分枝杆菌的传播。② 养成个人的良好卫生习惯，不随地吐痰，不对着人打喷嚏或大声说话。③ 保持室内通风，勤换气，适当进行身体锻炼，增强机体免疫力。④ 新生儿和婴幼儿一定要进行卡介苗接种。⑤ 已感染结核分枝杆菌并有较高发病可能的人，须在医生指导下进行药物干预。

二、结核病的治疗

1. 治疗的基本原则

临床上一般采用抗结核药进行治疗，目的在于缩短传染期，降低死亡率、感染率及患病率。使用有抗结核作用的化学药物进行治疗也称为结核病的化疗。合理化疗的原则就是坚持早期、联合、适量、规律和全程使用敏感药物。

（1）早期：对所有检出和确诊患者均应立即给予化学治疗。早期活动性病灶处于渗出阶段，病灶内结核分枝杆菌生长旺盛，对抗结核药敏感，细菌易被抑制或杀灭。此外，患病初期机体抵抗力较强，局部病灶血流丰富，药物浓度高，能促进炎症吸收、痰菌转阴，从而获得满意疗效。而晚期由于病灶的纤维化、干酪化或空洞形成，病灶内血液循环不良，药物渗透不佳，疗效差。

（2）联合：指同时采用两种及以上的抗结核药进行治疗，目的在于提高疗效，同时尽量避免严重不良反应的发生，可通过药物之间交叉杀菌作用减少或防止耐药性的产生。

（3）适量：严格按照治疗方案，采用适当的药物剂量用药，不能随意变动。这是因为药物剂量过低不能达到有效的抗菌血药浓度，会影响疗效并容易产生耐药性；反之，剂量过大则容易发生药物的不良反应。

（4）规律：严格按医嘱要求规律用药，不漏服，不停药，以避免耐药性的产生。

（5）全程：必须按照方案所定的疗程坚持完成疗程，其中短程化疗通常为6~9个月。结核病是一种容易复发的疾病，过早停药会使已被抑制的细菌再度繁殖或迁移，导致治疗失败。

临床上，初治患者如果能够按照上述原则进行规范治疗，疗效可高达98%，而复发率低于2%。因此，保证高质量地完成规定的治疗期是提高结核病治愈率和减少复发率的重要措施。化疗的适应证一般是指活动性肺结核，硬结已久的病灶不需要进行化疗。

2. 结核病的化疗方法

（1）标准化疗：采用12~18个月疗法，但往往因疗程过长，许多患者不能完成，导致疗效受到限制。

（2）短程化疗：抗结核药利福平与其他药物联用、6~9个月疗法与标准化疗效果相同，因此目前广泛采用短程化疗，但该方案要求必须包括两种杀菌药物，即异烟肼和利福平。

（3）间歇用药：有实验表明，结核分枝杆菌与药物接触若干小时后，常表现为延缓数天生长。因此，有规律地每周用药3次，能达到与每日用药一样的效果，这种给药方案就称为间歇用药。使用每周3次用药的间歇疗法时，仍应联合用药，每次异烟肼、利福平、乙胺丁醇等剂量可适当加大；但链霉素、对氨基水杨酸钠、乙硫异烟胺等不良反应较多，每次用药剂量不宜增加。

（4）两阶段用药：在给药方案中，在开始化疗的1~3个月内每日用药（称为强化阶段），以后每周3次间歇用药（称为巩固阶段），此为两阶段用药，其效果与每日用药基本相同。优点在于有利于监督用药，保证完成全程化疗。

（5）督导用药：因为抗结核药用药周期长，至少需要半年，偶见长达一年半者，患者往往难以坚持。为了避免复发，医护人员按时督促其用药，加强访视，取得患者合作显得尤为必要。

3. 结核病的治疗药物

抗结核药按照使用频率和效果分为两类，即一线抗结核药和二线抗结核药。

一线抗结核药：异烟肼、利福平、乙胺丁醇、吡嗪酰胺、链霉素。特点是疗效好，毒性低。能有效治疗大部分结核病患者。

二线抗结核药：对氨水杨酸、乙硫异烟胺、卷曲霉素、利福定、左氧氟沙星、利奈唑胺和氯法齐明等。特点是疗效较差或毒性较大。应用于对一线抗结核药产生抗药性或不能耐受的患者。

（1）异烟肼（isoniazid，INH）：

异烟肼问世已70余年，目前仍然是治疗活动性结核病的首选药物，在单一抗结核药中杀菌力，尤其是早期杀菌力最强。异烟肼能特异性抑制分枝菌酸的合成，使结核分枝杆菌细胞壁合成受损，从而将其杀灭，因此对结核分枝杆菌具有高度选择性，尤其对生长旺盛的活动期结核分枝杆菌有强大的杀灭作用，对静止期结核分枝杆菌无杀灭作用而仅有抑菌作用。其作用强度与渗入病灶部位的浓度有关，低浓度抑菌，高浓度杀菌，最低抑菌浓度为 0.025~0.05 μg/mL。

异烟肼口服后迅速吸收，分布于全身体液和细胞液中，其中脑脊液、胸腹水、关节腔、肾、纤维样或干酪样病灶及淋巴结中含量较高。用药后经乙酰化而灭活，乙酰化的速度取决于遗传因素。临床上依据乙酰化速度的快慢将人群分为快代谢型和慢代谢型，前者半衰期为 70 min 左右，后者为 3 h。故临床上依据不同类型确定不同给药方案。一般成人剂量每日 300 mg；儿童为每日 5~10 mg/kg，最大剂量每日不超过 300 mg。结核性脑膜炎和血行播散型肺结核的用药剂量可加大。

异烟肼不良反应与用药剂量及疗程有关，因此用药期间应密切注意，及时调整剂量，以避免严重不良反应的发生。常见的不良反应主要有周围神经炎，患者往往表现出手脚麻木、肌肉震颤和步态不稳等症状，大剂量可出现头痛、头晕、兴奋和视神经炎，严重时甚至可导致中毒性脑病和精神病。原因是异烟肼的化学结构与维生素 B_6 相似，在服药期间增加了维生素 B_6 排泄而导致体内缺乏维生素 B_6，因此服药期间需要适当补充维生素 B_6，来预防不良反应的产生。除此以外，偶可发生药物性肝炎，因此肝功能异常者慎用，服用异烟肼的患者也需要定期检查肝功能。另外皮疹、发热、胃肠道反应、粒细胞减少、血小板减少和溶血性贫血等也见报道。在药物联合使用中，异烟肼为肝药酶抑制剂，可使香豆素类抗凝血药、苯妥英钠及拟交感胺类的代谢减慢，血药浓度升高，合用时需要调整后者的剂量；饮酒和与利福平合用，均可增加异烟肼对肝的毒性作用。

（2）利福平（rifampicin，RFP）：

利福平是广谱抗菌药，而且作用强大，临床特点是对处于静止期和繁殖期的细菌均有抗菌作用，能增加链霉素和异烟肼的抗菌活性。利福平的抗菌谱，包括结核分枝杆菌、麻风杆菌、多种革兰氏阳性和阴性球菌及革兰氏阴性杆菌。其抗菌作用的强度与药物浓度有关，低浓度时抑菌，高浓度时杀菌，其疗效与异烟肼差不多，最低抑菌浓度为 0.06~0.25 μg/mL。利福平能特异性地与细菌依赖 DNA 的 RNA 多聚酶 β 亚单位结合，阻碍了细菌 mRNA 的合成，对人和动物细胞的 RNA 多聚酶则无影响。临床上，异烟肼与利福平的联合使用可显著缩短疗程。

口服易吸收，但进食后服药可减少 30% 的吸收量，故推荐早晨空腹或早饭前 30 min 服用。利福平在人体内分布广，穿透力强，可以在脑脊液、胸腹水、结核空洞、痰液及胎盘中达到有效浓度。口服后，利福平主要集中在肝脏，经胆汁排泄，胆汁中药物浓度可达 200 μg/mL，未经代谢的药物可在肠腔中形成肠肝循环，从而使药物作用维持时间较长。利福平和其代谢物为橘红色，服药期间可使患者的粪便、尿液、泪液和汗液等呈现橘红色。临床上，一般成人剂量为每日 8~10 mg/kg，常规是体重在 50 kg 及以下者为每日 450 mg，50 kg 以上者为每日 600 mg，顿服。儿童每日 10~20 mg/kg。间歇用药时，单次用药可适当增加，一般每日 600~900 mg，每周 2 次或 3 次。

利福平最常见的不良反应是胃肠道反应，易出现厌食、恶心、呕吐、腹痛、腹泻等症状，但一般均能耐受。主要严重不良反应是肝毒性，尤其合用异烟肼时可加重肝损伤，患者在用药期间应定期复查肝功能，严重肝病或胆道阻塞者禁用。在大剂量间歇疗法中偶见流感样综合征，患者会有发热、畏寒、寒战、呼吸困难、头痛、头昏等症状。个别患者出现皮疹、药热等重症反应。此外，本药有致畸作用，妊娠 3 个月以内者禁用，超过 3 个月者要慎用。另外，利福平是肝药酶诱导剂，可加速自身及其他药物的代谢，如肾上腺皮质激素、茶碱、环孢素、维拉帕米、口服抗凝药等，合用时注意调整后者剂量。饮酒会导致利福平肝毒性的发生率增加，同时增加利福平代谢，建议患者服药期间戒酒。

（3）吡嗪酰胺（pyrazinamide，PZA）：

吡嗪酰胺，与异烟肼、利福平和链霉素相比，对结核分枝杆菌的作用较弱，但其可杀灭巨噬细胞内代谢缓慢的半休眠菌株，这是其独特的杀灭菌作用。因此，在 6 个月的短程化疗中，吡嗪酰胺与异烟肼、利福平联合用药，是化疗方案中第三个不可缺的重要药物。对于新发的初治涂阳患者，吡嗪酰胺仅在前 2 个月内使用，因为 2 个月的效果与服药 4 个月和 6 个月的效果相似，而不良反应的发生风险则明显减少。成人用药为每日 1.5 g，如每周 3 次用药则可以每日 1.5~2.0 g。儿童用药为每日 30~40 mg/kg。吡嗪酰胺的主要不良反应为高尿酸血症，可诱发痛风，但在短程化疗中较少见。长期大剂量使用还可发生严重肝损伤，出现转氨酶升高、黄疸甚至肝坏死。

（4）乙胺丁醇（ethambutol，EMB）：

乙胺丁醇的抗菌作用机制可能与二价金属离子，如 Mg^{2+} 络合，从而阻止菌体内亚精胺与 Mg^{2+} 结合，干扰细菌 RNA 的合成，发挥抑菌作用有关。其抗菌特点是对繁殖期的结核分枝杆菌有较强的抑制作用，并且对链霉素和异烟肼耐药的结核分枝杆菌也有效，最低抑菌浓度为 0.95~7.5 μg/mL。

口服易吸收，广泛分布于全身组织和体液中，但脑脊液浓度较低，脑膜炎时可达有效浓度。大部分以原形经肾排出，对肾脏有一定毒性，肾功能不良患者应慎用。成人剂量为每日 0.75~1.0 g，每周 3 次用药则为每日 1.0~1.25 g。

乙胺丁醇在治疗剂量下一般较为安全，但连续大剂量使用 2~6 个月可产生严重的毒性反应，如视神经炎，表现为弱视、红绿色盲和视野缩小。应在治疗前测定视力与视野，治疗中密切观察，提醒患者发现视力异常应及时就医。鉴于儿童无症状判断能力，故不用该药。偶见胃肠道反应、过敏反应。孕妇慎用。

（5）链霉素（streptomycin，SM）：

链霉素是首个氨基糖苷类抗生素，也是首个用于治疗肺结核的药物。链霉素对结核分枝杆菌具有强大的抗菌作用，低浓度时抑菌，高浓度时杀菌，其作用机制是作用于结核分枝杆菌的核糖体 30S 亚基，抑制 mRNA 的翻译，从而抑制蛋白质合成，达到抗菌作用。链霉素穿透力弱，不易渗入细胞内、纤维化和干酪化病灶中，也不易透过血脑屏障。因此，链霉素对结核性脑膜炎疗效最差，主要用于抑制和杀灭巨噬细胞外的结核分枝杆菌，对缓解结核病的症状特别有效，但疗效不如异烟肼和利福平。肌内注射，每日量为 0.75 g，每周 5 次；间歇用药每次为 0.75~1.0 g，每周 2~3 次。不良反应主要为耳毒性、前庭功能损害和肾毒性等，应严格掌握使用剂量，儿童、老人、孕妇、听力障碍和肾功能不良者等要慎用或不用。

肺结核的治疗包括化学治疗、对症治疗及手术治疗等，其中化学治疗是核心。一般视病情轻重，有无痰菌和细菌耐药情况，以及经济状况、药源供应等，选择化疗方案。无论选择何种方案，必须符合前述化疗原则方能奏效。

思考题：
1. 什么是结核病？肺结核常见的症状有哪些？
2. 治疗结核病的一线药有哪些？抗结核药的治疗原则是什么？
3. 预防结核病流行的措施有哪些？

第十二章 艾滋病及其防治

教学目标
1. 了解艾滋病的临床过程。
2. 了解艾滋病抗病毒治疗与存在的问题。

教学重难点
艾滋病的临床过程及其与 CD4⁺ 淋巴细胞的关系。

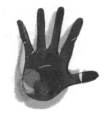

第一节 艾滋病病毒

艾滋病是一种危害性极大的传染病。研究认为,艾滋病最初的起源是非洲,在后期通过移民途径被带入美国。1981 年 6 月 5 日,美国疾病预防控制中心在《发病率与死亡率周报》上简要介绍了他们发现的 5 例艾滋病患者的病史,这是世界上第一次有关艾滋病的正式记载,1982 年其被正式命名为"获得性免疫缺陷综合征(acquired immune deficiency syndrome,AIDS)。此命名中"获得性"意为后天得到的,而不是遗传的;"免疫缺陷"意为人体的免疫系统严重受损;"综合征"意为患者多个系统受到损害。1985 年,一名外籍游客在中国旅行时在北京协和医院入院后不久去世,后来确认这位外籍人士死于艾滋病,这是中国首次发现艾滋病病例。

1986 年研究人员将引起此病的病毒命名为人类免疫缺陷病毒(human immunodeficiency virus,HIV)。HIV 复制速度快,变异能力强,主要存活于 HIV 感染者及患者的血液、精液、阴道分泌物、乳汁、伤口渗出液中。HIV 对外界环境的抵抗力较弱,离开人体难以存活。近年来,一些研究机构证明,离体血液中 HIV 的存活时间决定于离体血液中病毒的含量,病毒含量高的血液,在未干的情况下,即使在室温中放置 96 h,仍然具有活力。即使是针尖大小一滴血,如果遇到新鲜的淋巴细胞,HIV 仍可在其中不断复制,仍可以传播。但是 HIV 非常脆弱,液体中的 HIV 加热到 56 ℃ 10 min 即可灭活。如果煮沸,可以迅速灭活;37 ℃时,用 70%酒精、10%漂白粉、2%戊二醛、4%福尔马林、35%异丙醇、0.5%来苏水和 0.3%过氧化氢等消毒剂处理 10 min,即可灭活 HIV。

HIV 是逆转录病毒科慢病毒属中的一种,通常呈现为直径在 100~120 nm 的球形结构,由核心和外部包膜构成。核心由衣壳蛋白围绕,包含两条相同的病毒单股正链 RNA、核衣壳蛋白以及病毒复制所需的多种酶,如逆转录酶、整合酶和蛋白酶。病毒的外部包膜含有外膜糖蛋白 gp120 和跨膜糖蛋白 gp41,下方则是基质蛋白,构成了病毒的内层结构。HIV 主要分为两种类型:HIV-1 和 HIV-2。其中,HIV-1 是我国的主要流行型。HIV 以其高度变异性而著称,这种变异可能由多种因素引起,包括缺乏校正功能的逆转录酶导致的随机变异、病毒在宿主体内的高度复制、宿主的免疫反应、病毒与宿主DNA间的基因重组，以及药物选择压力。在这些因素中，不规范的用药和患者的用药依从性差是导致耐药性变异的关键因素。

HIV 专门攻击人体的免疫系统，特别是针对免疫系统中关键的 $CD4^+$ T 细胞进行破坏，同时也可损伤单核-巨噬细胞，通过诱导细胞凋亡等机制大量破坏这些细胞。感染的细胞逐渐丧失吞噬作用和诱发免疫应答的功能，导致人体易于感染各种疾病，并可发生恶性肿瘤。HIV-1 主要通过与宿主细胞表面的 CD4 分子结合来侵入宿主，这些 CD4 分子主要存在于 T 淋巴细胞、单核细胞和树突状细胞上。为了进入细胞，HIV 依赖于细胞表面的两种受体：主要受体 CD4 和次要受体，后者包括趋化因子受体如 CCR5 或 CXCR4。根据 HIV 对这些次要受体的偏好，病毒被分为 R5 和 X4 两种类型。R5 型病毒主要利用 CCR5 受体，而 X4 型病毒则倾向于使用 CXCR4、CCR5 和 CCR3 受体。在不同类型的 T 细胞中，CXCR4 和 CCR5 的表达水平不同：未激活的 T 细胞倾向于表达更多的 CXCR4，而激活的记忆 T 细胞则表达更多的 CCR5。此外，单核细胞和树突状细胞也倾向于表达 CCR5。在 HIV 感染的早期，病毒通常使用 CCR5 作为次要受体，而在疾病晚期，病毒则更倾向于使用 CXCR4 作为次要受体。正常成人的 $CD4^+$ T 淋巴细胞数量为 500～1 600 个/μL，HIV 感染者的 $CD4^+$ T 淋巴细胞出现进行性或不规则性下降，标志着免疫系统受到严重损害。$CD4^+$ T 淋巴细胞数量<200 个/μL 时，可能发生多种机会性感染或肿瘤。特别是病毒、真菌、细菌感染，以及原虫、寄生虫侵染等。细菌、真菌及病毒感染是艾滋病发病期的重要并发症状，也是造成患者死亡的重要原因。

第二节 艾滋病的临床过程与症状

艾滋病是一种慢性进展性疾病，目前艾滋病的临床过程分为Ⅰ期、Ⅱ期、Ⅲ期，即 HIV 感染早期、HIV 感染中期及 AIDS 期，以前分别称为急性期、无症状期或潜伏期、艾滋病期。

根据国家卫生健康委员会 2019 年发布的行业标准《艾滋病和艾滋病病毒感染诊断》（WS 293—2019），流行病学史是诊断艾滋病的重要参考依据，包括但不限于以下几个方面：有不安全性行为、有共用注射器吸毒史、有医源性暴露史、有职业暴露史、HIV/AIDS 患者的配偶或性伴侣、HIV/AIDS 母亲所生子女。这些信息有助于医生评估个体感染艾滋病的风险，并采取相应的诊断措施。

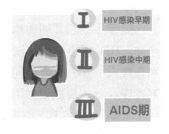

艾滋病及其病毒感染的诊断主要依赖于 HIV 抗体检测和核酸检测。HIV 抗体检测被视为确诊 HIV 感染的黄金标准。此外，HIV 核酸定量检测（病毒载量测定）和 $CD4^+$ T 淋巴细胞计数是评估疾病进展、指导临床治疗、监测疗效以及预测预后的两个关键指标。这些检测手段共同为艾滋病的诊断、治疗和管理提供了科学依据。

艾滋病的窗口期是指从 HIV 进入人体到血清中能够检测出 HIV 抗体、抗原或核酸等感染标志物之前的这段时间。在这一时期，尽管感染者的血液检测可能显示为阴性，但实际上已经携带病毒并具有传染性,能够将病毒传播给他人。目前,使用现有的诊断技术,HIV 抗体、抗原和核酸的检测窗口期分别大约为感染后的 3 周、2 周和 1 周。这意味着在窗口期内进行 HIV 抗体检测,即使结果为阴性,也不能排除感染的可能性,因为病毒可能已经在体内存在并具有传播风险。

Ⅰ期(HIV 感染早期):通常发生在初次感染 HIV 后 2~4 周,大多数临床症状轻微,持续 1~3 周后缓解。急性 HIV 感染综合征,也称为艾滋病的急性期症状,通常在初次感染 HIV 后的 1 个月内出现。这些症状反映了免疫系统的急性损伤,包括发热、咽痛、皮疹、肌肉和关节疼痛、淋巴结肿大、头痛、腹泻、恶心和呕吐等临床表现。在某些情况下,患者可能表现为持续性全身性淋巴腺病,即在没有其他明显原因的情况下,腹股沟以外的两处或两处以上淋巴结肿大,直径超过 1 cm,且持续时间超过 3 个月。值得注意的是,有些感染者可能在感染初期没有任何症状,但血清抗体检测会转为阳性,或者在抗体筛查试验中没有反应,但通过两次核酸检测均呈现阳性结果。这些情况都表明,即使在没有明显症状的情况下,HIV 感染者也可能具有传染性。

Ⅱ期(HIV 感染中期):处于此期的感染者体内 CD4$^+$ T 淋巴细胞在病毒的攻击下持续下降,其计数为 200~500 个/μL,导致免疫功能持续受损。患者可能没有明显症状,或者仅表现出一些轻微的免疫系统缺陷迹象。这些迹象可能包括但不限于:原因不明的体重减轻(半年内不超过原始体重的 10%)、反复发生的上呼吸道感染(近 6 个月内至少 2 次)、带状疱疹、口角炎、唇炎、反复出现的口腔溃疡(近 6 个月内至少 2 次)、结节性痒疹、脂溢性皮炎和甲癣等。此外,还可能出现一些中度免疫系统缺陷的临床表现,例如,原因不明的体重减轻(超过原始体重的 10%)、持续性(超过 1 个月)的不明原因腹泻、间歇性或持续性(超过 1 个月)的不明原因发热以及持续性的口腔念珠菌感染。

值得注意的是,尽管这一阶段被称为潜伏期,但这并不意味着病毒处于静止状态或患者处于安全期。实际上,病毒在这段时间内仍在不断复制,对免疫系统造成持续的破坏,并且感染者仍然具有传染性,能够将病毒传播给他人。艾滋病的平均潜伏期为 7~10 年,但这个时间可以因个体差异而有所不同。

处于Ⅰ期和Ⅱ期的患者称为 HIV 感染者,即感染 HIV 后尚未发展到艾滋病阶段的个体。HIV 感染者可在没有症状或只有轻微疾病情况下生活和工作多年,他们在外表上和正常人一样,没有任何区别。如果不做检测,谁也不知道自己是否是感染者。这给早期发现及预防造成很大困难。

Ⅲ期(AIDS 期):处于此期的感染者体内 CD4$^+$ T 淋巴细胞计数 <200 个/μL;当 HIV 感染进展到免疫系统严重受损的阶段,患者会出现一系列临床表现,这些是艾滋病的指征性疾病,包括机会性感染、肿瘤和与 HIV 相关的神经系统症状。例如 HIV 消耗综合征,这是指 HIV 感染者或艾滋病患者在半年内体重减少超过原始体重的 10%,并且伴有持续超过 1 个月的发热,或持续超过 1 个月的腹泻、食欲减退、体虚无力等症状和体征。其他艾滋病的指征性疾病还包括肺孢子菌肺炎、食管念珠菌感染、播散性真菌病(如球孢子菌病或组织胞浆菌病),以及在近 6 个月内反复发生 2 次或 2 次以上的细菌性肺炎;任何内脏器官单纯疱疹病毒感染;肺外结核病、卡波西肉瘤;等等。这些症

状和疾病标志着免疫系统的严重损害，是艾滋病诊断的关键指标。

处于Ⅲ期的患者称为艾滋病患者，即感染 HIV 后发展到艾滋病阶段的患者。HIV 感染者在经历数年，甚至长达 10 年或更长时间的潜伏期后，将发展为艾滋病患者。在这个阶段，由于机体的抵抗力极度下降，患者容易出现多种感染，包括带状疱疹、口腔霉菌感染、肺结核，由特殊病原微生物引起的肠炎、肺炎、脑炎，以及由念珠菌、肺孢子虫等多种病原体引起的严重感染。随着病情的进展，患者还可能发生恶性肿瘤，并经历长期的消耗，最终可能导致全身衰竭和死亡。在未经治疗的情况下，艾滋病是危害大、病死率高的严重传染病，目前无治愈药物和有效疫苗，但已有较好的治疗方法。采取积极措施，可以预防和控制艾滋病流行。艾滋病已被我国列入乙类法定传染病。

第三节 艾滋病的治疗

尽管全球范围内仍在寻求根治 HIV 感染的方法，但目前尚无特效药物完全治愈艾滋病。抗病毒治疗是艾滋病治疗的关键，是针对 HIV 的特异治疗，以达到抑制病毒复制、改善免疫、降低病死率的目的。其他的治疗还包括一般治疗、恢复或改善免疫功能的治疗及机会性感染和恶性肿瘤的治疗。

一、HIV 在人体内的感染和复制过程

1. 吸附、膜融合及穿入

HIV-1 首先选择性地与宿主细胞表面的 CD4 受体结合，借助次要受体（如 CCR5 或 CXCR4）的帮助，病毒粒子与宿主细胞膜融合并穿入细胞内部。

2. 逆转录、入核及整合

逆转录病毒 RNA 在逆转录酶的催化下被逆转录成互补 DNA（cDNA），cDNA 在 DNA 聚合酶的作用下形成双链 DNA。这一 DNA 在整合酶的作用下被整合到宿主细胞的基因组中，形成所谓的前病毒。

3. 转录及翻译

前病毒 DNA 在宿主细胞 RNA 聚合酶的作用下转录成 RNA。其中一部分 RNA 经过加帽和加尾处理，成为病毒子代的基因组 RNA；另一部分则经过拼接，形成病毒 mRNA。这些 mRNA 在宿主细胞的核糖体上被翻译成病毒的结构蛋白（如 Gag、Gag-Pol 和 Env 前体蛋白）和非结构蛋白。新合成

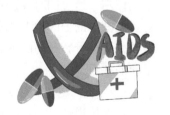

的病毒蛋白在内质网中进行糖基化和加工，并在蛋白酶的作用下裂解，形成成熟的病毒蛋白和酶。

4. 装配、出芽及成熟

病毒的组装是一个有序的过程。Gag 和 Gag-Pol 前体蛋白与病毒基因组 RNA 在细胞膜内侧组装，gp120 和 gp41 则被转运至细胞膜外表面。这些蛋白与正在出芽的病毒粒子结合，通过芽生过程从细胞膜上获得包膜，形成独立的病毒颗粒。在出芽过程中，病毒颗粒中的 Gag 和 Gag-Pol 前体蛋白在病毒蛋白酶的作用下进一步裂解，生成包括逆转

酶、整合酶和蛋白酶在内的成熟病毒蛋白。这些蛋白与基因组 RNA 结合，通过出芽的方式从宿主细胞中释放，成为能够感染其他细胞的成熟病毒颗粒。

这一过程展示了 HIV 如何在宿主细胞内完成其生命周期，以及如何利用宿主细胞的机制来复制和传播。了解这些机制对于开发有效的抗病毒治疗策略至关重要。

二、抗病毒治疗

理论上，只要能够阻断上述 HIV 复制周期中的任何一个关键步骤，就能有效地抑制 HIV 的复制和传播。这一原理是当前 HIV 治疗策略的基础，包括使用逆转录酶抑制剂、整合酶抑制剂、蛋白酶抑制剂等药物，以干扰病毒的生命周期，从而控制病毒的复制和传播。目前应用的药物主要是逆转录酶抑制剂和蛋白酶抑制剂，其中逆转录酶抑制剂又包括核苷类逆转录酶抑制剂（NRTI）与非核苷类逆转录酶抑制剂（NNRTI），前者如齐多夫定、拉米夫定等，后者如奈韦拉平、依非韦伦等；蛋白酶抑制剂（PI）主要有沙奎那韦、利托那韦等。

1987 年核苷类逆转录酶抑制剂齐多夫定（zidovudine，AZT）的问世，标志着艾滋病治疗的新纪元。然而，早期仅依靠单一药物进行治疗并未能实现对 HIV 病毒的长期有效抑制。这是因为病毒能够迅速发展出对单一药物的抗药性，导致治疗效果逐渐减弱。1998 年第十二届国际艾滋病大会提出了高效抗逆转录病毒疗法，即"鸡尾酒疗法"。

"鸡尾酒疗法"是一种革命性的艾滋病治疗方法，它主张将不同作用机制的抗病毒药物进行组合使用。这种疗法通常包括：① 三种药物的联合。结合使用不同类别的抗病毒药物，以增强疗效并减少耐药性的风险。② 两种核苷类逆转录酶抑制剂与一种非核苷类逆转录酶抑制剂的联合。这种组合利用了核苷类逆转录酶抑制剂和非核苷类逆转录酶抑制剂的不同作用机制，以提高治疗效果。③ 两种核苷类逆转录酶抑制剂与一种蛋白酶抑制剂的联合。通过结合核苷类逆转录酶抑制剂和蛋白酶抑制剂，这种方案旨在阻断病毒复制的不同阶段，从而更有效地抑制 HIV。"鸡尾酒疗法"的关键在于药物的协同作用，通过同时攻击病毒复制周期中的多个环节，以实现对 HIV 的强效抑制，使患者血液中的 HIV 含量降低，$CD4^+$ T 细胞增多，患者抵抗力增强，条件致病微生物感染减少。随着新药物的不断开发和治疗策略的不断优化，鸡尾酒疗法已成为现代艾滋病治疗的基石。

1. 高效抗逆转录病毒治疗（highly active antiretroviral therapy，HAART）

高效抗逆转录病毒治疗彻底改变了艾滋病的治疗前景，将这一曾经致命的疾病转变为一种可以通过药物有效控制的慢性疾病。虽然目前尚无法完全清除患者体内的 HIV 病毒库，但通过有效的 HAART，可以实现以下几点：① 免疫功能重建。通过抑制病毒复制，HAART 有助于恢复和维持患者的免疫功能，减少机会性感染和其他并发症的风险。② 降低病死率。经过有效的 HAART，艾滋病患者的病死率显著降低，与一些普通慢性疾病的病死率相近。③ 延长预期寿命。HAART 使艾滋病患者的预期寿命得到显著延长，许多患者能够过上接近正常的生活。④ 预防 HIV 传播。有效控制病毒复制，降低病毒载量，有助于减少 HIV 的传播风险。

HAART问世之前，几乎100%的艾滋病患者在发病后的2年内死亡，现在艾滋病已成为类似高血压、糖尿病等不能根治但可以长期控制的慢性疾病。随着对早期治疗重要性的深入理解，全球范围内的HIV治疗指南都经历了重大的更新。2016年美国卫生与人类服务部提出建议：所有HIV阳性个体，无论其$CD4^+$ T淋巴细胞计数如何，都应尽早开始进行HAART。这一建议是基于早期治疗能够带来诸多益处提出的，这些益处包括但不限于：更快地抑制病毒复制，更有效地保护和恢复免疫功能，降低HIV相关并发症的风险，以及减少HIV的传播。同样，2015年，我国也对HAART的入选标准进行了修订，以反映早期治疗的重要性。修订后的标准指出：对于处于无症状期，$CD4^+$ T淋巴细胞计数在350~500个/μL的患者，从"考虑治疗"转变为"建议治疗"。$CD4^+$ T淋巴细胞计数超过500个/μL的患者，也被纳入治疗的考虑范围。这些变化强调了早期治疗在HIV感染管理中的关键作用，旨在通过尽早抑制病毒复制，最大限度地保护患者的免疫功能，提高生活质量，并减少HIV的传播风险。随着治疗指南的不断更新和优化，HIV感染者和艾滋病患者的治疗和预后有望得到进一步改善。

尽管HAART取得了显著成效，但患者需要长期坚持规范用药，同时定期监测病毒载量和免疫功能，以确保治疗效果。此外，随着医学研究的不断进展，未来可能会有更多创新的治疗方法，进一步改善艾滋病患者的生活质量和预后。

2. 一般治疗

HIV感染者和艾滋病患者不需要进行隔离治疗。无症状的HIV感染者可以维持正常的生活和工作，同时应根据病情的具体情况接受抗病毒治疗，并定期监测病情的变化。对于已经发展为艾滋病的患者，应根据病情注意休息，给予高热量、多维生素饮食。不能进食者，应静脉输液补充营养。加强支持疗法，包括输血及营养支持疗法，维持水及电解质平衡。治疗和护理的重点包括以下方面。

（1）休息与营养：根据病情的需要适当休息，并提供高热量、富含多种维生素的饮食。

（2）营养支持：对于无法正常进食的患者，应通过静脉输液等方式补充必要的营养。

（3）支持性治疗：包括输血和营养支持疗法，以维持水和电解质的平衡。

（4）综合治疗：除了抗病毒治疗外，还应包括对症治疗和心理支持，以提高患者的生活质量。

（5）预防感染：由于艾滋病患者的免疫系统受损，应特别注意预防和及时治疗各种感染。

（6）社会支持：鼓励患者参与社会活动，减少社会歧视，提高患者的心理福祉。

这些综合性的治疗和护理措施，可以有效地控制病情，延长患者的生存期，并提高其生活质量。同时，随着医学技术的不断进步，未来可能会有更多的治疗方法和药物，为HIV感染者和艾滋病患者带来更大的希望。

3. 继发感染疾病的治疗

对于继发感染，需使用针对性的药物进行治疗。

（1）抗原虫感染的治疗：卡氏肺囊虫肺炎，复方新诺明、戊烷脒；弓形体病，乙胺嘧啶、磺胺嘧啶、乙胺嘧啶加复方新诺明或加克林霉素。

（2）抗病毒感染的治疗：阿昔洛韦、丙氧鸟苷、膦甲酸盐、干扰素。

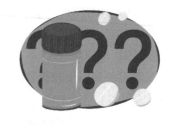

（3）抗真菌感染的治疗：两性霉素 B、5-氟胞嘧啶、脒康唑、氟康唑。

（4）抗细菌感染的治疗：依据病原菌选择抗菌药物。

（5）抗肿瘤治疗：抗肿瘤药物，如长春新碱、环磷酰胺等。

4. 免疫调节治疗

可选用的药物有胸腺肽、香菇多糖、白细胞介素-2，以及各种免疫调节剂和中医中药等。

三、抗病毒治疗的问题

1. 无法治愈

经过长期 HAART 后，HIV 主要以潜伏状态存在于记忆 $CD4^+$ T 细胞中，形成所谓的病毒库。尽管有效的 HAART 能够部分逆转免疫异常，但慢性炎症和免疫紊乱的状态仍然长期存在。即使在长期接受 HAART 治疗后，HIV 感染者的免疫系统仍然表现出慢性低水平的炎症反应，以及 $CD4^+$ T 细胞和 $CD8^+$ T 细胞的功能异常。抗逆转录病毒治疗能够阻止新病毒的产生，但无法彻底清除病毒库，因此需要持续的日常治疗来抑制病毒复制。在规律的抗病毒治疗中，通常在治疗开始后 24 周以上，如果 HIV 载量降至检测下限以下（<20 拷贝/mL 或 50 拷贝/mL），则被认为是达到了病毒学抑制。相反，在持续接受抗逆转录病毒治疗的患者中，如果在治疗开始或调整后 24 周，血浆病毒载量仍然高于 200 拷贝/mL，则被认为是病毒学失败。在这种情况下，需要重新评估患者的治疗方案，并进行相应的调整。这些治疗目标强调了持续监测和个性化治疗在 HIV 感染管理中的重要性，以及实现病毒学抑制和长期抑制病毒复制的必要性。

2. 药物不良反应及用药依从性的问题

当前，随着抗逆转录病毒治疗的普及和进步，艾滋病患者因机会性感染导致的死亡比例已经显著下降。然而，癌症、心脑血管疾病、糖尿病及肝肾系统疾病等非艾滋病指征性疾病，正逐渐成为 HIV 感染者的主要死亡原因。在这些死亡原因中，部分与长期 HAART 的副作用有关。

尽管抗病毒药物存在各种副作用，但仍应认识到药物副作用比病毒对身体的伤害小，应按照完整的用药疗程服用，否则感染 HIV 或者药物产生副作用的机会就增多。

3. 药物的耐药性

治疗人群的耐药率在 5%~10%，各药耐药率不同，我国目前总体耐药率约为 12%。由于耐药导致治疗失败增加了病死率，更换二线药物也会增加治疗费用。间歇性服药、出现药物不良反应、不按 HAART 规定剂量和时间服药等是出现耐药性的主要影响因素，通过干预抗病毒药物不良反应、提高服药依从性等可达到降低耐药的目标。HIV 耐药性检测是指导和优化 HAART 方案的重要工具。耐药性检测结果可以帮助医生了解患者体内病毒的耐药情况，从而为治疗方案的制定和调整提供科学依据。

（1）耐药性检测方法：常用的耐药性检测方法包括基因型检测和表型检测。目前，国内外多以基因型检测为主，因为其成本较低，报告时间较短，且对检测野生型和耐药病毒混合物的灵敏度更高。

（2）基因型耐药检测的时机：在启动 HAART 前进行基因型耐药检测，以评估患者是否存在耐药性；在治疗后病毒载量下降不明显或病毒学失败，需要调整治疗方案时进行基因型耐药检测。

（3）HAART 失败患者的耐药检测：对于 HAART 失败的患者，耐药性检测应在未停用抗病毒药物的情况下进行。如果已经停药，应在停药后 4 周内进行耐药性检测。

通过合理应用 HIV 耐药性检测，可以为患者提供个性化的治疗方案，提高治疗效果，减少耐药性的发展。同时，患者应保持良好的药物依从性，以最大限度地抑制病毒复制，降低耐药性的风险。

第四节 艾滋病自愿咨询和检测

2003 年开始我国启动了自愿咨询检测策略。任何自愿接受艾滋病咨询和病毒检测的个人，都可以在各级疾病预防控制中心及卫生行政部门指定的医疗机构，免费获得专业的艾滋病咨询和 HIV 抗体初步筛查检测服务。

一、需要接受艾滋病咨询和检测的人群

（1）有过不安全性行为者（如婚外性行为、多性伴、男男同性性行为等）。
（2）与他人共用注射器静脉吸毒者。
（3）既往有偿卖血者（到非法采血点卖血）及怀疑接受过不洁输血者。
（4）破损的皮肤黏膜不慎接触到被 HIV 污染的血液、体液的人。
（5）艾滋病病毒感染者及其配偶、子女。
（6）艾滋病高发地区的孕产妇。

二、艾滋病的检测项目

艾滋病相关的检测项目是评估 HIV 感染状态和疾病进展的关键工具，HIV 核酸定量检测和 CD4$^+$ T 淋巴细胞计数是评估疾病进展与治疗效果的两个关键指标，它们对于指导临床用药和预测疾病预后具有重要意义。而 HIV 耐药检测则在治疗策略的制定中发挥着至关重要的作用，它能够提供关于病毒对特定药物敏感性的信息，从而帮助医生为患者制定个性化的治疗方案。这些检测项目共同构成了 HIV 感染管理的科学基础，对于提高治疗效果和改善患者预后至关重要。

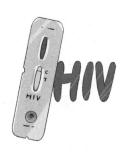

1. HIV 抗体检测

HIV 抗体检测包括筛查试验和补充试验。HIV 抗体筛查方法是初步识别 HIV 感染的步骤，常用的方法包括：① 酶联免疫吸附试验（ELISA），一种高度敏感的实验室测试，用于检测血液中的 HIV 抗体；② 化学发光或免疫荧光试验，利用化学反应或光信号来检测抗体的存在；③ 快速试验，如斑点 ELISA、斑点免疫胶体金或胶体硒、免疫层析等，提供快速结果，适用于现场或资源有限的环境；④ 简洁试验，例如明胶颗粒凝集试验，操作简单，快速出结果。当筛查试验结果呈阳性或不确定时，需要进行补充试验以确认感染状态。主要方法是抗体确证试验，如免疫印迹法、条带/线性免疫试验和快速试验，用于验证筛查试验的结果。如果筛查试验结果为阴性，通常表示个体未感染 HIV，但需注意窗口期感染者可能呈现阴性反应；如果筛查试验结果为阳性，应使用原有试剂进行重复检测，或使用两种不同的试剂进行验证。如果重复检测结果均为阴性，则报告 HIV 抗体阴性；如果重复检测结果一阴一阳或均为阳性，则需要进行抗体确证试验。如果抗体确证试验未产生 HIV 特异性条带，报告 HIV 抗体阴性，并建议 2~4 周后进行随访，根据核酸检测或随访结果进行最终推断；如果抗体确证试验结果为阳性，出具 HIV 抗体阳性确证报告。这一检测流程确保了 HIV 感染的准确诊断，同时考虑到了窗口期和可能出现的假阳性结果。通过这一综合检测策略，可以有效地识别 HIV 感染者，为他们提供及时的治疗。

2. $CD4^+T$ 淋巴细胞检测

$CD4^+$ T 淋巴细胞是 HIV 感染的主要靶细胞，它们在维持免疫系统功能中发挥着关键作用。HIV 感染后，$CD4^+$ T 淋巴细胞的功能受损，导致 $CD4^+/CD8^+$ T 淋巴细胞比值的倒置，从而削弱细胞免疫功能。目前，流式细胞术是检测 $CD4^+$ T 淋巴细胞亚群的常用方法，可以直接测定 $CD4^+$ T 淋巴细胞的数量，或者通过白细胞分类计数后换算得出。$CD4^+$ T 淋巴细胞计数对于评估机体的免疫状态、病程进展、疾病分期、治疗效果，以及预测 HIV 感染者的并发症风险至关重要。检测频率应根据患者的具体情况由临床医师制定。一般建议的检测时间为治疗前进行一次检测；治疗开始后 3 个月进行一次检测；治疗后 2 年内，根据基线 $CD4^+$ T 淋巴细胞计数，每 3~6 个月检测一次；治疗 2 年后，对于病毒得到充分抑制且 $CD4^+$ T 淋巴细胞计数在 300~500 个/μL 的患者，建议每年检测一次；对于 $CD4^+$ T 淋巴细胞计数大于 500 个/μL 的患者，可以根据需要选择性检测。特定情况下，如 HAART 启动延迟、治疗失败需更换药物方案，或治疗过程中病毒载量反复超过 200 拷贝/mL，建议每 3~6 个月检测一次 $CD4^+$ T 淋巴细胞。对于病毒学抑制、艾滋病相关临床症状消失或需要接受可能影响 $CD4^+$ T 淋巴细胞计数的治疗的患者，应根据临床状况定期进行检测。值得注意的是，$CD4^+$ T/$CD8^+$ T 淋巴细胞比值的倒置在长期 HAART 后可能会有所改善，这种改善的程度与患者开始治疗的时机和 $CD4^+$ T 淋巴细胞的基线计数有关。这不仅反映了患者的治疗效果，也是评估免疫炎症状态的一个重要指标。通过定期监测 $CD4^+$ T 淋巴细胞计数和比值，可以更好地管理 HIV 感染者的健康状况，并及时调整治疗方案。

3. HIV 核酸检测

感染 HIV 后，病毒在体内迅速繁殖，可以通过定量检测血浆中的病毒 RNA（即病毒载量）来监测。病毒载量通常以每毫升血浆中的 HIV RNA 拷贝数（拷贝/mL）来表示。病毒载量的检测结果低于检测下限，意味着本次试验未能检测到病毒，通常表示病毒水平非常低；高于检测下限表示本次试验检测到了病毒，结合流行病学史、临床症状和 HIV 抗体初筛结果，可以为诊断提供重要信息。常用的病毒载量检测技术包括逆转录聚合酶链反应（RT-PCR）：一种敏感的实验室技术，用于检测和量化病毒 RNA；核酸序列依靠性扩增（NASBA）：一种等温扩增技术，用于检测病毒 RNA；实时荧光定量 PCR 扩增技术（real-time PCR）：一种实时监测 PCR 扩增过程的技术，用于精确测定病毒载量。病毒载量检测的频率应根据患者的具体情况和治疗阶段来确定，HAART 前进行一次检测，之后根据需要定期检测。初始治疗后建议在治疗后 4 周进行第一次检测，之后每 3 个月检测一次，直至病毒载量被完全抑制。治疗 2 年内建议每 3~4 个月检测一次。治疗 2 年后如果病毒载量得到稳定抑制，每 6 个月检测一次。调整治疗方案后 4 周进行第一次检测，之后每 3 个月检测一次，直至病毒载量得到抑制。治疗过程中如果病毒载量超过 200 拷贝/mL，建议每 3 个月检测一次。

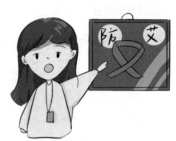

对于特定情况，如艾滋病相关临床病症消除、使用激素或抗肿瘤化疗药物的患者，建议每 3 个月进行一次核酸检测，以密切监测病毒载量的变化。通过定期的病毒载量检测，可以及时评估治疗效果，调整治疗方案，从而优化 HIV 感染者的长期管理。

第五节　艾滋病的预防

艾滋病的传播途径包括性传播（异性性行为、同性性行为及双性性行为）、血液传播（共用注射器静脉吸毒、输入含艾滋病病毒的血液及制品等）、母婴传播（通过胎盘、分娩、哺乳）。日常生活和工作接触不会感染艾滋病，如共同工作、劳动，共用办公用品、学习用具、农具等。一般生活接触也不会感染艾滋病，如共同进餐、拥抱、握手、礼节性接吻、游泳，共用马桶、浴盆、衣服、被褥、钞票等。蚊虫叮咬、咳嗽、打喷嚏也不会感染艾滋病。这与 HIV 的特性有关，HIV 主要在感染者的血液和某些体液中存活，并且依赖于活的细胞。它不能在空气中、水中或食物中生存。一旦离开这些液体环境，HIV 会迅速失去其传染性。这意味着，日常生活中的接触，如握手、拥抱，共用餐具、公共设施或水体等，都不会传播 HIV。此外，HIV 也不会通过空气、汗液或唾液传播。因此，对于 HIV 感染者的歧视和恐惧是没有科学依据的，是源于对病毒传播方式的误解。了解 HIV 的传播方式有助于采取适当的预防措施，同时消除对感染者的不必要恐慌和歧视。美国疾控中心认为，含有 HIV 的人体组织液一旦干燥就会降低传染能力。实际上到目前为止，所观察到的情况是其传染能力为零。

目前，我国因输血造成的血液传播基本阻断，母婴传播得到有效控制。现阶段我国的艾滋病传播以性传播为主。以 2019 年上海地区数据为例。2019 年上海地区艾滋病疫情上升态势继续趋缓，艾滋病疫情继续控制在低流行水平。经性途径传播是上海地区艾滋病的主要感染途径，以男性同性性传播为主。在报告发现的艾滋病病毒感染者中，经性传播占 96.2%，男性同性传播占性传播途径的 59.0%。近 5 年的全国数据揭示了一个令人关注的趋势：在 15~24 岁的青年群体中，性传播已成为 HIV 感染的主要途径，占比高达 96%。特别是，男男性行为者在这一年龄段的传播中占据了显著比例，达到 57%。进一步分析 2019 年 1—10 月的数据，我们发现在 15~24 岁的学生群体中，新增的 HIV 感染者中有 82% 是由同性性行为引起的。此外，性别比例方面也呈现出明显差异，在感染 HIV 的学生群体中，男女比例为 11∶1，这表明男性学生在 HIV 感染中更为脆弱。这些数据强调了在青年群体，尤其是男性青年中，开展针对性的 HIV 预防和教育工作的重要性。需要通过性教育、安全性行为的推广、定期检测和早期治疗等措施，来提高青年群体对 HIV 的认识和自我保护能力，从而有效降低新发感染率。同时，这也提示了需要对性健康和 HIV 预防策略进行持续的评估与改进，以适应不断变化的社会和行为模式。

一、避免经性途径感染艾滋病病毒的方法

（1）避免使用毒品和酒精后发生性行为。
（2）减少性伴侣。
（3）每次、全程、正确使用安全套。
（4）避免婚前、婚外性行为。

二、避免经血液途径感染艾滋病病毒的方法

（1）绝对不可尝试吸毒；已有毒瘾的人必须立即戒毒；暂时戒不掉的也不要共用注射器吸毒。
（2）避免不必要的输血，如果确实需要输血，必须使用安全血源。
（3）到正规的医院拔牙，以及进行口腔治疗、注射、针刺治疗。
（4）不到消毒不严格的理发店、美容院理发、美容和文身。
（5）刮脸刀和牙刷不要互相借用。

三、避免经母婴途径感染艾滋病病毒的方法

鸡尾酒疗法把患者的病毒载量控制到了相当低的水平。HIV 感染的育龄妇女也可以怀孕，通过母婴阻断技术生育健康孩子。我国 2001 年开始在感染了 HIV 的孕妇中开展母婴阻断，通过提供免费药物保护胎儿，避免病毒感染，成功率超过 95%。

四、艾滋病的暴露后预防

艾滋病的暴露后预防（post-exposure prophylaxis，PEP）是一种生物学干预措施，适用于尚未感染 HIV 的人群。在他们意外暴露于高感染风险后，例如与已知或潜在的 HIV 感染者发生明确的体液交换行为等，应尽快（最好在 72 h 内）开始服用特定的抗 HIV 药物，以降低感染 HIV 的风险。暴露后预防的关键在于及时性，以及对暴露风险的准确评估。在确定有潜在感染风险后，应尽快启动 PEP，并在专业医疗人员的指导下完成

整个疗程。同时,对暴露者进行必要的咨询和后续监测,以确保预防措施的有效性,并提供心理支持。采取上述措施,可以显著降低 HIV 的感染风险,保护个体的健康安全。

艾滋病暴露后预防最重要的是对暴露源的危险度进行评估,目前确定具有传染性的暴露源包括血液、精液和阴道分泌物。此外,一些体液如脑脊液、关节液、胸腔积液、腹水、心包积液、羊水等也被认为具有传染性,但它们引起感染的具体风险尚不完全明确。而粪便、唾液、痰液、汗液、泪液、尿液及呕吐物通常被认为不具备 HIV 的传播风险。

发生 HIV 暴露后要尽早进行抗逆转录病毒治疗,尽可能在最短的时间内(尽可能在 2 h 内)进行预防性用药,最好不超过 24 h,但即使超过 24 h,若不超过 72 h,也建议实施预防性用药。疗程为连续服用 28 d。发生暴露后立即、4 周、8 周、12 周和 6 个月后检测 HIV 抗体,应用预防药物后,定期监测血常规和肝肾功能。

虽然有了暴露后预防,但暴露后预防也不可以成为安全性行为或使用安全注射器的替代方法。暴露后预防仅为防止 HIV 感染而进行的紧急抗病毒治疗,不可以取代其他有效的预防措施。它不像紧急避孕那样吃一两片药就可以取得良好的效果,艾滋病暴露后预防需要每日吃好几次药,而且需要坚持 1 个月的时间;同时预防药物价格非常昂贵,而且还有副作用,比如恶心、疲劳、腹泻等。关键是并不是所有暴露后预防都能取得良好效果。

思考题:

青年学生如何预防艾滋病传播?

第十三章 肿瘤及其药物治疗

教学目标
1. 了解肿瘤发生的原因及机制。
2. 了解肿瘤治疗的药物（细胞毒性药物、分子靶向药物）。

教学重难点
肿瘤治疗药物，重点掌握细胞毒性药物。

恶性肿瘤是严重威胁人类健康的常见病、多发病，已经成为人类死亡的主要原因。据估计，2022年，全球新发癌症病例接近2 000万，全球癌症死亡数约970万。考虑到中国社会正快速进入老龄化，即使不考虑吸烟和环境污染等因素，在未来几十年，肿瘤患者数量也必将继续增多。发病数的增长一是归因于人口老龄化，二是随着公众肿瘤预防意识的提升和更便捷的医疗条件，越来越多的居民主动参加肿瘤体检及国家筛查早诊早治项目，更多的肿瘤病例被及时检出。死亡数的增长更多是人口老龄化导致的。属于发病前五位的恶性肿瘤为肺癌、结直肠癌、甲状腺癌、肝癌、胃癌。肺癌是我国恶性肿瘤发病和死亡的首位原因。恶性肿瘤的治疗是临床医学急迫要求解决的问题，也是生物科学领域研究的主要课题之一。

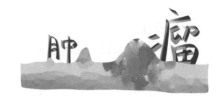

第一节 肿瘤概述

肿瘤（tumor）是机体在各种致瘤因素（oncogenic factor）作用下，局部组织的细胞在基因水平上失去对其生长的正常调控，导致克隆性异常增生而形成的新生物（neoplasm）。该病因常形成局部肿块而得名。根据肿瘤的生物学特性及其对机体危害性的不同，可以将肿瘤分为良性与恶性。后者常见的为癌与肉瘤，通常将起源于上皮组织的恶性肿瘤称为癌，多发生于老年人；将起源于间叶组织的恶性肿瘤称为肉瘤，肉瘤生长速度快，多发生于青少年，如骨肉瘤等。

一、病因和发病机制

恶性肿瘤发病机制涉及多种因素和多个步骤的病理过程，与一般的感染性疾病不同，肿瘤的恶性表型是多种因素相互作用导致正常细胞恶变的结果。
1. 肿瘤发生的外在因素
（1）化学致癌因素：如烷化剂、多环芳香烃类化合物、氨基偶氮类、亚硝胺类、真菌毒素和植物毒素等，可诱发肺癌、皮肤癌、膀胱癌、肝癌、食管癌和胃癌等。

（2）物理致癌因素：电离辐射，如 X 线可引起皮肤癌、白血病等；紫外线可引起皮肤癌；石棉纤维与肺癌有关；滑石粉与胃癌有关；烧伤深瘢痕和皮肤慢性溃疡均可能发生癌变等。

（3）生物致癌因素：主要与病毒有关。病毒与各种人类肿瘤的病因学具有相关性。例如，乙型肝炎和丙型肝炎与肝细胞癌的发展有关；HIV 与霍奇金淋巴瘤和非霍奇金淋巴瘤有关；人乳头状瘤病毒与宫颈癌和头颈癌有关；EB 病毒（人类疱疹病毒）与鼻咽癌、伯基特淋巴瘤有关。此外，幽门螺杆菌感染与胃癌发生也有关系。

2. 肿瘤发生的内在因素

（1）遗传因素：现代研究表明，肿瘤患者病因中约 30% 是由遗传因素决定的。遗传因素在大多数肿瘤发生中的作用是增加了机体发生肿瘤的倾向性和对致癌因子的易感性，如结肠息肉病、乳腺癌、胃癌等。

（2）免疫因素：先天性或后天性免疫缺陷易发生恶性肿瘤，如丙种蛋白缺乏症患者易患白血病和淋巴造血系统肿瘤，肾移植后长期应用免疫抑制剂的患者，肿瘤发生率较高，但大多数恶性肿瘤发生于免疫机能"正常"的人群，主要原因在于肿瘤能逃脱免疫系统的监视并破坏机体免疫系统，其机制尚不完全清楚。

（3）内分泌因素：近年来，研究发现内分泌代谢因素与肿瘤的发生发展密切相关。例如，乳腺癌的发生发展可能与患者体内雌激素水平过高或雌激素受体异常有关。生长激素可能导致人体内分泌紊乱，有诱发肿瘤的风险。此外，激素与恶性肿瘤的转移及扩散也有一定的关系，如垂体前叶激素可促进肿瘤的生长和转移。

（4）其他：肿瘤的发生与性别和年龄因素、种族因素及精神因素都有很大关系，任何年龄的人都可能患肿瘤。一般来说，成年人中大多数恶性肿瘤发病率随年龄增长而升高。肿瘤的发生在性别上有很大的差异，除生殖器官肿瘤及乳腺癌在女性中明显较多见外，胆囊、甲状腺等器官的肿瘤也是女性中多于男性。消化道肿瘤和鼻咽癌等则以男性为多见。性别上的这种差异，可能与女性激素有关，也可能与男女不同性别较多地接受某些致癌因子的作用有关。

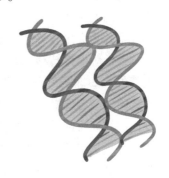

3. 肿瘤形成的共同特点——DNA 发生改变

从正常细胞到癌变细胞，最后形成癌，每个环节都可以查出 DNA 变化的踪迹。基因突变是肿瘤发生的原因之一。这些基因突变发生的原因通常为：部分患者有家族遗传倾向；癌细胞中染色质发生变化；癌细胞中 DNA 的合成或修复机制出现障碍；致突变物和致癌物的活性有明显相关性；肿瘤发生时，原癌基因常转为癌基因。

（1）原癌基因、癌基因及其产物：原癌基因是指细胞癌基因在正常细胞中以非激活的形式存在，故称为原癌基因。原癌基因可以由于多种因素的作用使其结构发生改变，而被激活成为癌基因。细胞中正常的原癌基因突变为癌基因才是细胞癌变的内在根据。原癌基因的激活方式通常有基因突变和基因过度表达两种。基因突变有点突变、染色体易位、插入诱变、基因缺失和基因扩增。基因过度表达则可以产生过量的结构正的生长促进蛋白。

（2）肿瘤抑制基因：肿瘤抑制基因的产物能抑制细胞的生长。其功能丧失可能促进细胞的肿瘤性转化。典型的肿瘤抑制基因如 Rb 基因，是在视网膜母细胞瘤中发现的。活化的 Rb 蛋白对细胞从 G_0/G_1 期进入 S 期有抑制作用。如果由于点突变等原因使 Rb 基因失活，Rb 蛋白出现异常表达，细胞可能持续地处于增殖期，并可能由此恶变。Bcl-2 基因家族代表了一系列通过直接抑制细胞凋亡而促进细胞存活的促生存基因。p53 基因是迄今为止发现的最成熟的肿瘤抑制基因，p53 基因定位于 17 号染色体。正常的 p53 蛋白（野生型）有阻碍细胞进入细胞周期的作用。在部分结肠癌、肺癌、乳腺癌和胰腺癌等癌症中均发现有 p53 基因的点突变或丢失，从而引起异常的 p53 蛋白表达，丧失其生长抑制功能，从而导致细胞增生和恶变。

几乎所有肿瘤细胞都有一个共同特点，即与细胞增殖有关的基因被开启或激活，而与细胞分化有关的基因被关闭或抑制，从而使肿瘤细胞无限增殖。肿瘤的分化指肿瘤组织与其来源的正常组织之间的相似程度。良性肿瘤的细胞在组织学分化程度上与起源组织相似，而恶性肿瘤的细胞在组织学分化程度上与起源组织有明显的差异，如分化良好，即高分化，表明肿瘤恶性程度低；而分化较差，即低分化，则表明肿瘤恶性程度高。

二、肿瘤的生长与扩散方式

肿瘤的生长方式主要为膨胀性生长、外生性生长和浸润性生长。膨胀性生长为大多数良性肿瘤的生长方式。外生性生长是指体表、体腔或管道表面的肿瘤，向表面生长形成突起的乳头状、菜花状、息肉状的肿物。良性肿瘤和恶性肿瘤均可呈外生性生长。浸润性生长为大多数恶性肿瘤的生长方式。

良性肿瘤无转移，恶性肿瘤容易发生转移，其转移方式有四种：① 直接蔓延到邻近部位。② 淋巴转移：原发癌的细胞随淋巴引流，由近及远转移到各级淋巴结；或因癌变阻碍顺行的淋巴引流而发生逆向转移。转移癌在淋巴结发展时，淋巴结肿大且变硬，起初尚可活动，癌侵越包膜后趋向固定，转移癌阻碍局部组织淋巴引流，可能引起皮肤、皮下或肢体的淋巴水肿；③ 血行转移：癌细胞进入血管随血流转移至远隔部位如肺、肝、骨、脑等处，形成继发性肿瘤；④ 种植：瘤细胞脱落后种植到另一部位，如内脏的癌播种到腹膜或胸膜上。显然，恶性肿瘤转移将增加对机体的损害作用，而且影响疾病转归。

恶性肿瘤通常根据其分化和扩散程度进行分期。Ⅰ期肿瘤是指未发生淋巴结和远处转移，仅侵犯小部分周围组织。细胞分化良好，核分裂少见，属低度恶性。Ⅱ期肿瘤可侵犯周围脏器，并且可发生局部的淋巴结转移，但不会出现远处转移。特点是分化中等，核分裂易见，属中度恶性。Ⅲ期肿瘤可侵犯肿瘤周围大部分组织及器官，并且可出现淋巴管转移，但并未出现远处转移。此时分化较差，核分裂较多，属高度恶性。Ⅳ期肿瘤是指区

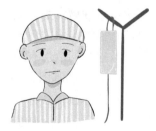

域淋巴结转移较为严重，单个或多个器官有多处转移现象，可出现未显示分化倾向的情况，属于极高度恶性情况。

三、肿瘤的治疗方法

目前恶性肿瘤尚无满意的防治措施，其治疗多为手术切除、放射治疗和化学治疗等方法相结合的综合治疗。在过去的几十年里，世界各地的研究机构都在不断地与肿瘤作斗争，也研发了一系列抗癌药物。靶向药正在逐步取代毒性很强的化疗，而新一代的免疫治疗也给很多晚期患者带来希望。目前肿瘤的治疗按照分期治疗原则，早期一般采取外科根治性手术，局部晚期及转移性肿瘤多以全身药物治疗为主，也可结合局部治疗的方式。

1. 手术治疗

手术切除属于局部治疗措施，目的在于清除或摧毁恶性肿瘤病灶。手术治疗是针对实体肿瘤而言的。Ⅰ期肿瘤是必须积极采取手术治疗的。此期手术效果好，生存期长。Ⅱ期肿瘤应积极采取手术治疗。Ⅲ期恶性肿瘤也应积极争取手术治疗。Ⅳ期由于多有远处转移，很难通过手术而治愈。

2. 放疗

放射治疗作为肿瘤治疗的辅助手段已经有相当长的历史了，甚至可以追溯到威廉·康拉德·伦琴（Wilhelm Conrad Röntgen）发现 X 线时期。近年来，随着技术的发展，质子放疗、重离子放疗、中子放疗等新兴名词进入了人们的视野。放疗的原理就是利用高能量射线杀灭肿瘤细胞。事实上，这种高能粒子也会破坏细胞的 DNA，所以它对正常细胞的损害也是非常大的。质子治疗相对其他放疗更精准，副作用更小，所以一般会用于重要敏感器官的肿瘤。

3. 化疗

化疗是指服用具有抗癌功效的化学药物进行的肿瘤治疗的手段。化学药物治疗是针对全身的系统治疗方法。对于某些肿瘤，特别是有转移的肿瘤来说，部分肿瘤患者可通过化学治疗而治愈。目前普遍认为化学治疗正在由姑息治疗向根治性治疗过渡，即受化疗的预期生命期将与正常人接近，如急性淋巴性白血病、绒毛膜癌、霍奇金病、睾丸癌等，采用化疗方法可使部分患者达到根治。而对慢性白血病、乳腺癌、肺癌、食管癌、胃肠癌等，化疗的效果仍然不很满意。化疗药物的应用虽然使恶性肿瘤患者的生活质量得到了明显提高，延缓或减少了死亡，但仍存在着对肿瘤选择性差、免疫抑制及不良反应多而严重、可产生耐药性等缺点。

目前常用的化疗药物有几十种，机制各有不同，但是无论机制如何，它们的作用都是杀死快速分裂的细胞，因此对肿瘤有不错的效果。但是化疗药物的缺点是它们并不能区分恶性细胞还是正常细胞，因此化疗药物在杀死癌细胞的同时也会杀死大量人体正常细胞，这就是为什么化疗对骨髓细胞、肝细胞、消化系统等都有非常严重的副作用。临床上化疗药物的使用剂量必须受到严格控制：剂量太少不能起到杀死癌细胞的作用；剂量太多会产生过于严重的副作用，对患者造成"不可逆伤害"，乃至死亡。在目前的治疗方法下，大约 1/3 的患者通过局部治疗策略治愈，如手术或放疗。早期诊断可能会提高这种局部治疗的治愈率。在其余病例中,出现早期微转移的患者需要采用系统的化疗方法来有效地治疗。目前,大约50%的早期肿瘤患者可以治愈。

肿瘤化疗最重要的作用之一是辅助局部治疗方式,如手术或放射治疗,称为辅助化疗。对于局部晚期疾病的患者,化疗通常与放疗相结合,以便进行手术切除,这种联合治疗方法对预后有利。辅助化疗可有效延长乳腺癌、结肠癌、胃癌、非小细胞肺癌、肾母细胞瘤、间变性星形细胞瘤和成骨肉瘤患者的无病生存期和总生存期。

第二节 细胞毒性抗肿瘤药物

抗肿瘤药按药物来源和作用机制可分为两大类,即传统细胞毒性抗肿瘤药和非细胞毒性抗肿瘤药。传统细胞毒性抗肿瘤药就是我们常说的化疗药物,其功能主要是抑制肿瘤细胞增殖和诱导肿瘤细胞凋亡,从而消灭肿瘤细胞。非细胞毒性抗癌药包括激素类药物、靶向药物和免疫治疗药物。细胞毒性抗肿瘤药物是肿瘤化疗的基石,在恶性肿瘤的综合治疗和辅助治疗中占有重要地位。细胞毒性抗肿瘤药物通过与分子靶向治疗、免疫治疗及放射治疗的联合应用,极大地提高了肿瘤患者的生存率。

从细胞生物学角度来讲,抑制肿瘤细胞增殖和/或诱导肿瘤细胞凋亡的药物均可发挥抗肿瘤作用。肿瘤细胞群包括增殖细胞群、静止细胞群（G_0 期）和无增殖能力细胞群。肿瘤细胞从一次分裂结束到下一次分裂结束的时间称为细胞周期,共经历4个时相:DNA合成前期（G_1 期）、DNA合成期（S期）、DNA合成后期（G_2 期）和有丝分裂期（M期）。抗肿瘤药通过调控细胞周期,对不同周期或时相的肿瘤细胞产生细胞毒性作用。抗肿瘤药根据对各周期或时相肿瘤细胞的敏感性不同,大致分为两大类:

细胞周期非特异性药物（cell cycle nonspecific agent, CCNSA）能杀灭处于增殖周期各时相的细胞,甚至包括 G_0 期细胞的药物。此类药物对恶性肿瘤细胞的作用往往较强,能迅速杀死肿瘤细胞,其杀伤作用呈剂量依赖性,在机体能耐受的药物毒性范围内,作用随剂量的增加而成倍增强。

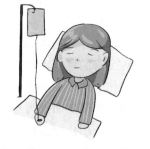

细胞周期特异性药物（cell cycle specific agent, CCSA）仅对增殖周期的某些时相敏感而对 G_0 期细胞不敏感的药物,如作用于M期细胞的长春碱类药物。此类药物对肿瘤细胞的作用往往较弱,其杀伤作用呈时间依赖性,需要一定时间才能发挥作用,而且达到一定剂量后即使剂量再增加其作用也不再增强。

一、烷化剂

各类抗肿瘤化学药物中,烷化剂是最早问世的细胞毒性药物,目前已成为肿瘤化学治疗药物中最主要的一类抗肿瘤药物。烷化剂通常含有烷基,烷基是具有细胞毒性作用的成分。烷基化基团易与细胞的DNA、RNA及蛋白质等生物大分子中含有的电子基团（如氨基、巯基、羟基、羧基、磷酸基等）共价结合,发生烷化反应,使这些细胞成分在细胞代谢中失去作用,形成交叉连接或脱嘌呤作用,阻止DNA复制,使DNA链断裂或DNA复制时出现碱基错配，从而使DNA的结构和功能破坏，这样细胞的组成发生变异，影响细胞分裂，致使细胞死亡。可在细胞周期的各个阶段杀死肿瘤细胞，属细胞周期非特异性抗肿瘤药物。常用的烷化剂有环磷酰胺、氮芥、噻替哌、洛莫司汀（环己亚硝脲）、白消安（马利兰）、氮烯米胺、甲基苄肼等。其中，环磷酰胺是临床中应用最多的烷化剂。

环磷酰胺（cyclophosphamide，CTX）的潜在优点之一是口服生物利用度高。可以通过口服和静脉注射两种途径给药，具有相同的临床疗效。其药物原形是无活性的，必须通过肝微粒体酶催化，生成中间产物醛磷酰胺，而后分布到肿瘤和正常组织，醛磷酰胺发生非酶裂解，形成细胞毒性形式——磷酰胺芥子气和丙烯醛，而发挥疗效。环磷酰胺对恶性淋巴瘤、急性或慢性淋巴细胞白血病、多发性骨髓瘤有较好的疗效；对乳腺癌、睾丸肿瘤、卵巢癌、肺癌、头颈部鳞癌、鼻咽癌、神经母细胞瘤、横纹肌肉瘤及骨肉瘤均有一定的疗效。烷基化剂的不良反应通常与剂量有关，主要发生在骨髓、胃肠道和生殖系统等快速生长的组织中。恶心和呕吐等消化道反应是这些药物的严重不良反应。烷基化剂具有致癌性，并且增加继发性恶性肿瘤的风险，特别是急性骨髓性白血病。

二、铂类药物

铂类药物是临床上使用最广泛的化疗药物之一。目前临床上使用的铂类药物有三种：顺铂、卡铂和奥沙利铂。

顺铂（cisplatin，DDP）是一种无机金属配合物，虽然铂类药物的确切作用机制尚不清楚，但它们可以与烷基化剂相同的方式发挥细胞毒性作用，并通过形成链内和链间交联结合DNA，从而抑制DNA的合成和功能，也属于细胞周期非特异性抗肿瘤药。除了对DNA的作用外，铂类药物还可以结合细胞质和核蛋白，这也可能有助于它们的细胞毒性和抗肿瘤作用。顺铂对非小细胞和小细胞肺癌、食管癌和胃癌、胆管癌、头颈癌和泌尿生殖系统癌等实体瘤有抗肿瘤活性，特别是睾丸癌、卵巢癌和膀胱癌。顺铂的优点是抗癌活性高，交叉耐药性少，有利于联合用药。但是顺铂的肾毒性较大，易发生恶心、呕吐。昂丹司琼的出现减轻了顺铂引起的恶心呕吐。

卡铂是第二代铂类似物，其细胞毒性作用机制、耐药机制和临床药理学与顺铂相同。然而，与顺铂相比，它的肾毒性和胃肠道毒性明显较小。

奥沙利铂是第三代铂类似物，其作用机制和临床药理学与顺铂、卡铂相同。但是对顺铂或卡铂耐药的肿瘤对奥沙利铂没有交叉耐药性。奥沙利铂是第一个对结肠癌有显著疗效的铂类药物，临床上常与5-氟尿嘧啶或卡培他滨、甲酰四氢叶酸钙联合使用。奥沙利铂的化疗也已被批准用于高危Ⅱ期和Ⅲ期结肠癌的辅助治疗。在其他胃肠道肿瘤，如胰腺癌、胃食管癌和肝细胞癌中也观察到临床活性。在副作用方面，神经毒性是主要的剂量限制性毒性，表现为周围感觉神经病变。

三、抗代谢药物

抗代谢药物与人体核酸合成中代谢产物的分子结构及功能相似，通过影响核酸代谢而发挥抗癌作用，导致 DNA 合成受抑制，最终导致细胞死亡。抗代谢类药物由于主要影响 DNA 的合成，作用于细胞周期的 S 期，属于细胞周期特异性化疗药物，主要作用于生长活跃的细胞。

1. 二氢叶酸还原酶抑制剂：甲氨蝶呤

甲氨蝶呤（Methotrexate，MTX）是一种叶酸类似物，与二氢叶酸还原酶的活性催化位点结合具有高亲和力。这导致四氢叶酸的合成受到抑制，四氢叶酸是胸苷酸、嘌呤核苷酸、丝氨酸和蛋氨酸氨基酸合成过程的关键单碳载体。甲氨蝶呤对参与嘌呤核苷酸和胸苷酸生物合成的酶表现出增强的抑制作用，抑制这些不同的代谢过程从而干扰DNA、RNA 和关键细胞蛋白的形成，成为甲氨蝶呤细胞毒性作用的重要决定因素。甲氨蝶呤可经静脉、鞘内或口服给药。肾脏排泄是消除的主要途径。因此，在肾功能不全的情况下，需要调整剂量。亚叶酸钙与大剂量甲氨蝶呤治疗联合使用，可使正常细胞免受过度毒性，也用于意外药物过量的情况。

2. 胸苷酸合成酶抑制剂：氟尿嘧啶、卡培他滨

氟尿嘧啶（5-fluorouracil，5-FU）是尿嘧啶 5 位上的氢被氟取代的衍生物，氟尿嘧啶本身并无生物学活性，在体内被转化为 5-氟尿嘧啶-5′-三磷酸（FUTP），然后被整合到 RNA 中，干扰 RNA 加工和 mRNA 翻译。氟尿嘧啶还可转化为 5-氟脱氧尿苷-5′-三磷酸（FdUTP），可并入细胞 DNA，抑制 DNA 合成和功能。因此，氟尿嘧啶的细胞毒性是 DNA 和 RNA 功能异常共同作用的结果。氟尿嘧啶口服吸收不规则，需静脉给药。氟尿嘧啶半衰期极短，为 10~15 min。临床上氟尿嘧啶对消化系统肿瘤（胃癌、食管癌、胰腺癌、肠癌、肝癌）和乳腺癌疗效较好。氟尿嘧啶对骨髓和胃肠道的毒性较大，可见皮肤色素沉着和神经毒性，偶见肝肾毒性。出现血性腹泻应立即停药。

同类药物卡培他滨作为前药，在体内转化为氟尿嘧啶发挥作用。卡培他滨只在进入肿瘤细胞后才转变为有效成分氟尿嘧啶并开始发挥作用，减少了药物的血液学毒性，并提高了患者的平均生存期。临床上，卡培他滨通常应用于结直肠癌、乳腺癌、胃癌等癌种。

3. DNA 多聚酶抑制药：阿糖胞苷

阿糖胞苷（Ara-C）是一种作用于 S 期的特异性抗代谢物，通过脱氧胞苷激酶转化二磷酸或三磷酸代谢物，竞争性地抑制 DNA 聚合酶-α 和 DNA 聚合酶-β，从而分别阻断 DNA 合成和 DNA 修复。也可掺入 DNA 中干扰链延伸和新合成 DNA 片段的连接缺陷，干扰其复制，使细胞死亡。阿糖胞苷与常用抗肿瘤药无交叉耐药性。阿糖胞苷的活性仅限于血液恶性肿瘤，包括急性髓性白血病和非霍奇金淋巴瘤。与阿糖胞苷治疗相关的主要不良反应包括骨髓抑制、黏膜炎、恶心和呕吐以及神经毒性等。

4. 天然产物肿瘤化疗药物

（1）长春碱类：长春花碱（vinblastine，VLB，长春碱）及长春新碱（vincristine）为夹竹桃科植物长春花中提取的生物碱。长春碱类的作用机制为与微管蛋白聚合，从而破坏微管的组装。微管是细胞骨架和有丝分裂纺锤体的重要组成部分，这种抑制作用导致中期有丝分裂停止，使细胞分裂停止，然后导致细胞死亡。长春花碱属于细胞周期特异性药物，主要作用于 M 期细胞。长春碱类生物碱经肝脏 P450 系统代谢，大部分药物

经肝胆系统随粪便排出体外。因此，在肝功能障碍的情况下，需要调整剂量。长春新碱用于儿童急性淋巴细胞白血病诱导缓解，也用于各种血液恶性肿瘤，如霍奇金淋巴瘤和非霍奇金淋巴瘤、多发性骨髓瘤等。长春花碱在治疗霍奇金淋巴瘤和非霍奇金淋巴瘤、乳腺癌和生殖细胞癌方面具有临床活性。长春碱类主要的不良反应是骨髓移植和神经毒性，通常表现为外周感觉神经病变。其他的不良反应包括消化道反应、脱发及注射部位刺激。

（2）紫杉烷类及相关药物：紫杉醇（paclitaxel）是一种从红豆杉中提取的生物碱酯。该药物通过与微管高亲和力结合，增强微管蛋白聚合，促进微管组装，抑制有丝分裂和细胞分裂。紫杉醇在实体肿瘤中具有显著的活性，临床用于治疗卵巢癌、晚期乳腺癌、非小细胞和小细胞肺癌、头颈癌、食管癌、前列腺癌和膀胱癌等。由肝脏 P450 系统代谢，肝功能不全的患者需要减少剂量。同类药物还有白蛋白结合紫杉醇（abraxane）、多烯紫杉醇（docetaxel）、卡巴他赛（cabazitaxel）等。

（3）喜树碱类：喜树碱是源自中国喜树的天然产物，抑制拓扑异构酶Ⅰ的活性，属细胞周期非特异性药物。拓扑异构酶Ⅰ是负责切割和重组单链 DNA 的关键酶，抑制这种酶会导致 DNA 损伤。拓扑替康和伊立替康是临床应用的两种喜树碱类似物。伊立替康是一种前药，主要在肝脏中通过羧酸酯酶转化代谢，其作为拓扑异构酶Ⅰ抑制剂的效力是母体化合物的 1 000 倍。与拓扑替康相比，伊立替康和代谢物主要通过胆汁及粪便排出，在肝功能障碍的情况下需要减少剂量。骨髓抑制和腹泻是两种最常见的不良反应。

5. 抗肿瘤抗生素

许多抗生素通过嵌入特定碱基与 DNA 结合，阻断 RNA、DNA 或两者的合成，导致 DNA 链断裂，并干扰细胞复制。目前临床使用的所有抗癌抗生素都是土壤微生物链霉菌的各种菌株的产物。这些药物包括蒽环类药物、丝裂霉素和博来霉素。丝裂霉素和博来霉素都属细胞周期非特异性药物。丝裂霉素是从链霉菌培养液中提取的一种具有抗癌作用的抗生素，在体内激活后起到烷化剂的作用，抑制 DNA 合成，抗瘤谱广，对癌性胸腹水有较好的疗效。博来霉素是与铁的复合物嵌入 DNA，引起 DNA 单链和双链断裂，主要用于鳞状上皮癌（多见于食管、口腔、头、颈、外阴等处）；不良反应有骨髓抑制、消化道反应，肺毒性较严重，可引起间质性肺炎或肺纤维化。

第三节 非细胞毒性抗肿瘤药物

非细胞毒性抗肿瘤药物根据其作用机制不同，分为：调节体内激素平衡的药物，如雌激素、雄激素及其受体阻断药；分子靶向治疗药物，如针对表皮生长因子受体（EGFR）的小分子抑制剂；免疫调节剂通过增强肿瘤细胞对机体抗肿瘤机制的敏感性或增强机体固有免疫力，发挥抗肿瘤作用，如干扰素（IFN）等。

一、靶向治疗药物

由于普通化疗的治疗指数低，副作用强，科学家一直在寻找特异性杀死肿瘤细胞而不影响正常细胞的治疗手段。20世纪70年代，致癌基因的发现使这个想法成为可能，因为很多突变的致癌基因在正常细胞里都不存在。肿瘤的发生与某些原癌基因的激活、抑癌基因的失活及凋亡相关基因的改变有关。针对肿瘤发生的遗传学背景，将外源性目的基因导入肿瘤细胞或其他体细胞内，使其在肿瘤部位表达高浓度产物或者在体外相关细胞内重组后再导入到体细胞表达，通过基因整合后，成为宿主遗传物质的一部分，以纠正过度活化或补偿缺陷的基因，从而达到控制肿瘤细胞生长的目的，称为肿瘤的基因治疗。所以科学家开始尝试开发特异的药物来抑制肿瘤独有的致癌基因。这类药物可以选择性杀死癌细胞，而不影响正常细胞。这类靶向药物之所以比普通化疗好，就是因为它对正常组织的毒性小，患者可以接受高剂量的药物而不必担心严重副作用，因此癌细胞可以杀得比较彻底。

伊马替尼（imatinib）为蛋白酪氨酸激酶 Bcr-Abl 抑制剂，可阻止 ATP 对激酶底物的磷酸化。慢性髓性白血病（CML）患者存在 Bcr-Abl 融合基因，其蛋白产物为持续激活的 Bcr-Abl 酪氨酸激酶，引起细胞异常增殖。伊马替尼与 Abl 酪氨酸蛋白激酶 ATP 位点结合，抑制激酶活性，阻止 Bcr-Abl 阳性细胞的增殖并诱导其凋亡。此外，该药物还抑制血小板衍生生长因子受体（PDGFR）、干细胞因子和 c-kit 的其他受体酪氨酸激酶。伊马替尼口服吸收良好，在肝脏代谢，代谢物主要通过胆汁排泄在粪便中消除。该药物被批准用于慢性期慢性髓性白血病的一线治疗。伊马替尼的主要不良反应包括：恶心、腹泻、腹痛、腹胀、便秘、消化不良等胃肠道反应；皮疹、湿疹、瘙痒、皮肤干燥、面部水肿等皮肤反应；血液系统也出现异常，可能导致异常出血，部分患者血液检查项目异常，如中性粒细胞减少、血小板减少等；肝脏异常，如转氨酶升高；肌肉、骨骼异常，部分患者服药后出现肌肉、骨骼异常，如关节痛、肌肉痉挛、肌肉疼痛等；神经系统异常，常见头痛、头晕等。

表皮生长因子受体（EGFR）在多种实体肿瘤中过表达，包括结直肠癌、头颈癌、非小细胞肺癌和胰腺癌。EGFR 信号通路的激活导致下游一些关键细胞事件的激活，这些事件涉及细胞生长、增殖、侵袭和转移，以及血管生成。此外，该通路可能通过抑制关键的凋亡机制抑制各种抗癌药物和放射治疗的细胞毒性活性，从而导致细胞耐药的发展。西妥昔单抗是一种针对 EGFR 细胞外结构域的嵌合单克隆抗体，目前已被批准与伊立替康联合用于难治性转移性结肠癌，或用于伊立替康难治性患者的单药治疗。吉非替尼和厄洛替尼是与 EGFR 相关的酪氨酸激酶结构域的小分子抑制剂，两者都用于治疗对至少一种化疗方案难治的非小细胞肺癌。此外，厄洛替尼已被批准与吉西他滨联合用于晚期胰腺癌的治疗。

血管内皮生长因子（VEGF）是最重要的血管生成生长因子之一。原发性肿瘤和转移性肿瘤的生长都需要完整的脉管系统。因此，VEGF 信号通路代表了化疗的一个有吸引力的靶点。贝伐珠单抗是重组人源化单克隆抗体，可选择性地与 VEGF 结合，阻碍 VEGF 与肿瘤血管内皮细胞上的受体结合，抑制肿瘤血管生成，从而抑制肿瘤生长。索拉非尼、舒尼替尼、帕唑帕尼为小分子抑制剂，通过抑制 VEGF 受体后信号通路抑制肿瘤血管生成。

在肿瘤治疗中，靶向药物治疗需要精确地找到疾病治疗靶点，因此采用靶向药物治疗的患者必须事先进行基因检测，找到适宜治疗的靶点。

二、免疫疗法

免疫治疗就是用人体自身的免疫系统去治疗肿瘤的一类方法。它本身并不会对癌细胞造成伤害，而是利用人体免疫系统清除癌细胞的能力来调动免疫系统攻击肿瘤，达到治疗目的。

相对传统化疗或靶向治疗，免疫疗法针对的是免疫细胞，而不是肿瘤细胞。免疫疗法的靶点是正常免疫细胞，目标是激活人体自身的免疫系统来治疗肿瘤。免疫疗法在治疗理念上有了本质性的转变。无论是以往的哪一种治疗方法，都是以杀死肿瘤细胞为目的，免疫疗法则是通过激活人体自身的免疫系统来治疗肿瘤。在肿瘤细胞已经转移，并且所有治疗方案都无效的黑色素瘤晚期患者身上，免疫类药物让60%以上的患者肿瘤治疗见效乃至肿瘤消失超过2年。我国在免疫治疗方面也投入了不少人力、物力和财力，多家医疗机构已经申请免疫药物临床试验，并且有望在近几年成功进入我国市场。

近年来免疫检查点抑制剂在多个癌种治疗中展示出强大的抗肿瘤活性，除了有PD-1/PD-L1靶点、CTLA-4靶点，越来越多的免疫检查点如LAG-3、TIM-3、TIGIT等靶点如雨后春笋般登上研究热点的舞台。

三、肿瘤干细胞及应用前景

肿瘤干细胞是一种具有自我更新和多向分化潜能的肿瘤细胞亚群。它们具有类似于正常干细胞的特性，包括自我更新能力和分化为多种不同细胞类型的潜能。与其他肿瘤细胞相比，肿瘤干细胞具有更高的耐药性和更强的生存能力，因此被认为是肿瘤发生、复发和转移的主要原因。肿瘤干细胞学说认为肿瘤具有异质性，大部分肿瘤细胞仅具有有限的增殖能力，只有占较小比例地担当着干细胞角色的肿瘤细胞才能无限增殖形成新的肿瘤。

自我更新发生于正常的干细胞和肿瘤中，干细胞最重要的特性是自我更新。在这一方面，肿瘤细胞和干细胞非常相似。肿瘤可能起源于正常干细胞的转化，调节正常干细胞自我更新的信号传导通路，在异常调节时可能产生肿瘤。调节正常干细胞自我更新的信号传导通路的异常与一系列的人类肿瘤疾病相关，如结肠癌、表皮癌与Wnt通路，成神经管细胞癌、基底细胞癌与Shh信号通路，T-细胞白血病与Notch信号通路等。在高度增殖的组织中，成熟的细胞只能存活非常短的时间，但是干细胞可以持续非常长的时间，也就是说，个别的干细胞较多数成熟的细胞有更多的机会去累积变异。即使是祖细胞，相比于干细胞来说，也较少经历成瘤转化，因为它们只增殖非常短的时间，然后就发生了终端分化。研究肿瘤干细胞的意义在于使其代替肿瘤细胞系，成为更加理想的肿瘤研究工具。研究肿瘤的发生机制，有助于研究观念的转变及对肿瘤本质的理解，为临床有效地诊断出恶性生长细胞的存在部位并进行有效治疗提供了新的思路。

总之，完全消灭肿瘤并不现实。绝大多数肿瘤是"老年病"，是人体自然老化过程中基因突变的产物。就像我们无法阻止皱纹和老花眼的出现一样，我们无法像对待传染病一样，开发疫苗彻底阻止突变的发生。治愈所有肿瘤也不现实。的确有乳腺癌、前列腺癌、甲状腺癌、淋巴癌等患者治疗后顺利康复的例子，但这只是"少数"。肿瘤作为整体，依然极端顽固。以现有的知识，无论是西医还是中医，治愈大部分肿瘤都是不可能完成的任务。我们真正的目标是把肿瘤变为慢性病，尽量用副作用小的药物控制住肿瘤的生长。

思考题：
1. 肿瘤治疗的主要药物分类有哪些？
2. 细胞毒性药物有哪些？

第十四章　消化系统疾病及其防治

教学目标
1. 了解消化系统基本解剖结构和生理功能。
2. 掌握消化系统疾病的常见症状和体征。

教学重难点
质子泵抑制剂的作用机制及其在消化系统疾病治疗中的作用。

第一节　消化系统解剖及生理

消化系统是人体消化食物和吸收营养物质的部位，同时还能排泄部分代谢产物，是人体生存必不可少的重要系统。

一、消化系统的解剖结构

消化系统由消化管和消化腺组成，消化管是指从口腔到肛门的管道，根据功能和形态，从上到下依次分为口腔、咽、食管、胃、小肠（包括十二指肠、空肠和回肠）、大肠（包括盲肠、阑尾、结肠、直肠和肛管）。其中口腔到十二指肠为上消化道，空肠到肛门为下消化道。消化腺是分布于整个消化道的各种腺体，其中：大消化腺独立于消化道之外，称为独立的器官，分泌的消化液通过导管流入消化道的不同节段，如大唾液腺、肝、胰；小消化腺则分布于整个消化道管壁内。图 14-1 为消化系统模式图。

口腔内最重要的器官是牙，也是人体最坚硬的器官，有咀嚼食物和辅助发音的功能，出生后 6 个月左右开始萌发，称为乳牙，共 20

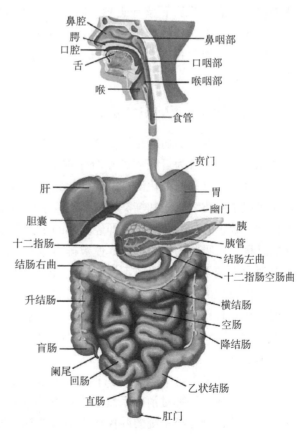

图 14-1　消化系统模式图

颗。6岁后乳牙逐渐脱落更换为恒牙，共32颗。其中，第三磨牙萌出最晚，可迟至28岁，称为智牙，人群中有30%的人智牙终身不萌出。咽部一个重要的器官是腭扁桃体，是淋巴器官，有免疫功能，但其表面有很多深陷的小凹，细菌易在此繁殖诱发感染。食管是一前后扁平的肌性管状器官，自上而下依次有3个狭窄处，是食管异物易嵌顿和食管癌的好发部位。胃是消化道中最膨大的器官，上通过贲门与食管相连，下通过幽门与十二指肠延续，胃底下沿与幽门之间为幽门部，胃溃疡与胃癌好发于幽门窦靠近胃小弯侧。

小肠占消化道的大部分，共5~7 m长，起始段为十二指肠，其上端靠近幽门处为十二指肠球部，是溃疡和穿孔好发的部位。空肠与回肠占小肠的大部，无明显分界，结构稍有区别。大肠中，阑尾是位于盲肠末端的细管状器官，管腔狭窄，易为粪石阻塞，同时其形态常弯曲成钩形、S形或卷曲状，使其易发生阑尾炎。结肠末端延续为一段"乙"字形弯曲段，即为乙状结肠，其活动度大，易发生扭转，也是憩室和肿瘤的好发部位。肛管内有丰富的静脉丛，在各种病理因素作用下易发生静脉曲张形成痔，发生在齿状线以上的为内痔，发生在齿状线以下的则为外痔。因神经分布不同，内痔不痛，而外痔痛感明显。

消化腺中，肝是人体最大的腺体，也是最大的实质器官。肝脏血供丰富，质地柔软而脆弱，易为外力冲击而破裂，造成腹腔内大出血。肝脏下缘有胆囊，储存肝脏生成的胆汁，并经胆总管输送到十二指肠。胰是人体第二大消化腺，其外分泌部分泌胰液参与消化过程，内分泌部由胰岛组成，主要分泌胰岛素，调节血糖。

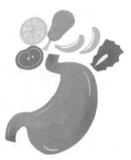

二、消化系统的生理功能

消化系统的主要功能是消化食物和吸收营养物质并排泄部分代谢产物。消化即食物在消化道内被分解为可吸收的小分子成分的过程。首先，消化道通过肌肉的收缩和舒张，将食物磨碎并与消化液充分混合，此过程即机械性消化；同时，消化腺分泌的各种消化酶把蛋白质、脂质和糖类分解为小分子可吸收的物质，即化学性消化。两个消化过程协调一致，互相配合。吸收即经消化的小分子营养物质经消化道黏膜进入血液和淋巴液的过程，未吸收的物质形成粪便被排出体外。消化和吸收相辅相成，密不可分，食物不经消化很难吸收，而吸收不良则消化的作用亦大为减弱。

消化道大部分由平滑肌组成，是消化道收缩舒张、进行机械性消化的主要组织。消化道平滑肌有自身的特征，其兴奋性低，收缩缓慢，具有自律性和紧张性，同时富于延展性，对不同刺激的敏感性亦不同，对电刺激不敏感，但对机械牵拉、温度和化学性刺激特别敏感。

消化道既受来自中枢的自主神经系统支配，又有自身的神经系统。自主神经系统中，副交感神经系统对消化系统通常起兴奋作用，而交感神经系统则抑制消化系统功能。消化道自身神经系统的调控作用不可忽视，即便去除了外来自主神经系统的调控，其自身神经系统仍能维持消化道的运动、分泌、血流量及水和电解质的转运。

第二节 消化系统疾病常见症状及疾病特征

一、消化系统常见症状

消化系统承担着繁重的消化吸收功能,与外界交流频繁,故其功能易受影响而发生疾病。而消化系统疾病的症状和体征往往不具备特异性,不同的疾病可诱发相同的症状。常见症状包括以下几种。

1. 食欲减退

食欲减退可见于多种消化系统疾病,是消化系统最常见的非特异性症状。胃酸分泌缺乏、感染、消化性溃疡、消化道肿瘤,或者其他全身性疾病都可能导致食欲减退。

2. 恶心、呕吐

恶心、呕吐由胃部痉挛性收缩导致,常见于胃肠道受激惹时,胃肠道感染最为常见,肝功能不全患者常见,胃溃疡亦可见。有时是全身性疾病的胃肠道表现,如恶性肿瘤晚期恶病质,电解质紊乱等。有时是药物的不良反应。

3. 腹泻、便秘

腹泻最常见于胃肠道感染,尤其是肠道感染,病毒性腹泻通常为水样便,易导致脱水,需要及时止泻;细菌性腹泻则量少,如为痢疾杆菌引起的则表现为里急后重,即时有便意而淋漓不尽,粪便形状常为黏冻状。因细菌可产生外毒素,吸收后可导致严重的全身中毒症状,通常细菌性痢疾不应止泻。便秘指每周排便少于3次且粪便干结、排便困难。如便秘超过12周则为慢性便秘。偶尔便秘为正常现象,无须特殊处理,以调节饮食结构、多饮水为主要措施,必要时可使用缓泻剂。便秘通常由肠道蠕动缓慢引起,或者由于直肠肛管器质性病变导致粪便无法有效排出引起。某些药物如抗胆碱药可抑制胃肠蠕动,或者阿片类镇痛药吗啡使肠道张力增加而蠕动减弱,皆可导致便秘。

4. 胃肠绞痛

胃肠绞痛为消化系统疾病最常见的症状之一,由胃肠道平滑肌痉挛性收缩引起。胃肠道炎症为最常见病因,消化性溃疡亦可发生,消化系统肿瘤引起的疼痛通常与胃肠绞痛性质不同,一般较好区分。消化道微环境改变亦为常见原因,如进食过冷或过热食物,易诱发消化道平滑肌痉挛。

5. 消化道出血

消化道出血较上述症状少见但危害巨大,根据不同病因,出血量有很大区别。消化性溃疡为最常见病因,如溃疡侵袭较大血管则可引起大出血。胃炎引起的出血通常量少而不易察觉,可表现为粪便颜色加深,严重者可出现黑便。消化道肿瘤也是消化道出血的常见病因,粪便隐血检查经常作为消化道肿瘤早期诊断的重要指标。肝硬化导致的食管胃底静脉曲张可导致上消化道大出血,出血汹涌,可危及生命,需要急诊迅速处理。通常上消化道少量出血最常见的表现为粪便颜色加深或黑便,而下消化道出血,尤其是直肠、肛管疾病如痔,则表现为粪便表面沾有鲜血。

二、消化系统常见疾病

1. 功能性消化不良

人群高发，有相关症状者可高达40%左右。患者无器质性疾病，由胃肠道功能紊乱引起，表现为非特异性餐后饱胀感、早饱、中上腹部疼痛或烧灼感。这可能与胃肠动力障碍、内脏感觉过敏、胃容受性扩张功能降低、胃酸刺激有关。社会心理因素在该病中起重要作用，焦虑、应激性事件如巨大的精神创伤等都能诱发。诊断上需要首先排除器质性疾病。

2. 胃食管反流病

胃食管反流病是胃十二指肠内容物反流入食管引起的不适症状或并发症的疾病，发病无明显性别差异。本病是由食管下括约肌功能障碍，反流的胃酸、胃蛋白酶、非结合胆盐、胰酶等损伤食管黏膜所引起的。食管手术后、妊娠、肥胖、腹水、便秘、呕吐、负重劳动等任何引起腹内压升高的情况，以及长期的胃内压升高均可损伤食管下括约肌功能。最常见的症状是反流感和烧心感。反流感是指胃十二指肠内容物在无恶心和不用力时涌入咽部或口腔的感觉，如反流物中含酸，则成为反酸。烧心感指胸骨后或剑突下烧灼感。反流和烧心常发生于餐后1 h，严重者可表现为胸骨后剧烈刺痛，易误诊为心绞痛，需要格外注意。胃镜是诊断该病最准确的方法，结合组织活检，可作出精准的鉴别诊断，以排除其他原因引起的食管炎或食管癌。

3. 胃炎

胃炎即胃黏膜的炎症反应，常见急性胃炎和慢性胃炎。急性胃炎常由精神过度紧张、严重创伤、躯体疾病或者药物如非甾体类抗炎药引起，酒精亦是常见的病因。症状不典型，食欲减退、腹痛腹胀、恶心呕吐等常见，严重者可有呕血、黑便甚至休克。慢性胃炎的主要病因为幽门螺杆菌（Hp）感染，十二指肠胃反流、自身免疫损伤和药物亦不罕见。症状不明显且无特异性，以长期慢性消化不良如食欲不振、反酸、嗳气、恶心等症状，或者长期上腹部不适、饱胀感、烧灼感为主。胃镜检查为确诊急性或慢性胃炎的金标准，必要时配合组织活检以鉴别诊断。怀疑慢性胃炎患者需要做Hp检测。

4. 消化性溃疡

消化性溃疡是指胃肠黏膜发生的炎性缺损，发生在胃部的为胃溃疡，发生在十二指肠的则为十二指肠溃疡，十二指肠球部多见。该病是胃酸、胃蛋白酶等攻击性因素增强和黏膜屏障等保护性因素减弱共同作用的结果，Hp感染、药物（尤其是非甾体类抗炎药、糖皮质激素等）、饮酒、吸烟、过度应激是最常见的诱因。以上腹痛为最主要症状，慢性进程，持续数年且反复或周期性发作，部分患者有典型的与进餐有关的节律特征，胃溃疡表现为餐后痛，十二指肠球部溃疡则表现为空腹痛。消化性溃疡是消化道出血的最常见病因，如溃疡穿透胃肠壁则可引起穿孔，如破溃入腹腔可引起弥漫性腹膜炎，亦可破溃入实质性器官，或者破溃入空腔器官形成瘘管。研究表明，胃溃疡和胃癌之间呈明显正相关，癌变风险相当高，已被定义为癌前病变，而十二指肠溃疡则通常不会癌变。与胃炎一样，胃镜检查是诊断消化性溃疡的首选方法和金标准，对长期迁延不愈的胃溃疡须行多点活检以排除胃癌。

5. 消化系统肿瘤

消化系统肿瘤可发生于各处，食管癌、胃癌、结直肠癌、肝癌、胰腺癌皆不少见，男性发病率高于女性，通常皆有明显的家族聚集倾向。

食管癌在我国恶性肿瘤中发病率居第四位，早期症状常不典型，晚期可表现为进行性吞咽困难、食物反流、吞咽疼痛，如肿瘤压迫喉返神经可致声嘶和呛咳等。

胃癌在男性中的发病率居全部恶性肿瘤的第二位，在女性中居第五位，幽门螺杆菌感染、慢性萎缩性胃炎、肠上皮化生、残胃、吸烟饮酒为胃癌的高危因素。环境因素在胃癌的发病中起重要作用，多吃新鲜蔬菜和水果可减少胃癌的发生，而摄入霉变、咸菜、腌制食品等会增加患胃癌的风险。80%的早期胃癌无症状，仅部分患者表现为消化不良，进展期的突出表现是体重减轻和上腹痛。

结直肠癌是全球发病率最高的恶性肿瘤之一，我国结直肠癌的发病率和死亡率皆居全部恶性肿瘤的3%~5%。环境因素在其发病中起重要作用，尤其是过多摄入高脂肪或红肉、过少摄入膳食纤维等饮食习惯最为危险。炎症性肠病特别是溃疡性结肠炎、吸烟饮酒皆为高危因素。起病早期仅表现为粪便隐血阳性，进而出现排便习惯及粪便性状改变、腹痛、腹部肿块及进行性消瘦、贫血等全身表现。

肝癌是我国最常见的恶性肿瘤之一，全球每年新发肝癌中有近一半发生在我国。病毒性肝炎、黄曲霉素、肝硬化为最主要诱因。病毒性肝炎中，我国主要是乙肝病毒感染，西方国家以丙肝病毒为主。肝癌早期症状不典型，出现明显症状者通常已进入中晚期。肝区疼痛为最常见症状，继而出现肝肿大、黄疸、肝硬化征象和进行性消瘦等全身症状。

第三节 消化系统疾病的防治措施

一、消化系统疾病的预防

1. 消化系统疾病与心理健康

随着时代的发展，现代医学已经由单纯的生物医学模式进展为社会-心理-生理医学模式，这提示我们，心理因素对生理健康具有重要意义。尤其是消化系统的生理功能与心理因素关系密切，现代医学已把消化系统疾病纳入重要的心身疾病范畴。很多消化系统疾病如功能性消化不良、消化性溃疡等，其发病都与心理因素有直接关联，过度焦虑、抑郁心理等是这些疾病的直接触发因素。即便是恶性肿瘤的发生，也与心理活动相关。

很多精神心理障碍是以消化系统症状为首发和突出表现的，比如神经性厌食、神经性呕吐等。随着现代社会的飞速发展，心理健康的巨大课题再次摆在世人面前。面对快速发展的人类社会，面对生活中各种健康、家庭、就业压力，如何调节心理，保持乐观、积极、向上、豁达的心态，是所有现代人都必须重视的。

2. 生活习惯及饮食结构的影响

人类由茹毛饮血的原始社会进入高度发达的21世纪，生活习惯、生活节奏和饮食结构发生了巨大的变化，而所有这一切都与人类的健康息息相关。现代社会生活节奏紧凑，每个人都在忙忙碌碌，加之现代年轻人晚睡晚起、昼伏夜出的生活习惯，使饮食习惯极其不规律，暴饮暴食或者过度节食，成为现代我国年轻人的健康杀手。而饮食结构的变化对消化系统疾病的影响更不容忽视，生活节奏的加快使现代人更多地选择快餐食品，加之长期保存的食物，使饱和脂肪酸、反式脂肪酸、食物防腐剂摄入过多，膳食中红肉比例过高，蔬菜水果比例不足，此外还有大量饮酒，都是消化系统疾病的重要诱发因素。所以，更多的健康教育和饮食结构的指导迫在眉睫，尤其是接受高等教育的人群，更应成为健康中国的主要引领者，为我国人群的大健康事业作出贡献。令人欣喜的是，随着社会文明程度的提高，年轻一代中吸烟人群的比例在下降，这一点在受教育程度高的人群中尤为突出，这对预防各种疾病包括消化系统疾病的发生起到了积极的作用。

3. 健康意识与自我保护的重要性

不可否认的是，现代我国人群的健康意识取得了长足的进步，人们逐渐认识到，健康的身体是幸福的基础，是实现自身价值和社会价值的基石。但也不能忽视，仍有相当多的人没有意识到预防胜于治疗的意义所在。健康意识不仅体现在保持良好的生活习惯，维持科学的饮食结构，也体现在对自身健康情况的关注程度上，应注意定期体检，不能讳疾忌医，一定要相信科学。当然也不必杯弓蛇影，陷入紧张焦虑的不良心理状态中。

任何时候都不能忽视自我保护的重要性，远离可能致病的环境，少接触甚至不接触可能致病的因素。对于消化系统疾病而言，自我保护的根本措施在于饮食安全，不食用来源不明的食物，少摄入熏烤、腌制、油炸食品，忌食生冷或过热的食物，不食用过期食品。病从口入不是危言耸听，是保持身体健康的保障。

二、消化系统疾病的治疗措施

1. 药物治疗

在现代医学中，内科治疗即药物治疗永远是最重要的治疗措施之一。对于消化系统疾病，应根据不同的临床情况、不同的病因选取相应的药物，大多可取得满意的疗效。

对于功能性消化不良的患者，如是因胃肠道动力不足引起的，可选用增强胃肠动力的药物，如吗丁啉；如是因消化酶分泌不足引起的，可选用胃蛋白酶制剂；如是因胃酸刺激引起的，可选用制酸剂如质子泵抑制剂奥美拉唑等。

对于消化性溃疡患者，如 Hp 阳性，首先需要进行抗菌治疗，否则复发的概率相当高。选用质子泵抑制剂+克拉霉素+阿莫西林+胶体枸橼酸铋钾的四联方案，可根治 Hp 感染。如无 Hp 感染，质子泵抑制剂常能获得满意疗效。胃炎的治疗与消化性溃疡大致相同，包括胃食管反流病，质子泵抑制剂亦是核心治疗药物之一。

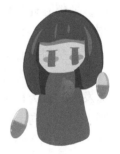

胃肠绞痛患者可使用山莨菪碱松弛胃肠道平滑肌而止痛；腹泻患者如需止泻，可选用蒙脱石散，止泻效果良好且不良反应少；便

秘患者可选用缓泻剂如番泻叶、硫酸镁口服等，必要时可使用开塞露。

胃肠道感染则根据感染的菌株选择敏感抗菌药物，病毒感染选用抗病毒药。

消化系统肿瘤根据不同的肿瘤类型，皆有标准的传统化疗方案可选用，随着现代药学和药理学的进步，很多恶性肿瘤已经有靶向药物可以选用，可产生更好的疗效，副作用也更小。

近30年来，质子泵抑制剂在消化系统疾病的治疗中起到了至关重要的作用。我们知道，很多消化系统疾病的发生不外乎两种因素共同作用的结果：一是攻击性因素的增强，二是保护性因素的削弱。消化系统中攻击性因素主要是三种：胃酸、胃蛋白酶和幽门螺杆菌感染。其中，胃酸是核心要素，因为胃蛋白酶需要在酸性条件下才具有活性，而幽门螺杆菌感染也需要借助胃酸对胃黏膜的侵袭才能起到更大的伤害作用。所以抑制胃酸分泌和中和胃酸一直是消化系统疾病尤其是胃炎和消化性溃疡治疗的重要一环。早年的基本观点是：无酸即无溃疡。尽管此观点在20世纪80年代幽门螺杆菌被发现以后有了一定的修正，但现有研究证据仍表明，胃酸是胃黏膜受损不可或缺的因素。

1979年，奥美拉唑作为第一个质子泵抑制剂首先合成，并于1982年用于临床，因其对消化性溃疡的显著疗效，得到临床医生的极大重视。奥美拉唑1987年于瑞典上市，1989年于美国上市。我国于1994年研制成功奥美拉唑，为人民的健康提供了有力的保障。胃酸是由胃壁细胞合成并分泌的，分泌胃酸的关键分子是胃壁细胞上的H^+-K^+-ATP酶，即质子泵，而奥美拉唑可选择性地抑制H^+-K^+-ATP酶的功能，从而抑制H^+的分泌。其抑制胃酸分泌的作用极其强大，甚至可以使胃部达到几乎无酸的状态。而以往使用的抑制胃酸分泌的药物，不论是M受体阻断药哌仑西平，还是组胺受体阻断药西咪替丁，都是作用于胃酸分泌的调节因素，并不能直接抑制质子泵的功能，作用有限。临床研究证实，奥美拉唑促进溃疡愈合的作用远强于以往的传统抑酸药，是消化系统疾病治疗的革命。

2. 手术治疗

外科治疗是临床治疗的另一个必不可少的手段。消化系统疾病如有手术指征，外科治疗往往能获得较好疗效。消化性溃疡穿孔、大出血皆可经手术治愈；由肝硬化导致的食管胃底静脉曲张大出血也是外科手术的重要适应证；各种消化系统肿瘤，如果满足手术条件，可以采取手术根治术，即便无法手术根治，减瘤术等术式亦可缩小瘤体，为后续化学治疗创造条件。随着医学的进步，很多消化系统肿瘤通过内外科结合的手段，已经大大延长了患者的生存时间，提高了生活质量。

3. 其他治疗

在内外科治疗手段之外，还有很多新型的治疗方式，提高了消化系统疾病的治疗效果。尤其是在消化系统肿瘤的治疗中，放射治疗亦为重要的手段，即对敏感肿瘤采用辐射以杀死肿瘤细胞。新型仪器设备的使用在放射治疗中起到了巨大的推动作用，如直线加速器的广泛使用。除了外照射以外，通过核医学的手段，将放射性核素置入体内，以内照射的方式进行治疗，在近年取得了长足的进步，尤其是PET-CT的使用，在恶性肿瘤的诊治中的作用愈发突出。

免疫疗法同样在消化系统肿瘤的治疗中方兴未艾,这是一种相对靶向的治疗手段,相信在不远的将来会起到越来越重要的作用。

思考题:
日常生活中怎样有效防止消化系统疾病的发生?

第十五章 性激素与避孕药

教学目标
1. 了解女性生理周期及性激素调节过程。
2. 培养合理使用性激素药物和避孕药的意识。

教学重难点
1. 性激素周期变化的生殖基础。
2. 避孕药的原理和方法。

第一节 生殖系统及性激素分泌与调节

 一、性激素概述

1. 性激素概念及分类

人类生殖系统因性别分为两套：男性生殖系统和女性生殖系统。男性生殖系统包括睾丸、输精管、附属腺体和外生殖器。女性生殖系统包括卵巢、输卵管、附属腺体和外生殖器。其中，生殖腺体（睾丸和卵巢）除了产生生殖细胞外，也分泌性激素。根据性激素的功能，将性激素分为雄激素（如睾酮）、雌激素（如雌二醇）和孕激素（如孕酮）三大类。

2. 性激素的分泌调控

性激素受下丘脑-垂体前叶-睾丸轴（男性）和下丘脑-垂体前叶-卵巢轴（女性）的调节。对于男性，首先是下丘脑分泌的促性腺激素释放激素（gonadotropin-releasing hormone，GnRH），经过垂体门脉系统到了垂体前叶，垂体前叶分泌卵泡刺激素（follicle-stimulating hormone，FSH），刺激睾丸的支持细胞产生精子，同时垂体前叶也分泌黄体生成素（luteinizing hormone，LH），作用于睾丸的间质细胞使其分泌雄激素，使性激素的分泌增加。对于女性，在下丘脑分泌的促性腺激素释放激素（GnRH）控制下，垂体前叶也分泌卵泡刺激素（FSH）和黄体生成素（LH），卵泡刺激素和黄体生成素作用在卵巢，刺激卵泡的发育，使其成熟排卵和形成黄体，合成雌激素和孕激素，这样女性性激素分泌增加。图15-1是性激素的分泌调控示意图。

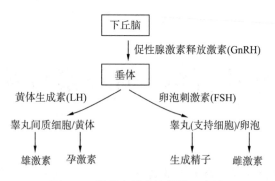

图 15-1　性激素的分泌调控示意图

二、性激素的周期性变化

性激素分泌的周期变化在女性月经周期中表现明显，而男性的性激素水平相对稳定，但也存在一定程度的日常波动。女性和男性性激素分泌周期的具体变化如下。

1. 女性性器官及性激素分泌周期变化

卵巢的周期变化体现在排卵过程的变化，包括三个阶段：卵泡期、排卵期、黄体期。在哺乳动物的卵巢中，卵泡是卵母细胞（卵子）发育的基本单位，卵泡的发育分为原始卵泡、初级卵泡、次级卵泡和成熟卵泡四个阶段。在卵泡期，依赖于促性腺激素（卵泡刺激素）的刺激，卵泡持续发育，经过募集、选择，最终只有一个卵泡优先发育成优势卵泡，其余的卵泡逐渐退化闭锁。卵泡在月经周期的第 11~13 d 体积明显增大，可达 18~23 mm，形成排卵前的成熟卵泡。初级卵泡持续分泌雌激素，雌激素含量在形成成熟卵泡前达到顶峰；在排卵期，成熟的卵泡在黄体生成素/卵泡刺激素作用下（下次月经来潮的前 14 d），由两侧卵巢每月交替排出卵子；排卵后卵泡液流出，卵泡腔内压下降，卵泡壁塌陷，与周围结缔组织的卵泡外膜共同形成黄体，分泌孕激素。若卵子未受精，黄体在排卵后 9~10 d 开始退化，这一过程称为黄体期，总体时间约为 14 d。

（1）性激素分泌的周期变化：

性激素分泌周期的变化包括雌激素、孕激素和雄激素在卵巢周期变化过程中的变化。其中，雌激素在卵泡开始发育时分泌量很少。在月经第 7 d，卵泡分泌的雌激素迅速增加，在排卵前雌激素量可达高峰。排卵后由于卵泡液中的雌激素被释放到腹腔，这时循环中雌激素暂时下降。然而，在排卵后 1~2 d，黄体开始分泌雌激素，这样使雌激素得以补充，从而循环中雌激素含量又逐渐上升，在排卵后 7~8 d 时黄体成熟，黄体来源的雌激素达到顶峰，故循环中雌激素的含量又形成一个高峰。此后，黄体萎缩，雌激素水平急剧下降，并在月经期达最低量。孕激素的周期变化与雌激素有所不同，在卵泡期，卵泡不分泌孕激素（孕酮），排卵前成熟卵泡的颗粒细胞在黄体生成素（LH）的作用下，开始分泌少量孕酮，排卵后黄体分泌的孕酮逐渐增加，至黄体成熟时（排卵后 7~8 d），孕酮分泌量达最高峰。之后孕酮含量逐渐下降，到月经来潮时降到卵泡期孕酮水平。除了雌激素和孕激素外，女性的肾上腺和卵巢均能分泌雄激素，这些雄激素包括雄烯二酮、脱氧表雄酮和睾酮。雄激素在排卵前升高，其作用一方面可促进非优势卵泡闭锁，另一方面可提高性欲。

(2) 子宫内膜的变化周期：

以上介绍了女性性激素随着卵子的成熟过程发生周期性的变化。事实上，子宫内膜随着体内激素水平的变化也出现周期性的变化。根据月经周期子宫内膜的变化，子宫内膜的变化可分三个明显不同的时期，即增生期、分泌期和月经期。其中在增生期，卵巢内卵泡发育和成熟，此时在分泌的雌激素作用下，内膜出现增生增厚。排卵后，在孕激素和雌激素的作用下，增生的内膜出现分泌现象，这一过程被称为分泌期。接着，如果在没有受孕的情况下，黄体退化，雌激素和孕激素分泌水平降低，内膜失去激素的支持，出现坏死、剥落和出血现象，这一时期被称为月经期。

图 15-2 是女性性器官和性激素的周期变化。

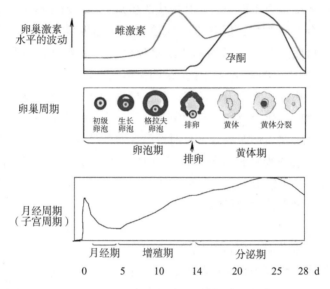

图 15-2　女性性器官和性激素的周期变化

2. 男性性激素分泌周期变化

睾酮水平在一天之中存在波动，通常在清晨达到最高点，之后逐渐下降，在晚间达到最低水平。这种日间变化的节律性在年轻男性中更为明显。从长期变化来看，男性青春期时，睾酮水平上升，促进第二性征的发育。进入30岁左右，男性的血清总睾酮水平每年会下降1%~2%，70至80岁时，睾酮水平可能是20岁时的1/2~2/3。并且随着年龄的增长，不仅睾酮水平下降，性激素结合球蛋白水平也会升高，这样导致血清中游离的具有生物活性的睾酮水平降低。此外，促性腺激素释放激素的分泌和间质细胞对黄体生成素的反应也会减退。

第二节 性激素类药物

一、雌激素类药物

1. 雌激素类药物种类

雌激素类药物根据来源可分为天然雌激素、半合成雌激素、合成雌激素和植物雌激素等类型。天然雌激素有雌二醇和雌酮,血液及尿中的雌三醇是其二者的代谢产物。雌二醇生理活性最强,但口服后易在肝脏中被破坏,生物利用度很低。半合成雌激素是基于天然雌激素的甾体结构衍生而来的,其中炔雌醇是一种以雌二醇为母核结构的半合成品,是一种强效的合成雌激素,因其半衰期较长且代谢较慢,所以不受给药方式的影响。炔雌醇是复方口服避孕药中常用的雌激素成分,大多数复方口服避孕药平均含有 20~35 μg 炔雌醇。合成雌激素是非甾体类结构,但具有雌激素活性,主要有己烯雌酚、己烷雌酚及氯三芳乙烯等。临床上,己烯雌酚主要用于补充体内雌激素不足的情况。

此外,某些植物中的化合物如大豆异黄酮,具有类似雌激素的作用,被称为植物雌激素。大豆异黄酮能够在人体雌激素不足时提供一定的补充作用,但作用效果比真正的雌激素要弱很多,豆浆作为一种营养丰富的食品,对于改善一些轻度的雌激素缺乏症状,如潮热、出汗等,可能有一定的辅助作用。但是,对于需要治疗雌激素缺乏症状的患者,依然需要用雌激素药物进行治疗。

2. 生理和药理作用

对未成年女性,雌激素可促进性成熟,促进第二性征发育;促进月经周期的形成,增加子宫和输卵管的活动性,增加子宫平滑肌对催产素的敏感性;同时,雌激素对垂体前叶的促激素和下丘脑促激素释放激素的分泌有反馈作用。小剂量雌激素能够激发促性腺激素的释放,为正反馈作用,也称为助孕效应;大剂量雌激素则抑制促性腺激素的释放,为负反馈作用,也称为避孕效应。

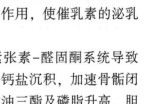

雌激素也能促进乳腺发育,刺激垂体前叶合成和释放催乳素,或抑制下丘脑的催乳素抑制释放因子分泌,促进乳腺导管和腺泡的发育,为保持第二性征或为泌乳准备;大剂量使用雌激素具有回乳作用,但体内催乳素水平并未降低,说明回乳作用是在乳腺水平干扰催乳素的作用,使催乳素的泌乳作用降低。

另外,雌激素具有轻度水钠潴留作用,可通过肾素-血管紧张素-醛固酮系统导致血压升高;药理剂量的雌激素还可兴奋成骨细胞活性,加速骨骼钙盐沉积,加速骨骺闭合,影响骨骼生长和身高;大剂量时,对血脂也产生影响,使甘油三酯及磷脂升高,胆固醇降低。

3. 临床用途

(1) 更年期(绝经期)综合征:

更年期综合征是由卵巢功能退化引起雌激素水平降低,雌激素水平的降低又通过负反馈方式作用于垂体,使促性腺激素分泌增加,引起垂体-卵巢激素失衡,最终引起自主神经功能失调。更年期综合征的主要表现为发热感、头晕、激动、出汗和恶心等症状,且神经症状有焦虑不安、失眠和记忆力减退等。可以补充雌激素进行治疗,如己烯雌酚 0.2~1.0 mg/d,或者炔雌醇 0.01~0.50 mg/d,连用 20~22 d。也有局部用药,如雌三醇软膏(欧维婷),每晚阴道用药 0.50 g,连续使用 2~3 周,之后逐渐减至维持量,如 2 次/周,用于老年阴道炎和女阴干枯症。

(2) 卵巢功能不全和闭经:

替代疗法:服用雌激素,促进外生殖器和第二性征发育。小剂量雌激素可促进促性腺激素释放,诱导排卵,恢复形成月经周期。

周期疗法:雌-孕激素序贯疗法,促进卵巢、卵泡、黄体之间正常关系的恢复。从经期后的第 6 d 开始,己烯雌酚 0.25 mg/qn(每晚睡前给药 1 次)连续用药 20 d,最后 5 d 每日加用黄体酮 10~20 mg,进行肌内注射,停药后 2~3 d 来经血。

(3) 功能性子宫出血:

由于丘脑和垂体因素、青春期波动型、更年期衰竭型等各种诱导因素引起的雌激素水平下降,会导致子宫内膜修复不良,引起持续性少量出血。服用雌激素,如己烯雌酚 3~6 mg/d,连续服用 3~4 d,停止出血后,渐减量至 1~2 mg/d,再连续服用 20 d。

此外,雌激素还可治疗乳房胀痛及退乳;雌激素减少老年骨质疏松,可用于骨质疏松症;因青春期男女雄激素刺激皮脂腺分泌过剩,引起阻塞和继发感染,所以雌激素可用于痤疮(粉刺)的治疗;雌激素也用于激素依赖性肿瘤的治疗,如用于绝经期后乳腺肿瘤治疗,此外,雌激素也用于前列腺肿瘤及心血管系统疾病的治疗。

4. 不良反应

雌激素引起的不良反应有恶心、食欲不振和头晕等,减小剂量可以缓解,可同时服用维生素 B_6;久用可因子宫内膜过度增生而引起出血,子宫有出血倾向或肿瘤、内膜炎等患者慎用;雌激素可引起肝损伤,即引起胆汁淤积性黄疸,故肝功能不良者慎用;雌激素的大量使用还可导致水钠潴留、水肿等。

5. 雌激素受体调节剂

该类药物选择性竞争结合雌激素受体,多具有较弱的雌激素活性和一定程度的抗雌激素活性(受体调节剂、部分激动剂),从而发挥特殊的药理作用。

他莫昔芬作为第一代雌激素受体调节剂,作用强度为雌二醇的一半,也有抗雌激素作用,用于绝经期的晚期乳腺肿瘤的姑息治疗,且能预防对侧乳腺发病。雷洛昔芬是第二代雌激素受体调节剂,受体亲和力强,选择性好,主要用于预防绝经期后骨质疏松症。

克罗米芬化学结构与己烯雌酚相似,具有较低的雌激素效应和适度的抗雌激素特性,能够对抗雌激素的功能。通过在下丘脑区域与雌激素受体竞争,它抑制了雌激素的负反馈机制,从而促进了促性腺激素的分泌,引发排卵。这种作用可能会增加排卵次数和多胎妊娠的风险。克罗米芬常用于治疗功能性子宫出血、月经不规律、功能性不孕和晚期乳腺肿瘤，以及长期使用避孕药后导致的闭经等症状。

二、孕激素类药物

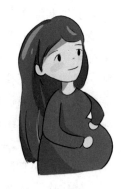

1. 孕激素类药物种类

孕激素也分为天然孕激素与合成孕激素，人体的天然孕激素为黄体酮，一般由黄体分泌，妊娠后黄体可维持分泌孕激素 10 周，然后孕激素由胎盘分泌，直至分娩。黄体酮口服首过作用显著，需要肌内注射给药。合成孕激素是在天然孕激素基础上的合成物质，常用的有醋酸甲羟孕酮、甲地孕酮、炔诺酮等。

2. 生理和药理作用

孕激素能促进子宫内膜腺体进一步生长和增殖，进入分泌期，有利于受精卵植入着床、胚胎发育；具有维持内膜完整性的作用，所以如果孕激素水平快速降低，可在 2~3 d 内出现内膜蜕变脱落，形成激素撤退性出血，即月经。此外，孕激素对子宫活动有抑制作用，表现为子宫平滑肌松弛、对催产素敏感性降低，具有保护妊娠的作用。同时孕激素也具有负反馈作用，即大剂量抑制垂体促性腺激素的分泌，抑制卵巢排卵，即避孕效应；孕激素使子宫颈上皮腺体分泌活性降低，减少黏液分泌，不利于精子穿行进入宫腔，具有避孕效果。

孕激素对抗醛固酮的作用，促进 Na^+、Cl^-、H_2O 排泄，具有利尿作用；促进蛋白质分解代谢，增加尿素氮排泄；孕激素是肝药酶诱导剂，可促进某些药物的代谢。此外，孕激素也对呼吸有影响，增加每分钟通气量以提高呼吸中枢对 CO_2 张力的敏感性。孕激素也对体温调节中枢有影响，有轻度升高体温的作用。排卵后，孕激素水平升高，基础体温（晨间体温）升高 0.5 ℃，直到月经来潮，可以通过监测基础体温的变化判断是否排卵。

3. 临床用途

（1）功能性子宫出血：

黄体功能不足引起内膜不规则成熟和脱落，有少量淋漓不尽的出血，应用孕激素类药物可以使子宫内膜转变为分泌期。治疗：从经期第 21 d 开始，连续给药 5 d，肌内注射黄体酮 20 mg/d，或口服甲孕酮 5~10 mg/d，停药后 3~5 d 发生比较完整的内膜脱落即激素撤退性出血。

（2）原发性痛经（功能性痛经）：

原发性痛经常发生于初潮或未婚、未孕妇女，往往经过生育后痛经得以减轻或消失。其形成机制是排卵周期子宫合成和释放前列腺素增加，刺激子宫平滑肌痉挛，从而引起疼痛。治疗：一线药物是非甾体类抗炎药，但是具有 10%~30% 的痛经患者对非甾体类抗炎药无效果，认为这部分患者的前列腺素水平没有升高，痛经与白三烯水平升高有关。二线药物是口服雌-孕激素类（避孕药），对于有避孕需要者和对非甾体类抗炎药无效者适用。一般在月经周期第 5 d 开始，连续服药 22 d，通过抑制排卵，减少月经量，达到减少前列腺素分泌和子宫收缩的目的。其次，孕酮本身也有减轻子宫平滑肌痉挛的作用。

（3）子宫内膜异位症：

子宫内膜异位症一般由妇科手术、子宫及其相邻盆腔器官器质性病变等引起。异位内膜也像正常内膜一样，受激素调节发生周期性变化，从而引起该部位反复出血，刺激周围组织，引起痛经样症状。利用孕激素如炔诺酮或乙酸甲地孕酮等长期治疗，可使异位内膜转变成分泌期，最后使之萎缩退化，从而减轻症状或者治愈。

4. 抗孕激素药

抗孕激素药物是一类能够干扰孕激素的合成和代谢的药物，它们在临床上有多种应用，包括预防和治疗妊娠相关疾病。常见药物有孕酮受体阻断药：孕三烯酮和米非司酮。米非司酮为炔诺酮衍生物，与孕激素受体和糖皮质激素受体均有亲和力，因而同时具有抗孕激素和糖皮质激素活性。该药可在 72 h 内作为补救避孕药；也可作为流产药物，与前列腺素类药物合用，用于终止停经 49 d 之内的妊娠。

三、雄激素类药物

1. 雄激素类药物种类

人体的天然雄激素主要是睾酮，合成的雄激素活性均高于睾酮，如睾酮的酯化衍生物丙酸睾酮，睾酮 C17 的甲基衍生物甲基睾酮等。睾酮口服后在肝脏迅速破坏；而酯类衍生物吸收缓慢，作用时间较长；甲基睾酮不易在肝脏破坏，口服效果较好。

2. 生理和药理作用

（1）对生殖系统的作用：

男性性器官的发育和第二性征的成熟是由雄激素所驱动的；此外，雄激素还有助于精子的正常生成和成熟，以及增强精囊和前列腺的分泌能力。然而，当雄激素的剂量过高时，它会通过负反馈机制抑制促性腺激素的释放，进而影响精子的产生。

（2）同化作用：

雄激素能促进蛋白质合成（同化作用），减少蛋白质分解，形成正氮平衡，促进肌肉增长，体重增加，减少尿氮排泄，在远曲小管促进水、钠、钙和磷吸收并造成相应的潴留。

（3）兴奋骨髓造血功能：

在骨髓机能低下时，加大雄激素剂量，可刺激骨髓造血功能，尤其是使红细胞增加。

此外，雄激素还具有免疫增强作用（免疫球蛋白合成增加）和抗炎作用（类似糖皮质激素）。

3. 临床用途

雄激素用于睾丸机能不足，如无睾（先天或后天损伤）或类无睾症（肝功能不足）的替代疗法，也可用于生殖器官发育不良、第二性征不明显、生殖功能不全的治疗，属于小剂量疗法，可以使用睾酮皮下植入制剂，以维持血浆睾酮达生理水平。

雄激素因能对抗雌激素的作用，也用于妇科疾病，如功能性子宫出血。因为雄激素可使子宫血管和肌纤维收缩，内膜萎缩，发挥止血作用（停药后，也会出现撤药性出血)。

此外,雄激素可用于再生障碍性贫血,长期治疗2~4个月起效,疗程为5~8个月,患者的骨髓功能可得到改善。雄激素在治疗慢性消耗性疾病方面具有应用价值,如在经历重大手术、放射治疗、化学治疗、烧伤、严重感染、骨质疏松症、肌肉萎缩或长期卧床等情况时。使用适量的雄激素,可以帮助纠正负氮平衡,增进食欲,改善主观症状,并辅助患者恢复体力或促进损伤的愈合。

同时,应当注意,雄激素的使用可能会显著提高运动员,尤其是女性运动员在体育比赛中的表现,所以是体育比赛违禁用药。此外,雄激素也用于前列腺增生、血管神经性水肿和避孕。

4. 不良反应

雄激素的不良反应有:女性男性化;肝损害,偶见黄疸;引起水钠潴留,水肿。

5. 抗雄激素药物

环丙孕酮可阻断雄激素受体,还有较强的孕激素样作用,可用于男性严重性功能亢进、不宜手术的前列腺肿瘤的治疗;也可用于女性雄激素依赖性多毛症、脂溢性皮炎、脱发和痤疮等。

四、同化激素和促性腺激素

1. 同化激素

同化激素,也称为蛋白同化制剂,是一类能够促进细胞生长与分化、增加肌肉量和骨骼强度的甾体激素。它们通常是由天然雄激素经过结构改造得到的半合成激素类药物,具有较弱的雄性化作用和较强的蛋白同化作用。常见的种类有苯丙酸诺龙,可用于蛋白合成不足和分解过多的病例,如营养不良、严重烧伤、手术恢复期、骨折不易愈合、老年骨质疏松、再生障碍性贫血和小儿发育不良等。其他种类还有羟甲烯龙、吡唑甲氢龙(康力龙)、乙基雄甾醇和癸酸诺龙等。每日服用乙基雄甾醇2~6 mg,每日储氮量增加1~2.5 g,按照蛋白质平均含氮量16%计,相当于蛋白质6~15 g。

2. 促性腺激素

促性腺激素是一类重要的激素,由垂体前叶分泌,包括卵泡刺激素(FSH)和黄体生成激素(LH)。如前所述,它们在性腺功能的调节中发挥关键作用。从孕妇尿中提取的人绒毛膜促性腺激素或从绝经期妇女尿中提取的LH与FSH混合制剂(人绝经期促性腺激素)可用于治疗性功能减退症。在性激素六项检查中,FSH和LH是重要的指标,它们的变化可以反映女性的生殖健康状况。例如,当LH与FSH的比例大于3∶1时,可能提示多囊卵巢综合征的存在。

图15-3为性激素类药物概略图。

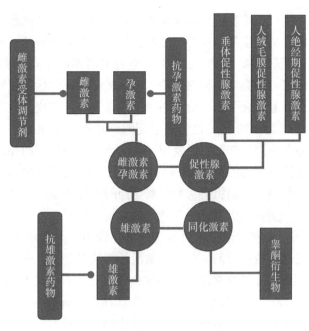

图 15-3 性激素类药物概略图

第三节 避孕药

一、女用避孕药（甾体避孕药、性激素类避孕药）

1. 药物作用机制

避孕药通过多种机制实现避孕效果，主要是抑制排卵，这一点在甾体避孕药中尤为明显，其避孕成功率超过 90%。避孕药中的外源性雌激素和孕激素通过负反馈机制，抑制下丘脑释放促性腺激素释放激素（GnRH），或减少垂体前叶对 GnRH 的反应，导致卵泡刺激素分泌降低，进而阻碍卵泡成熟和排卵。一旦停止使用，排卵功能通常能迅速恢复。此外，避孕药中的高剂量雌激素和孕激素共同作用，干扰子宫内膜的正常生长，不利于受精卵的植入。避孕药还能增加宫颈黏液的黏稠度，阻碍精子的移动，影响受精过程。同时，它们可能干扰子宫和输卵管的平滑肌活动，延迟受精卵向子宫的运输，并抑制黄体生成素的释放。

2. 按药物制剂特点分类

（1）口服制剂：口服避孕药根据药物的药效可分为短效避孕药、长效避孕药和探亲避孕药。其中，短效口服避孕药分为单相片、双相片和三相片，主要成分均为雌激素和孕激素，以 28 d 为一个完整周期进行服用。我国市面上的短效口服避孕药以单相片为主，包括屈螺酮炔雌醇片、去氧孕烯炔雌醇片和炔雌醇环丙孕酮片等。服用后形成人工月经周期，阻止孕卵着床。短效避孕药在避孕方面表现出色，其成功率可达到 99.5%。长效避孕药则以炔雌醚这种长效雌激素为主要成分，并与不同的孕激素结合，形成口服避孕药。在中国，常见的长效避孕药包括复方氯地孕酮片、复方炔诺孕酮乙片和复方次甲基氯地孕酮片。这些药物的作用机制是利用大剂量的雌激素来抑制排卵，同时孕激素促使子宫内膜从增生期转变为分泌期，引发周期性的撤退性出血。长效避孕药每月仅需服用一次，其避孕成功率约为98%，但由于副作用较大，临床使用并不广泛。长期大剂量摄入雌激素可能会增加患癌风险，因此需要定期体检以监测健康状况。

探亲避孕药，也称紧急避孕药，由大剂量孕激素类成分组成，通常其孕激素剂量是短效避孕药中孕激素剂量的10倍。这种避孕药的优点在于服用方式灵活，其服用不受月经周期的限制，适合在探亲期间临时使用，是防止非意愿妊娠的补救方法。紧急避孕药起效关键是女性在性行为后的最初12 h内服用它，避孕的失败率只有1.6%，随着时间的延长，失败率不断增加。据报道，紧急避孕药的有效率能达到85%左右，但因其含有大剂量的孕激素，不能长期服用，也不能代替常规避孕方法。

（2）长效注射剂：注射用避孕药可分为两类，即单一孕激素的长效注射剂和含有孕激素与雌激素的复合长效注射剂。单一孕激素长效注射剂中，甲羟孕酮（150 mg）被制成微晶水混悬液，首次注射通常在月经周期的第5 d进行，之后每3个月注射一次。另一种是庚炔诺酮（200 mg）的油剂注射剂，首次注射同样在月经周期的第5 d，之后每2个月注射一次，其避孕成功率可达97%。在中国，市场上供应的有单一孕激素类和雌孕激素复合制剂。单一孕激素类可能会导致月经不规律，而雌孕激素复合使用则较少出现这种情况。

雌孕激素复合长效注射剂中，复方甲地孕酮注射液（含甲地孕酮25 mg和环戊丙酸雌二醇5 mg）为微晶水混悬液，而复方己酸孕酮注射液（含己酸孕酮250 mg和戊酸雌二醇5 mg）则是油剂。首次注射通常在月经周期的第5 d进行，第7 d注射第二次，之后每个月在月经周期的第10~12 d注射一次，必须按时注射，不能中断。

注射用避孕药物是一种能够长期发挥作用的避孕手段，该方法具有多项优势：效果持久，无须每日用药，哺乳期也能安全使用，并且不受其他药物干扰。此外，它可能减轻经前不适及其出血量，并对预防子宫癌有积极作用。

尽管如此，注射避孕药物也可能带来一些不利影响。它可能会引起月经周期的不规则，甚至在结束注射后这种不规律性可能还会持续一段时间。部分女性可能会发生体重增加、头痛、痤疮、性欲减退和情绪变化等不良反应。在极为罕见的情况下，某些人可能对注射剂成分过敏。长期运用含有孕激素的避孕针可能会略微增加一些健康风险，包括短期的骨质流失。

（3）缓释剂：孕激素类药物（包括黄体酮、甲孕酮、甲地孕酮、炔诺孕酮和三烯高诺酮等）可以被封装在由聚二甲基硅氧烷或其他类型的硅橡胶制成的胶囊、阴道环或宫内避孕器中，这些制剂可以被植入皮下、置入阴道或放入宫腔内，使孕激素能够以一个相对稳定的速率逐渐释放，实现长效避孕的效果。例如，含有黄体酮的宫内避孕器在放置一次后，其避孕效果可以持续1~2年。尽管这种避孕器每日释放的激素量很小，但由于其高生物利用度，通常能带来较少的不良反应。这种方法因其长效性、可逆性和高效性，被广泛用作避孕手段。皮下埋植避孕也是一种长期且可逆的避孕方法，将装载有孕激素避孕药物的细小硅胶棒植入女性皮下。植入后，避孕药物会以稳定而缓慢的速率释放，从而发挥其避孕效果。

（4）多相制剂：为了重现正常的月经周期中雌/孕激素的分泌模式，使服用者体内的性激素水平接近正常的月经周期，从而降低经期出血的风险，近年来开发了炔诺酮的双相和三相制剂及炔诺孕酮的三相制剂。这些药物的特点是雌激素剂量保持一致，而孕激素的总量则减少，并且按照 2~3 个阶段逐步增加剂量。具体来说，炔诺酮双相制剂在前 10 d，每日服用 1 片，每片含有 0.5 mg 炔诺酮和 0.035 mg 炔雌醇；接下来的 11 d，每日服用 1 片，每片含有 1 mg 炔诺酮和 0.035 mg 炔雌醇，这样的设计有助于减少非计划性出血。炔诺酮三相制剂则是在最初的 7 d，每日服用 1 片，每片含有 0.5 mg 炔诺酮；中期 7 d 和最后 7 d，分别每日服用 1 片，每片含有 0.75 mg 和 1 mg 炔诺酮，而炔雌醇的剂量保持在 0.035 mg，这种三相制剂的效果被认为优于双相制剂。炔诺孕酮三相制剂则是在最初的 6 d，每日服用 1 片，每片含有 0.05 mg 炔诺孕酮和 0.03 mg 炔雌醇；中期 5 d，每日服用 1 片，每片含有 0.075 mg 炔诺孕酮和 0.04 mg 炔雌醇；最后 10 d，每日服用 1 片，每片含有 0.125 mg 炔诺孕酮和 0.03 mg 炔雌醇。由于炔诺孕酮三相制剂更贴近人体自然激素的变化模式，因此在临床上显示出更好的效果。

3. 不良反应

避孕药的副作用与所含雌激素和孕激素的种类、剂量、配比及给药方式等因素相关。孕激素可能导致类似早孕的症状，这些症状通常在开始服药时出现，而雌激素也是导致这些症状的原因之一。典型的不适包括头晕、恶心、疲劳、嗜睡、食欲不振和乳房疼痛，但这些症状在持续使用药物 2~3 个月后往往会逐渐减轻或消退。在服用药物的过程中，少数女性可能会经历阴道出血或月经停止，同时哺乳期的女性使用该药可能会导致乳汁分泌减少。大多数经历月经停止或月经量减少的女性，在停止用药后，月经功能可以自行恢复正常。如果在停止使用药物后，月经仍然没有出现，应该在停药后的第 7 d 开始服用下一个周期的避孕药，以确保避孕效果不受影响。如果连续 2 个月月经都没有来，可能需要考虑更换避孕药的品牌或类型。需要注意的是，这类药物可能会提高血液中某些凝血因子的水平，从而增加血栓性静脉炎和肺栓塞等凝血问题的风险。因此超过 35 岁或有血栓类疾病的女性不适合用避孕药。此外，避孕药的使用可能会提高肝脏腺瘤的风险，这种风险与使用时间成正比，但在停止使用后，风险可以逐渐降低。较长时间服用短效口服避孕药，少数妇女体重增加，与该药中孕激素促进体内合成代谢和雌激素促进水钠潴留有关。此外，少数妇女服用孕激素后颜面部皮肤可出现淡褐色色素沉着，停药后多可自行恢复。

禁忌证及注意事项：急慢性肾炎、肝炎、乳房肿块的患者禁用。糖尿病需用胰岛素患者、充血性心力衰竭和高血压及子宫肌瘤患者慎用。

二、女用外用避孕药

女性使用的外用避孕药物通常包含具有显著杀精效果的化学成分，这些成分可以加工成胶状、片状或栓状等形式。使用时，将这些药物置于阴道内，它会自行溶解并均匀分布在宫颈和阴道壁上，以此来消灭精子，实现避孕的效果。这类避孕方式对身体的副作用较小，通常不会引起全身性的反应。常见的杀精成分包括辛苯醇醚、壬苯醇醚、和苯醇醚等。苯醇醚不仅杀精能力强，而且毒性低，不会破坏阴道内的正常菌群。可将苯醇醚与聚乙烯醇结合制成半透明的药膜，这种药膜在阴道内能迅速溶解，释放出苯醇醚，发挥其杀精作用。溶解后的药膜呈黏稠状态，有助于阻止精子的活动，因此避孕效果较好，且副作用较少。此外，棉酚作为阴道给药药物也显示出了较强的杀精效果。

三、男性避孕药

1. 复方醋酸棉酚片

复方醋酸棉酚片是临床上常用的一种激素类药物，这种药物可以通过抑制精子的生成和成熟，导致精子逐渐死亡，最后甚至出现无精的现象，从而达到避孕的效果。

2. 庚酸睾酮

庚酸睾酮为雄激素类药物，可用于治疗男性性功能减低和青春期发育滞缓症状。大剂量庚酸睾酮可反馈性抑制男性的垂体分泌促性腺激素，从而使睾丸间质细胞分泌的内源睾酮下降，阻断精子的发生，达到避孕的效果。

此外抗雄激素药环丙孕酮不仅可以阻断雄激素受体，抑制内源性雄激素的作用，大剂量的环丙孕酮也可以抑制促性腺激素的分泌，抑制精子生成而达到避孕效果。

第四节 其他避孕措施与人工流产

一、器具避孕

1. 避孕套

避孕套不仅可以避孕，还可以减少性传播的疾病。其中男用避孕套的失败率在2%左右，但在实际应用过程中，避孕套的失败率约在18%。这主要是因为使用过程中，可能存在避孕套破损、快射精再戴套等不正确的使用情况。避孕套的避孕原理是通过物理屏障不让精子进入女性生殖道内，但使用过程中一定要注意操作规范。除了男性避孕套外，还有女性避孕套，女性避孕套由聚氨酯或聚异戊二烯制成，可以提供与男用避孕套类似的保护，但其避孕效果略低，有效性约为79%。

2. 宫内节育器

宫内节育器有多种形状，有环状、T形等，其避孕原理是当有胚胎欲在子宫内着床时，不断运动的节育环刮擦子宫壁，造成子宫的无菌性炎症，使胚胎无法在子宫内正常着床受孕，即通过改变宫腔内环境，达到避孕的目的。其缺点是月经期可使子宫宫腔产生炎症，引发子宫内膜炎。此外，还可引起子宫内膜出现水肿和出血现象，从而可能导致经期延长、经期出血量增多的情况。大部分宫内节育环是金属材质，容易引起过敏，从而导致腹痛和腹部坠胀感。

二、手术方式避孕

手术方式避孕即节育术避孕，指通过医疗手段实施的永久性避孕方法，通常包括女性的输卵管结扎术和男性的输精管结扎术。输卵管结扎术是一种永久性的避孕方法，一旦实施，通常不可逆。适用于那些确定不再想要孩子的妇女。相较于输卵管结扎，输精管结扎的复通手术成功率较高，因此可逆性更好。

三、人为干预方式

1. 安全期避孕

安全期避孕法，也被称作自然避孕技巧或周期性避免性行为，是一种依赖于女性生理周期来防止怀孕的策略，即避开女性受孕概率高的排卵期间及其前后进行同房。然而，事实上，超过90%的女性的月经周期并不稳定，排卵的时机常常因饮食、情绪波动、身体状态等多种因素而异，并非一成不变。即便在月经刚刚结束之后，如果不采取任何避孕措施就进行性行为，也存在怀孕的可能。

2. 体外射精避孕

体外射精是一种在性行为过程中，男性在即将射精的瞬间将阴茎从女性阴道中抽出，将精液释放在女性体外的避孕手段。优点是不需要任何药物或医疗器械，没有副作用，对身体健康无影响。体外射精避孕法虽然简单易行，但由于其较高的失败率和对男性自我控制能力的要求，通常不推荐作为首选的避孕方法。对于希望提高避孕成功率的夫妇，可以考虑更可靠的避孕方法，如避孕套、口服避孕药、宫内节育器等。

四、人工流产

人工流产是指因意外妊娠、疾病等原因而采用人工方法终止妊娠，是避孕失败的补救方法，包括负压吸引术、钳刮术、药物流产等。中国的人工流产手术在1995年达到高峰1 500万人次之后，略有下降，2014年和2021年的人工流产手术数量均为900多万人次。目前我国每年人工流产约1 300万人次，居全世界第二，表明我国女性对人工流产的危害程度认识不足，对预防意外妊娠的避孕措施不了解，生殖保健知识及自我保护意识严重缺乏。许多私立医疗机构为了盈利，大肆宣传"三分钟无痛人流"，在广告中对手术的危害性只字不提，严重危害青少年女性的健康。

人工流产对生殖健康造成的不利影响多是长期的，包括宫腔粘连、继发不孕、围产期并发症等。根据数据，做过4次人工流产就有约50%的概率发生输卵管堵塞，导致不孕不育。

人工流产导致的近期并发症包括人工流产综合征、子宫穿孔、漏吸、吸宫不全、出血、感染和羊水栓塞等。人工流产综合征是指手术时疼痛或局部刺激使受术者在术中或术毕出现恶心呕吐、心动过缓、心律不齐、面色苍白、头昏及大汗淋漓，严重者甚至出现血压下降、昏厥和抽搐等症状。

人工流产导致的远期并发症主要是继发不孕，如宫颈炎或阴道炎可能使细菌侵入生殖系统，特别是输卵管炎可能导致输卵管阻塞，从而阻碍精子与卵子的结合；手术过程中如果刮宫过度，可能会损伤子宫内膜和子宫颈管，造成宫腔或宫颈粘连，影响精子和卵子的结合及受精卵的着床；子宫内膜基底层的破坏可能导致其无法再生，进而引起闭经和不孕。此外，还可能出现慢性盆腔炎、月经不规律、闭经、子宫内膜异位症等并发症，这些情况也可能影响再次怀孕。

综上所述，以上短期避孕方法（包括避孕套、口服避孕药、避孕注射、外用避孕工具以及其他非永久性避孕手段）的避孕效果在很大程度上取决于使用者的行为。例如，避孕套的避孕成功率可能因未能始终如一地使用或在每次性行为中使用而降低，在普通人群中，其有效性大约只有85%。在青少年群体中，避孕套被认为是最理想的避孕选择。大约有70%的青少年倾向于通过避孕套来避免怀孕。然而，由于并非在每次性行为中都使用避孕套，或者未全程使用，这导致了较高的避孕失败率。短效避孕措施使用比例的上升与人工流产水平上升有密切的关系，即短效避孕措施失败导致人工流产。因此建议青少年采取双重避孕措施，即预防性传播疾病的避孕套和更高效地预防怀孕的激素避孕药同时使用。另外，紧急避孕药作为事后补救措施，在避孕药市场中的占有率最高可达69.6%。

近年来，国际上特别推崇长效可逆的避孕技术。我国可获得的长效可逆避孕方法有宫内节育器、孕激素宫内缓释系统和皮下埋植避孕剂。长期有效的避孕手段不仅能有效预防意外怀孕和减少人工流产，而且经济实惠，还能带来额外的健康益处。这种方法适合青少年长期使用，也符合40岁以上女性在避孕和非避孕方面的需要。

各种避孕方式如图15-4所示。

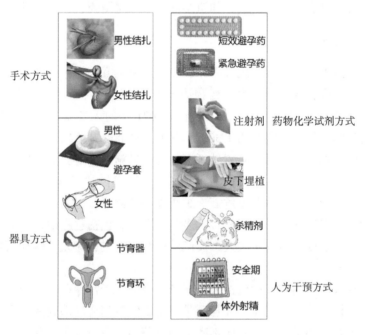

图15-4 避孕方式

思考题：

1. 除了药物避孕，还有哪些避孕措施？
2. 人工流产有哪些危害？

下 篇
合理用药相关技能

第十六章 处方审核

教学目标
1. 了解处方审核的指导文件，能够讲解处方信息化审核平台的使用方法和特点。
2. 掌握处方的定义，处方审核的概念和重要性，以及处方审核的流程和内容。
3. 熟悉处方审核质量管理中的监测指标。

教学重难点
处方审核中适宜性的审核要点。

第一节 处方审核概述

一、处方概述

1. 处方的定义

处方是指由注册的执业医师和执业助理医师（以下简称医师）在诊疗活动中为患者开具的，由取得药学专业技术职务任职资格的药学专业技术人员（以下简称药师）审核、调配、核对，作为对患者用药凭证的医疗文书，其不仅具有医学意义，还具有法律、技术、经济意义。处方包括纸质处方、电子处方、病区用药医嘱单等。

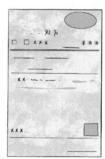

2. 处方的内容

（1）前记：包括医疗机构名称、科别，患者姓名、性别、年龄、门诊或住院病历号，病区和床位号、临床诊断、开具日期等。根据需要，还可添列特殊要求的项目。麻醉药品和第一类精神药品处方则应当写明患者身份证明编号，代办人姓名、身份证明编号等。

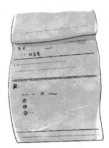

（2）正文：以"Rp"或"R"（拉丁文 Recipe "请取"的缩写）标示，分列药品名称、剂型、规格、数量、用法用量等。

（3）后记：医师签名或加盖专用签章，药品金额，审核、调配；核对、发药药师签名或者加盖专用签章。

3. 处方的颜色

（1）普通处方印刷用纸为白色；

（2）急诊处方印刷用纸为淡黄色，右上角标注"急诊"；

（3）儿科处方印刷用纸为淡绿色，右上角标注"儿科"；

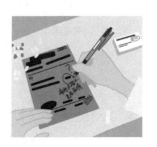

（4）麻醉药品和第一类精神药品处方印刷用纸为淡红色，右上角标注"麻、精一"；

（5）第二类精神药品处方印刷用纸为白色，右上角标注"精二"。

二、处方审核的定义

处方审核是指药学专业技术人员运用专业知识与实践技能，依据相关法律法规、规章制度与技术规范等，对医师在诊疗活动中为患者开具的处方进行合法性、规范性和适宜性审核，并对是否同意调配发药等药学技术服务作出判断。

三、处方审核的流程

药师是处方审核工作的第一责任人。目前的处方审核分为借助信息系统审核和人工审核两种。其审核流程应该是对处方的合法性、规范性、适宜性等进行逐一审核。对信息系统筛选出的不合理处方，药师应进行人工审核；信息系统不能审核的部分或没有信息系统的基层医院，药师应进行人工审核。药师审核为合理的处方，应在纸质处方手写签名（或加盖专用印章），电子处方进行电子签名后，才进入收费、调配环节。审核判定为不合理处方，由药师（非患者）负责与处方医师沟通，请其确认或重新开具处方，重新进行上述流程。处方审核流程如图16-1所示。

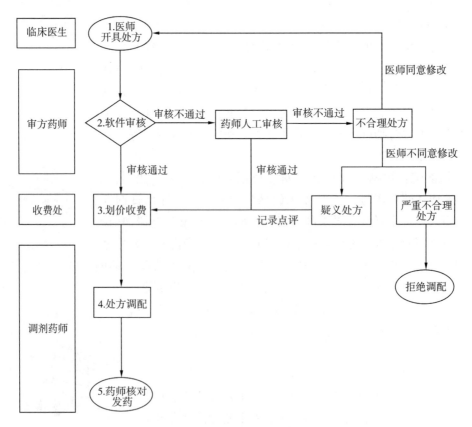

图16-1 处方审核流程图

医院应建立与完善审方规则，包括对医师、药师的要求和对信息系统的要求。人工审核时，门诊药师难以获取相关检查、检验学资料、既往病史、用药史、过敏史等信息，以及患者是否有食物、药物过敏史和禁忌证等医学信息；药师也不能完成静脉输注药品给药速度的审核。因此，没有强大的信息系统支撑，药师作为处方审核工作的第一责任人仍然有其局限性。

四、开展处方审核的必备条件

1. 处方审核人员要求

药师是处方审核工作的第一责任人，从事处方审核的药学专业技术人员应当满足以下条件：

（1）取得药师及以上药学专业技术职务任职资格；

（2）具有3年及以上门急诊或病区处方调剂工作经验，接受过处方审核相应岗位的专业知识培训并考核合格。

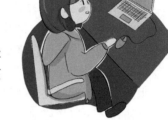

2. 处方审核管理组织

成立由医院药学、临床医学、医疗管理、信息等多领域专家组成的专家组以及处方审核质量管理小组，对处方审核进行质量控制和工作技术指导。

3. 处方审核场所

医疗机构应为处方审核工作的开展提供必备场所，并限定处方（原则上为本机构或国家政策支持组建的协作团体的处方）审核范围，以配合国家相关政策的落实执行，同时避免产生"非法执业"相关问题。

4. 处方审核工具

医疗机构可以通过相关信息系统辅助药师开展处方审核。信息系统筛选出的不合理处方及信息系统不能审核的部分，应当由药师进行人工审核。医疗机构应为处方审核工作开展配备相应的审核条件，积极推进处方审核信息化建设。鉴于目前处方审核信息化系统存在一定的机械性，而临床诊疗信息更新较快，加之不同医疗机构的说明书用药管理策略不同，处方审核标准应对信息化建设提出相关建议，强调审核规则应由本机构制定或审核确认。

5. 制定本机构的处方审核规范与制度

医疗机构应当制定本机构的处方审核规范与制度，建立健全相关管理制度（至少应包括人员权限、岗位职责、工作内容、问题沟通反馈、奖惩或绩效考核、工作质量监测等方面要求），制定信息系统相关的安全保密制度，防止药品、患者用药等信息泄露，做好相应的信息系统故障应急预案。

五、处方审核的意义

1. 保障患者用药安全

通过严格的审核流程，可以发现并及时纠正处方中可能存在的各种错误，包括但不限于药物过敏反应、药物相互作用及剂量不当等问题。这样可以有效降低患者的用药风险，避免药害事件的发生，确保患者在用药过程中的安全。

2. 促进合理用药

确保处方中的药物选择、用法用量、用药疗程等都符合患者的病情、年龄、生理状况及药物治疗的基本原则。合理用药不仅能够提高治疗效果，还能减少不必要的医疗开支，减轻患者的经济负担。

3. 保障医疗服务质量和水平

作为医疗服务的重要环节，规范处方行为是保障医疗服务质量和水平的关键。通过严格的处方审核和管理，可以有效提升整体医疗服务的质量，确保患者能够获得高质量的医疗服务。

4. 保证医疗机构诊疗活动合法合规

通过规范处方行为，医疗机构可以确保其诊疗活动符合国家和地方的相关法律法规，避免因违规操作而带来法律风险。

5. 加强医疗团队协作

促进医师与药师之间的沟通与协作，共同为患者提供优质的医疗服务。医疗团队内部加强协作，可以更好地发挥各自的专业优势，共同为患者制订最佳的治疗方案，提高医疗服务的整体效果。

第二节　处方审核的指导性文件

一、《中华人民共和国药品管理法》

《中华人民共和国药品管理法》（简称《药品管理法》）是为了加强药品管理，保证药品质量，保障公众用药安全和合法权益，保护和促进公众健康而制定的法律。《药品管理法》以药品监督管理为主要内容，涉及药品评审与质量检验、药品生产与经营管理、药品使用与安全监督管理、医疗机构药事管理、药品稽查管理、药品集中招投标采购管理等。《药品管理法》规定：依法经过资格认定的药师或者其他药学技术人员调配处方，应当进行核对，对处方所列药品不得擅自更改或者代用。对有配伍禁忌或者超剂量的处方，应当拒绝调配；必要时，经开具处方的医师更正或者重新签字，方可调配。这一规定明确了医疗机构药师的调配、审核处方的职责。

二、《中华人民共和国药品管理法实施条例》

《中华人民共和国药品管理法实施条例》（简称《药管条例》）是根据《药品管理法》制定的实施条例。《药管条例》规定：医疗机构审核和调配处方的药剂人员必须是依法经资格认定的药学技术人员。

三、《医疗机构药事管理规定》

《医疗机构药事管理规定》指出，把医疗机构药事管理和药学工作作为医疗工作的重要组成部分，应当设置药事管理组织和药学部门，强调了从事药学专业技术工作的人员资格要求。该规定还指出，医疗机构应当遵循有关药物临床应用指导原则、临床路径、临床诊疗指南和药品说明书等合理使用药物；对医师处方、用药医嘱的适宜性进行审核。《医疗机构药事管理规定》要求药学专业技术人员应当严格按照《药品管理法》《处方管理办法》等法律法规、规章制度和技术操作规程，认真审核处方或者用药医嘱，审核无误后方可调剂配发药品，发出药品时应当告知患者用法用量和注意事项，指导患者合理用药；同时要求加强对药学专业技术人员的培养、考核和管理，制订培训计划及继续医学教育，并将继续医学教育作为药学专业技术人员考核、晋升专业技术职务任职资格和专业岗位聘任的条件之一。

四、《医疗机构处方审核规范》

为规范医疗机构处方审核工作，促进合理用药，保障患者用药安全，根据《中华人民共和国药品管理法》《医疗机构药事管理规定》《处方管理办法》《医院处方点评管理规范（试行）》等有关法律法规、规章制度，制定《医疗机构处方审核规范》（以下简称《规范》）。《规范》对处方审核的基本要求、审核依据和流程、审核内容、审核质量管理、培训等作出规定。通过规范处方审核行为，一方面提高处方审核的质量，促进临床合理用药；另一方面体现药师专业技术价值，转变药学服务模式，为患者提供更加优质、人性化的药学技术服务。其中对处方前置审核提出了硬性要求，即所有处方均应当经审核通过方可进入划价收费和调配环节，未经审核通过的处方不得收费和调配。明确药师作为处方审核工作的第一责任人，应当对处方各项内容进行逐一审核，包括信息系统筛选出的不合理处方及信息系统不能审核的部分。《规范》更是明确了处方审核信息化的重要性，即通过信息系统为处方审核提供必要的信息，而信息系统内置审方规则应当由医疗机构制定或经医疗机构审核确认，并有明确的临床用药依据来源。《规范》指出，处方审核应保持足够循证依据，但支持其灵活性的提升，即由药事管理与药物治疗学委员会充分考虑患者用药安全性等综合因素，并结合专业学（协）会及临床专家认可的临床规范、指南等，制定适合本机构的临床用药规范指南，为处方审核提供依据。《规范》对药师的审核内容要求越发全面，而西药、中成药、中成药与西药、中成药与中药饮片之间是否存在重复给药和有临床意义的相互作用更是把握难度较大。同时，《规范》还全面肯定了处方审核质量评价体系对追求和建立管理质量的保证，即建立处方审核质量监测指标体系，对处方审核的数量、质量、效率和效果等进行评价，至少需要包括处方审核率、处方干预率、处方合理率等。

第三节 处方审核要素

为规范医疗机构处方审核工作，促进临床合理用药，保障患者用药安全，国家卫生健康委员会、国家中医药管理局和中央军委后勤保障部等三个部门联合制定了《医疗机构处方审核规范》，其中第四章规定处方的审核内容为合法性、规范性和适宜性。

一、合法性审核

我国境内所发生的医疗行为都必须符合我国相关法律法规以及医疗机构相关规定，严格执行符合规定的流程。只有这样才能保护医护人员及医疗机构的切身利益。处方的合法性包括以下三个方面。

（1）处方开具人是否根据《中华人民共和国执业医师法》取得医师资格，并执业注册。

（2）处方开具时，处方医师是否根据《处方管理办法》在执业地点取得处方权。

（3）麻醉药品、第一类精神药品、医疗用毒性药品、放射性药品、抗菌药物等药品处方，是否由具有相应处方权的医师开具。

二、规范性审核

处方的规范性是指医师在开具处方时，书写应规范、完整不缺项、字迹清晰无误，处方规范性审核内容如下。

1. 处方格式

处方是否符合规定的标准和格式，处方医师签名或加盖的专用签章有无备案，电子处方是否有处方医师的电子签名。

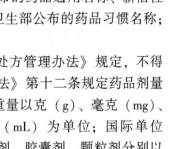

2. 处方前记、正文与后记

处方前记、正文和后记是否符合《处方管理办法》等有关规定，文字是否正确、清晰、完整。

3. 处方条目

（1）年龄应当为实足年龄，新生儿、婴幼儿应当写日、月龄，必要时要注明体重。

（2）中药饮片、中药注射剂要单独开具处方。

（3）开具西药、中成药处方，每一种药品应当另起一行，每张处方不得超过5种药品。

（4）药品名称应当使用经药品监督管理部门批准并公布的药品通用名称、新活性化合物的专利药品名称和复方制剂药品名称，或使用由原卫生部公布的药品习惯名称；医院制剂应当使用药品监督管理部门正式批准的名称。

（5）药品剂量、规格、用法、用量准确清楚，符合《处方管理办法》规定，不得使用"遵医嘱""自用"等含糊不清的字句；《处方管理办法》第十二条规定药品剂量与数量用阿拉伯数字书写。剂量应当使用法定剂量单位：重量以克（g）、毫克（mg）、微克（μg）、纳克（ng）为单位；容量以升（L）、毫升（mL）为单位；国际单位（IU）、单位（U）；中药饮片以克（g）为单位。片剂、丸剂、胶囊剂、颗粒剂分别以片、丸、粒、袋为单位；溶液剂以支、瓶为单位；软膏及乳膏剂以支、盒为单位；注射剂以支、瓶为单位，应当注明含量；中药饮片以剂为单位。

（6）普通药品处方量及处方效期符合《处方管理办法》的规定，抗菌药物、麻醉药品、精神药品、医疗用毒性药品、放射药品、易制毒化学品等的使用符合相关管理规定。《处方管理办法》规定：处方一般不得超过 7 日用量；急诊处方一般不得超过 3 日用量；对于某些慢性病、老年病或特殊情况，处方用量可适当延长，但医师必须注明理由。麻醉药品、精神药品、医疗用毒性药品、放射性药品的处方用量应当严格执行国家有关规定。开具麻醉药品处方时，应有病历记录。

（7）中药饮片、中成药的处方书写应当符合《中药处方格式及书写规范》。应当体现"君、臣、佐、使"的特点要求；名称应当按《中华人民共和国药典》的规定准确使用，《中华人民共和国药典》没有规定的，应当按照本省（区、市）或本单位中药饮片处方用名与调剂给付的规定书写；剂量使用法定剂量单位，用阿拉伯数字书写，原则上应当以克（g）为单位，"g"（单位名称）紧随数值后；调剂、煎煮的特殊要求注明在药品右上方，并加括号，如打碎、先煎、后下等；对饮片的产地、炮制有特殊要求的，应当在药品名称之前写明；根据整张处方中药味多少选择每行排列的药味数，并原则上要求横排及上下排列整齐；中药饮片用法用量应当符合《中华人民共和国药典》规定，无配伍禁忌，有配伍禁忌和超剂量使用时，应当在药品上方再次签名；中药饮片剂数应当以"剂"为单位；处方用法用量紧随剂数之后，包括每日剂量、采用剂型（水煎煮、酒泡、打粉、制丸、装胶囊等）、每剂分几次服用、用药方法（内服、外用等）、服用要求（温服、凉服、顿服、慢服、饭前服、饭后服、空腹服等）等内容，例如："每日 1 剂，水煎 400 mL，分早晚两次空腹温服"；按毒麻药品管理的中药饮片的使用应当严格遵守有关法律法规和规章的规定。

 三、适宜性审核

处方的适宜性审核是处方审核的重难点，是对处方用药安全性、合理性和经济性作出判断，并对存在安全性、合理性的问题进行事前干预。

1. 西药及中成药处方

（1）处方用药与诊断是否相符：

处方用药与诊断是否相符是指医生在开具处方时，所选用的药物与患者的疾病诊断之间是否合理对应。例如，诊断为细菌感染性疾病却未使用相应的抗菌药物，或者选择了对该致病菌不敏感的抗菌药物；诊断为过敏性疾病却开具了与抗过敏治疗无关的药物，如降压药、降糖药等；药物的作用机制与疾病的病理生理过程完全不相关，比如诊断为骨折，却给予了治疗消化系统疾病的药物。这种不相符的情况可能会延误患者的病情治疗，甚至可能给患者带来不必要的药物不良反应和经济负担。

【处方描述】

性别：男　年龄：63 岁　临床诊断：高血压 2 级。
处方内容：
银杏叶提取物片　　80 mg　b.i.d.　p.o.
氯吡格雷片　　　　75 mg　q.d.　p.o.

【处方问题】适应证不适宜：银杏叶提取物片无用药适应证，氯吡格雷片可能是超说明书适应证用于冠心病一级预防。

【问题分析】首先检索银杏叶提取物片和氯吡格雷片的药品说明书，查阅两药的适应证均无高血压。进一步检索银杏叶提取物片和氯吡格雷片的超说明书用药相关信息：未检索到银杏叶提取物片的超说明书用药信息；氯吡格雷片可能超说明书适用于冠心病一级预防。氯吡格雷片超说明书用于冠心病一级预防的循证证据来源于 2010 年《心血管疾病一级预防中国专家共识》，该患者存在男性年龄大于 45 岁、高血压 2 个危险因素。由于门诊处方信息有限，尚不清楚患者是否存在其他危险因素，无法评估其发生心血管疾病的绝对风险。

【干预建议】修改临床诊断，或进行氯吡格雷片的超说明书适应证用药备案。

【处方描述】

性别：男　年龄：55 岁　临床诊断：肾病综合征。
处方内容：
泼尼松片　　　　　　　　15 mg　q.d.　p.o.
艾司奥美拉唑镁肠溶片　　20 mg　q.d.　p.o.

【处方问题】适应证不适宜：艾司奥美拉唑镁肠溶片超说明书用于预防糖皮质激素所致胃黏膜损伤存在争议。

【问题分析】首先检索泼尼松片的药品说明书，药品说明书中有肾病综合征适应证；然后检索艾司奥美拉唑镁肠溶片的药品说明书，药品说明书中无肾病综合征适应证。进一步检索相关诊疗指南，查阅《质子泵抑制剂预防性应用专家共识（2018）》全文，共识推荐对于长期服用糖皮质激素的患者，视胃黏膜损伤如出血风险，必要时给予质子泵抑制剂（proton pump inhibitor，PPI）。而艾司奥美拉唑镁肠溶片超说明书适应证用于预防糖皮质激素所致胃黏膜损伤仍存在争议。

【干预建议】进行艾司奥美拉唑镁肠溶片的超说明书适应证用药备案。

（2）规定必须做皮试的药品是否注明过敏试验及结果的判定：

国家药品监督管理局要求在药品说明书中明确标注某些药物在使用前是否需要进行皮试及具体的皮试方法。同时，医学专业组织如中华医学会等，也会根据临床研究和实践经验制定相关的诊疗指南和规范，对需要做皮试的药物进行明确规定。医疗机构也会根据自身的实际情况，在遵循国家规定和专业指南的基础上，制定内部的用药规范和皮试要求，以确保患者用药安全。

【处方描述】

性别：女　年龄：55 岁　临床诊断：骨质疏松（青霉素过敏史）。
处方内容：
0.9%氯化钠注射液 10 mL+鲑降钙素注射液 50 IU　q.d.　i.m.

【处方问题】必须做皮试的药品使用前未进行皮试：鲑降钙素注射液使用前未进行皮试。

【问题分析】鲑降钙素注射液用于治疗骨质疏松症。鲑降钙素是一种多肽，易引发系统性过敏反应，曾有过敏性休克的个案报道。在一般的情况下，使用该药前是不需要做皮试的，但对有药物过敏史的患者，用药前必须使用稀释后的无菌鲑降钙素注射液做皮试，只有皮试结果阴性，使用才相对安全。处方中由于患者曾有青霉素类药物的过敏史，为减少患者发生不良反应的风险，应先进行皮试。

【干预建议】开具皮试试验，结果为阴性后用药。

【处方描述】

性别：女　年龄：60岁　临床诊断：肺部感染。
处方内容：
0.9%氯化钠注射液 100 mL+注射用阿莫西林钠克拉维酸钾 1.2 g　t.i.d.　i.v.gtt

【处方问题】必须做皮试的药品使用前未进行皮试：注射用阿莫西林钠克拉维酸钾属于青霉素类药物，使用前未进行皮试。

【问题分析】阿莫西林钠克拉维酸钾属于青霉素类药物，《中华人民共和国药典临床用药须知》规定使用青霉素前需要进行皮试。

【干预建议】建议医师修改处方，增加青霉素皮试，标明皮试结果。

（3）处方剂量、用法是否正确，单次处方总量是否符合规定：

剂量（包括药物浓度）过大或过小均不适宜，更不可超出最大剂量或极量。两次给药间隔时间应根据药物的药动学参数消除半衰期来定。半衰期长的，给药间隔时间可长些；半衰期短的，给药间隔时间就短些，疗程主要视病情而定。对于感染性疾病、易复发的疾病，应足疗程、足量用药，以免细菌产生耐药性或疾病复发。但不能罔顾病情，超量开药。例如，诊断为普通的呼吸道感染，开具了远超正常治疗疗程的阿莫西林胶囊；比如规定一般感染需 7 d 左右的用量，但处方开出了足够服用 20 d 甚至更长时间的量。

【处方描述】

性别：男　年龄：59岁　临床诊断：冠状动脉粥样硬化性心脏病。
处方内容：
阿托伐他汀钙片 10 mg　q.d.　p.o
依折麦布片 20 mg　q.d.　p.o

【处方问题】用法、用量不适宜：依折麦布片单次用药剂量超说明书用量。

【问题分析】检索阿托伐他汀钙片的药品说明书，阿托伐他汀钙片标示的每日最大剂量为 80 mg。检索依折麦布片的药品说明书，依折麦布片的推荐剂量为每日 1 次，每次

10 mg。

【干预建议】更改依折麦布片的用药剂量为每日 1 次，每次 10 mg。

【处方描述】

> 性别：女　年龄：62 岁　临床诊断：恶性贫血。
> 处方内容：
> 甲钴胺注射液 1 mg　q. d.　i. m

【处方问题】用法、用量不适宜：超说明书用药剂量用于恶性贫血。

【问题分析】检索甲钴胺注射液的药品说明书，甲钴胺注射液的成人常用剂量为每日 0.5 mg，一日 1 次，一周 3 次。

【干预建议】更改甲钴胺注射液的用药剂量为每日 1 次，每次 0.5 mg。

（4）选用剂型与给药途径是否适宜：

剂型是根据临床治疗的需求和药物的性质而设计的，如片剂、胶囊剂、控（缓）释胶囊（片）、注射剂、吸入剂、膏剂、透皮吸收贴剂等。各类制剂的质量要求不一样，发挥作用的速度也不一样，给药途径也各有差异。临床使用药物应根据疾病的轻重缓急，选择不同的给药途径和与之相适应的药物剂型。例如，泡腾片是设计为放入水中溶解后饮用的剂型，如果直接口服，泡腾片遇唾液或胃液等液体后会迅速产生大量气体，可能导致窒息等严重后果。

【处方描述】

> 性别：女　年龄：53 岁　临床诊断：子宫内膜异位症。
> 处方内容：
> 注射用醋酸亮丙瑞林微球　3.75 mg　q. d.　i. m

【处方问题】给药途径不适宜：注射用醋酸亮丙瑞林微球不能肌内注射。

【问题分析】检索注射用醋酸亮丙瑞林微球的药品说明书，注射用醋酸亮丙瑞林微球针对不同适应证的给药途径均为皮下注射，不应肌内注射。

【干预建议】将注射用醋酸亮丙瑞林微球的给药途径更改为皮下注射。

（5）是否有重复给药和相互作用情况：

此类情况包括西药、中成药、中成药与西药、中成药与中药饮片之间是否存在重复给药和有临床意义的相互作用。例如，处方中同时开具了对乙酰氨基酚片和复方氨酚烷胺片。复方氨酚烷胺片中含有对乙酰氨基酚，两种药品同时使用会增加对乙酰氨基酚的剂量，属于重复给药，可导致肝损伤等不良反应。又如，处方中既开了布洛芬胶囊，又开了双氯芬酸钠缓释片，这两种药物都属于非甾体类抗炎药，作用相似，同时使用会增加胃肠道出血等风险。

案例 1

【处方描述】

性别：男　年龄：79 岁　临床诊断：尿毒症。
处方内容：
苯磺酸氨氯地平片 10 mg　　q. d.　p. o.
缬沙坦胶囊 80 mg　　　　　　q. d.　p. o.
盐酸贝那普利片 10 mg　　　　q. d.　p. o.

【处方问题】 联合用药不适宜：缬沙坦胶囊和盐酸贝那普利片存在重复用药。

【问题分析】 处方中的 3 种药物均为抗高血压药物，检索各药品的作用机制，审查是否存在重复用药。苯磺酸氨氯地平片是一种二氢吡啶钙拮抗剂，抑制钙离子跨膜转运；缬沙坦胶囊作用于肾素-血管紧张素-醛固酮系统，抑制血管紧张素Ⅱ，血管紧张素Ⅱ是在血管紧张素转换酶的作用下形成的；盐酸贝那普利片是一种前体药物，水解后生成活性代谢产物贝那普利，可抑制血管紧张素转换酶，阻断血管紧张素Ⅰ转化为血管紧张素Ⅱ。缬沙坦胶囊和盐酸贝那普利片作用于同一通路，存在重复用药。然而，尿毒症患者常合并恶性高血压，用药合理性须与处方医师沟通后经讨论达成一致。

【干预建议】 一般不建议缬沙坦胶囊和盐酸贝那普利片联合使用。

案例 2

【处方描述】

性别：女　年龄：67 岁　临床诊断：心房颤动。
处方内容：
华法林钠片 3 mg　　　　　　q. n.　p. o
达比加群酯胶囊 150 mg　　　b. i. d　p. o

【处方问题】 联合用药不适宜：华法林钠片和达比加群酯胶囊存在相互作用。

【问题分析】 分别检索华法林钠片和达比加群酯胶囊的药品说明书，结果显示华法林钠片和达比加群酯胶囊合用后可导致出血风险增加，建议谨慎合用、监控国际标准化比值（INR）、降低药物剂量。

【干预建议】 降低华法林钠片用药剂量，增加国际标准化比值（INR）的监控频率。

（6）是否存在配伍禁忌：

配伍禁忌是指两种或两种以上的药物在体外混合时或在同一容器内使用时，发生的物理或化学相互作用，从而使药物的性质发生改变，导致药物的疗效降低、不良反应增加甚至产生有害物质的情况。从物理角度来看，配伍禁忌可能表现为药物混合后出现沉淀、浑浊、变色、产气等现象。例如，某些中药注射液与部分抗生素混合后可能出现浑浊，这表明它们在物理性质上不兼容。从化学角度讲，药物之间可能发生化学反应，生成新的化合物，改变药物的原有性质。例如，维生素 C 具有较强的还原性，与具有氧化性的药物配伍时可能发生氧化还原反应，使药物失效。

【处方描述】

性别：女　年龄：47岁　临床诊断：混合型颈椎病。
处方内容：
长春西汀注射液 20 mg　　　　　q. d.　　i. v. gtt
参麦注射液 50 mL　　　　　　　q. d　　 i. v. gtt
0.9%氯化钠注射液 500 mL　　　 q. d.　　i. v. gtt

【处方问题】 存在配伍禁忌：参麦注射液与长春西汀注射液存在配伍禁忌。溶媒选择不适宜：参麦注射液溶媒选择不正确。

【问题分析】 参麦注射液说明书上明确该药可能发生严重的不良反应，包括过敏性休克，故该药严禁混合配伍，谨慎联合使用，本药应当单独使用。如果确需联用，需要注意冲管，以避免管道内混合的风险。参麦注射液说明书规定溶媒是 5%葡萄糖注射液，应按说明书用药。

【干预建议】 参麦注射液与长春西汀注射液不同用，按说明书规定使用溶媒。

（7）是否有用药禁忌：

儿童、老年人、孕妇及哺乳期妇女、脏器功能不全患者用药是否有禁忌使用的药物，患者用药是否有食物及药物过敏史禁忌证、诊断禁忌证、疾病史禁忌证与性别禁忌证。

【处方描述】

性别：女　年龄：14岁　临床诊断：社区获得性肺炎。
处方内容：
左氧氟沙星片 500 mg　　　　　　q. d.　　p. o.

【处方问题】 处方存在用药禁忌，该患者是左氧氟沙星片的禁用人群。

【问题分析】 检索左氧氟沙星片的药品说明书，显示18岁以下患者禁用。因此，该患者是左氧氟沙星片的禁用人群。

【干预建议】 将左氧氟沙星更换为其他抗菌药物。

（8）溶媒的选择、用法用量是否适宜：

药物溶于溶媒后输注或滴注是一种常用的给药途径。静脉用药的溶媒中加入两种或多种药物，药物之间发生化学或物理的相互作用，使药物理化性状产生变化，造成药物在输液瓶、袋、管内配伍禁忌，以及静脉药物的稳定性问题，是静脉药物配伍特别需要考虑和重视的。例如，青霉素类药物通常选择生理盐水作为溶媒较为合适，但如果选择了葡萄糖溶液，可能会使青霉素分解加速，降低药效。

2. 中药饮片处方

（1）中药饮片处方用药与中医诊断（病名和证型）是否相符；

(2) 饮片的名称、炮制品选用是否正确，煎法、用法、脚注等是否完整、准确；

(3) 毒、麻、贵、细饮片是否按规定开方；

(4) 特殊人群如儿童、老年人、孕妇及哺乳期妇女、脏器功能不全患者用药是否有禁忌使用的药物。

第四节 处方信息化审核的使用及优点

随着我国医疗水平的提升和门/急诊就诊规模的不断扩大，医疗机构门/急诊处方数量急剧增长，人工审核的传统处方审核模式已无法满足医疗机构对处方审核质量和效率的需求。基于合理用药数据库的门/急诊处方信息化审核系统与医院信息系统相连接，在医生开处方后，患者缴费前，对处方进行全面实时审核。系统辅助下的处方审核模式可进一步提升医师处方质量，大幅提高处方审核效率，同时降低问题处方处理成本。医疗机构应当积极推进处方审核信息化，通过信息系统为处方审核提供必要的信息如电子处方，以及医学相关检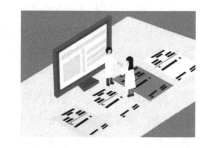查、检验学资料、现病史、既往史、用药史、过敏史等电子病历信息。信息系统内置审方规则应当由医疗机构制定或经医疗机构审核确认，并有明确的临床用药依据来源。同时，医疗机构应当制定信息系统相关的安全保密制度，防止药品、患者用药等信息泄露，做好相应的信息系统故障应急预案。

在实际应用中，处方信息化审核须由专业药师团队对系统进行规则优化、与临床科室沟通，并持续总结经验，以确保系统的有效运行和不断完善。

一、处方信息化审核人员及职责

医疗机构处方信息化审核工作须由药学部、信息科、临床科室及行政管理部门等多部门协作开展，各部门应具备明确分工职责。医疗机构可根据本机构信息化水平完善处方审核制度，根据审核处方量配备相应数量的处方信息化审核人员并设置专职或兼职处方信息化审核岗位，其人员安排应至少符合处方审核相关规定对审核人员的要求，药学部须定期对处方信息化审核人员进行培训，处方信息化审核的管理应遵循处方审核相关规定，由处方审核质量管理小组或专（兼）职人员，对处方信息化审核的质量进行管理。处方信息化审核人员应及时维护处方审核规则库。医疗机构应组织多学科专家组对处方审核规则库进行审核，对处方信息化审核工作提供指导。

二、处方信息化审核的运行环境

医疗机构应具备符合处方信息化审核的系统运行环境，具体包括以下方面。

(1) 提供安全、稳定的网络环境，实现部门之间、岗位之间信息传输和数据共享的局域网。

(2) 提供支持系统正常运行的服务器和终端机。

（3）提供符合医疗机构管理实际需要的应用软件和相关数据库。

（4）可与医疗机构已建设的各信息化系统进行互联互通，获取处方审核的相关数据，包括但不限于电子处方、电子病历、医学相关检查/检验资料、现病史、既往史、用药史、过敏史等。

（5）系统运行过程中涉及的医疗机构运营管理数据及备份数据可被安全存放。

三、处方信息化审核的知识库与规则库

全面、规范、科学并能根据药物治疗最新进展实时更新的用药知识库和审核规则库是系统的核心建设内容。目的是通过整合药品说明书、临床路径、诊疗指南、用药安全（药物过敏、肝肾功能异常）等用药规则，构建处方审核规则引擎，以保证循证用药。医疗机构应当积极参与及推进更广范围内处方合理用药审核知识库的建设，逐步形成覆盖行政区域乃至全国的共性规则，同时也要结合自身诊疗特色制定更加精细化、个体化的审核规则。

知识库与规则库建设内容及要求包括以下方面。

（1）临床用药信息依据来源应为：国家药品管理相关法律法规性文件、药品说明书、国家处方集、国家及各省市基本医疗保险、工伤保险和生育保险用药目录等。

（2）医疗机构药事管理与药物治疗学委员会可结合本区域或本机构的实际情况，在充分考虑患者用药安全性、有效性、经济性、创新性、适宜性及可及性等综合因素基础上，参考专业学会及临床专家认可的临床指南、超说明书用药等，制定适合本机构的临床用药规范，为处方审核提供依据。

（3）处方审核系统内置审方规则中应注明上述明确的临床用药依据来源。

（4）针对门/急诊处方设置不同处方用药天数等审方规则。

四、处方信息化审核流程

处方信息化审核系统正式上线前需要进行系统试运行和规则维护，药师需要进行系统操作专业培训。门/急诊医师开具处方后，系统根据规则库进行审核拦截"禁用"处方并强制要求医师更改；若系统审核通过处方，则进入打印与患者缴费及取药环节；药师接收系统审核不通过且非"禁用"处方后进行人工审核，若药师审核通过，则药师在电子处方上进行电子签名，进入下一流程；若药师审核不通过，则线上反馈审核意见至医师，建议修改或者重新开具处方；若医师不接受，医师双签字后进入下一流程，双签执行的处方内容纳入处方点评。

五、处方信息化审核的特点

1. 全方位评判

对处方常规审核项如适应证、用法用量、重复用药、禁忌证、药物相互作用等进行合理性审核。例如，系统会依据药品说明书、临床指南等，结合患者的疾病诊断、药物过敏史、检验指标等各项信息，自动对处方进行全面评估。

2. 审核规则设置

内置丰富的审核规则，如药物配伍禁忌规则、超剂量规则等。一些系统还可设置特殊权限规则，对于有理论和临床依据、符合特定条件的处方（如名老中医开具的部分存在配伍禁忌或超剂量饮片的药方），经确认后也可审核通过。

3. 自动与人工结合审核

通常采用自动审核与人工审核相结合的方式。自动审核能快速筛查出可能存在问题的处方，而人工审核则可对复杂或特殊情况进行进一步判断和确认。

4. 提升审方效率

改变了传统的处方发药流程，在医生开出处方后"瞬间"完成审核，减少了患者来回奔波的时间，优化了审方流程，提高了医生和药师的工作效率。

5. 数据统计与分析

能够对审核数据进行统计分析，生成相关报告，为医疗机构的药事管理提供数据支持，有助于发现潜在的用药问题和趋势，进一步提升合理用药水平。

6. 规则优化与更新

可根据国家法规、临床指南和药品信息的变化，及时更新审核规则和药品数据库，以确保审核的准确性和时效性。

7. 系统对接与集成

可以与医院的信息系统（如 hospital information system，HIS）等进行连接，实现信息的实时交互和共享。

8. 用药安全保障

通过及时发现和规避处方中潜在的配伍禁忌、超剂量等异常情况，为患者安全用药增加防护门，同时帮助医生降低执业风险。

第五节 处方审核中的文献检索

一、文献检索的定义

广义的文献检索（document retrieval）是指收集整理特定文献并以一定方式组织和存储，同时根据信息需求查找出相关信息的过程，又称为文献存储检索。狭义的文献检索则指根据用户信息需求，利用检索工具或检索系统文献信息集合找出用户所需要文献的过程。

文献检索是药师有效利用文献信息资源，提高个人知识技能水平和个人信息素养的重要方式。尤其在网络化、信息化时代，能否充分利用各种文献检索技术收集、筛选和利用现有文献信息资源，是衡量药师未来发展能力、新知识吸收能力及药师整体素质的重要指标之一。因此，掌握文献信息检索与利用的基本技能、具备良好的信息素养已经成为药师应该具备的基本能力。

二、处方审核与文献检索

在处方审核的各项内容中,合法性和规范性审核非常明确,但处方的适宜性则很难全部通过信息系统进行审核,往往需要人工审核。此外,对于信息系统筛查出的不适宜处方,临床医师不同意修改时,也需要药师进行人工审核。药师进行人工审核时,常用的参考依据包括国家药品管理相关法律法规和规范性文件,以及临床诊疗规范、指南、临床路径、药品说明书、国家处方集等。由于医学研究与临床实践的不断发展,国内外临床诊疗规范、指南和药品说明书等文献资料不断推陈出新。增强文献信息意识,掌握文献检索技能,有效地获取、分析和利用文献是药师进行处方适宜性审核的重点和难点。

在处方审核中,一般需要通过文献检索解决的问题包括:① 处方用药与诊断是否相符;② 处方剂量、用法是否正确;③ 选用剂型与给药途径是否适宜;④ 是否有重复给药的情况;⑤ 是否有相互作用情况;⑥ 是否存在配伍禁忌,溶媒的选择、用法用量是否适宜;⑦ 儿童、老年人、孕妇及哺乳期妇女、脏器功能不全患者是否有用药禁忌;⑧ 是否有食物及药物过敏史禁忌证、诊断禁忌证、疾病史禁忌证与性别禁忌证;⑨ 是否存在其他用药不适宜的情况;等等。

由于处方审核存在一定的时效性,药师在人工审核时应该能够快速地解决问题。理想的处方审核文献检索工具应同时具备易得易用、内容齐全、可信度高等特点。然而,在实际工作中很难找到一种检索工具可以面面俱到,常需辅以2个甚至多个文献检索工具。此外,由于不同文献检索工具的开发进度不同,检索到的药品说明书内容可能与最新的药品包装内说明书存在差异。从不同检索工具中检索到的超说明书用药、相互作用、配伍禁忌等信息也可能不同。此外,不同检索工具中收录的临床诊疗规范和指南的质量和数量也参差不齐。

在处方审核过程中,药师应根据机构和个人的订阅能力,尽可能地选择可信度较高、容易获取、方便理解的文献检索工具。当受限于当前文献检索工具而无法解决问题时,可考虑以试用或其他方式获取更高质量的文献检索工具。

文献检索是进行处方适宜性审核的基础,但尚不能解决所有的处方适宜性问题。文献检索基于循证医学,因此要用好文献检索工具,需要药师在循证医学三要素(即最佳研究证据、患者价值观和临床技能)的前提下不断实践与积累。

文献检索中常用的中文文摘型数据库有中国生物医学文献服务系统(SinoMed),常用的中文全文型数据库有中国知识基础设施工程(简称"中国知网",China National Knowledge Infrastructure,CNKI)、万方数据知识服务平台(简称"万方数据")和维普期刊资源整合服务平台(简称"维普")。由于各国对药品上市的要求和制度不同,即使是同一药品,在不同国家不同厂家的药品说明书中的适应证、用法用量等都可能存在差异。掌握不同国家的药品说明书信息,对于药师来说尤为重要。在许多国家的药品监管机构官方网站上,可以免费检索、获取官方药品说明书。有些国家的药品监管机构还会在官方网站上发布药品综合评价报告。各国药品监管机构的药品信息都是完全免费的,因为所有资料均由官方公布,受当地法律保护,所以具有很高的可信度。此外,还可以直接通过事实型、全文型或文摘型数据库检索临床诊疗规范和指南。常用的事实型数据库有"DynaMed""BMJ clinical practice""Essential Evidence Plus",常用的全文型数据库有"ClinicalKey",常用的文摘型数据库有"Pubmed"和"Embase"。

第六节 处方审核质量管理

处方审核质量管理以自我监测评价为主,以行政部门干预评价为辅。医疗机构应当在医院药事管理与药物治疗学委员会(组)和医疗质量管理委员会领导下设立处方审核质量管理小组或指定专(兼)职人员,定期对机构内处方审核质量开展监测与评价,包括对信息系统审核的处方进行抽查,发现问题及时改进。县级以上卫生健康行政部门(含中医药主管部门)可以组织或委托第三方对其核发《医疗机构执业许可证》的医疗机构处方审核质量进行检查评价。

一、处方审核全过程质量管理机制

(1)审核过程追溯机制:医疗机构应当保证处方审核的全过程可以追溯,特别是针对关键流程的处理应当保存相应的记录。

(2)审核反馈机制:建立不合理处方的反馈机制,并有相应的记录。

(3)审核质量改进机制:针对处方审核,建立质量改进机制,并有相应的措施与记录。

二、处方审核质量监测指标体系

为了确保处方审核工作的质量和效果,建立一套全面的处方审核质量监测指标体系是至关重要的。该体系将对处方审核的各个方面进行全面评价,包括审核的数量、质量、效率和最终效果。具体来说,至少应包括以下几个关键指标。

(1)处方审核率:这一指标反映了处方审核工作的覆盖面,即在一定时间内经过审核的处方数量占总处方数量的比例。高处方审核率意味着更多的处方得到了专业审核,从而提高了用药安全性和合理性。

(2)处方干预率:该指标衡量审核过程中药师对不合理处方进行干预的频率。高处方干预率表明药师在审核过程中积极发现并纠正了潜在的用药问题,从而有效避免了可能的医疗差错。

(3)处方合理率:这是衡量处方审核质量的核心指标之一,反映了经过审核的处方中合理用药的比例。高处方合理率意味着药师在审核过程中能够准确识别并纠正不合理用药情况,确保患者用药的安全性和有效性。

(4)通过这些指标的综合评估,医疗机构可以全面了解处方审核工作的现状,及时发现存在的问题,并采取相应的改进措施,从而不断提高处方审核的质量和效率,确保患者的用药安全和治疗效果。

思考题：

1. 简述处方的定义及内容。
2. 简述处方适宜性审核的要点。
3. 简述处方信息化审核运行环境的要求。
4. 简述处方审核全过程质量管理机制。
5. 简述处方审核质量监测指标。

第十七章 处方点评

教学目标
1. 了解处方点评的指导文件,能够讲解处方点评的抽样方法。
2. 掌握处方点评的概念和意义,以及处方点评的实施方法和要素。
3. 熟悉处方点评质量持续改进的方法。

教学重难点
处方点评中适宜性和超适应证用药的点评要点。

第一节 处方点评概述

一、处方点评的概念

处方点评是指根据相关法规、技术规范,对处方书写的规范性及药物临床使用的适宜性(用药适应证、药物选择、给药途径、用法用量、药物相互作用、配伍禁忌等)进行评价,发现存在或潜在的问题,制定并实施干预和改进措施,促进临床药物合理应用的过程。

二、处方点评的流程

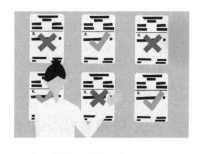

医疗机构处方点评工作在医疗机构药物与治疗学委员会(组)和医疗质量管理委员会领导下,由医疗机构的医疗管理部门和药学部门共同组织实施。医疗机构应当确定具体的抽样方法和抽样率。门急诊处方抽样率不应少于总处方量的 1‰,且每月点评处方绝对数不应少于 100 张;病房(区)医嘱单抽样率(按出院病历数计)不应少于 1%,且每月点评出院病历绝对数不应少于 30 份。医疗机构处方点评小组应当按照确定的处方抽样方法随机抽取处方,并按照《处方点评工作表》对门/急诊处方进行点评;病房(区)用药医嘱的点评应当以患者住院病历为依据,实施综合点评。点评表格由医疗机构根据本院实际情况自行制定。处方点评工作应坚持科学、公正、务实的原则,有完整、准确的书面记录,并通报临床科室和当事人。

处方点评结果分为合理处方和不合理处方,不合理处方包括不规范处方、用药不适宜处方及超常处方。医疗机构药学部门应当会同医疗管理部门对处方点评小组提交的点评结果进行审核,定期公布处方点评结果,通报不合理处方;根据处方点评结果,对医疗机构在药事管理、处方管理和临床用药方面存在的问题，进行汇总和综合分析评价，提出质量改进建议，并向医疗机构药物与治疗学委员会（组）和医疗质量管理委员会报告；发现可能造成患者损害的，应当及时采取措施，防止损害发生。医疗机构药物与治疗学委员会（组）和医疗质量管理委员会应当根据药学部门会同医疗管理部门提交的质量改进建议，研究制定有针对性的临床用药质量管理和药事管理改进措施，并责成相关部门和科室落实质量改进措施，提高合理用药水平，保证患者用药安全。处方点评流程如图17-1所示。

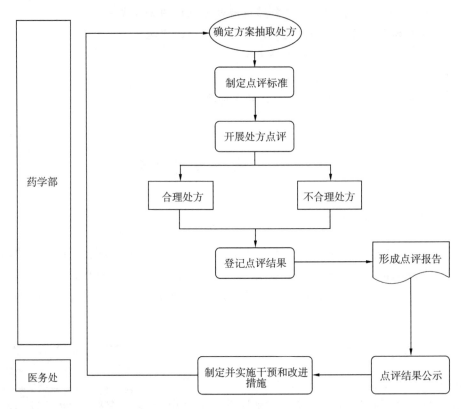

图17-1 处方点评流程图

三、开展处方点评的必备条件

1. 处方点评人员要求

医疗机构药学部门成立处方点评工作小组，负责处方点评的具体工作。处方点评工作小组成员应符合以下条件。

（1）具有较丰富的临床用药经验和合理用药知识。

（2）具备相应的专业技术任职资格：二级及以上医疗机构处方点评工作小组成员应当具有中级以上药

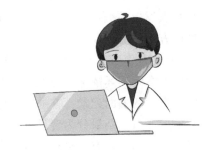

学专业技术职务任职资格,其他医疗机构处方点评工作小组成员应当具有药师以上药学专业技术职务任职资格。

2. 处方点评管理组织

医疗机构应当根据本单位的性质、功能、任务、科室设置等情况,在药物与治疗学委员会(组)下建立由医疗机构药学、临床医学、临床微生物学、医疗管理等多学科专家组成的处方点评专家组,为处方点评工作提供专业技术咨询。

3. 处方点评场所

具备处方点评场所,医疗机构应为处方点评工作的开展配备必要的场所。

4. 处方点评工具

配备相应的处方点评工具,鼓励医疗机构建立处方点评信息系统。人工处方点评工作量大、占用工作时间较多,已有多家公司开发了商业用处方点评系统,此类系统可从多个方面对处方进行审核,包括相互作用、配伍禁忌、选药不适宜、重复用药、无适应证用药、用法不适宜、超疗程用药、超剂量用药、越级使用抗菌药等。有的处方点评系统还有点评处方查询、处方点评进度查

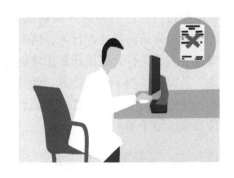

询、药师点评工作量统计、处方问题统计、科室处方不合格率统计、医师处方不合格率统计、处方点评工作表和门诊处方点评结果汇总等功能,可实现"全处方点评"及"多处方/跨时段联合点评",也可实现"多角色定义",同时还考虑了临床医师、临床药师、药事管理者、医保管理者、医政管理者在处方点评中的角色与联合工作流程,更贴近临床一线管理的需要,使复杂的数据统计和信息查询成为现实,能够使需要者迅速、直观地了解门/急诊的不合格处方情况,使全院整体处方合格率确认的精准度较之前人工点评有很大的提高。

5. 处方点评规范与制度

三级以上医疗机构应当逐步建立健全专项处方点评制度。专项处方点评是医疗机构根据药事管理与药物临床应用管理的现状和存在的问题,确定点评的范围和内容,对特定的药物或特定疾病的药物使用情况(如国家基本药物、血液制品、中药注射剂、肠外营养制剂、抗菌药物、辅助治疗药物、激素等临床使用及超说明书用药、肿瘤患者和围手术期用药等)进行的处方点评。

 四、处方点评的意义

处方点评是医疗机构持续医疗质量改进和药品临床应用管理的重要组成部分,是提高临床药物治疗学水平的重要手段。各级医疗机构应当按照规范,建立健全系统化、标准化和持续改进的处方点评制度,开展处方点评工作,并在实践工作中不断完善。

第二节 处方点评的指导性文件

一、《医院处方点评管理规范（试行）》

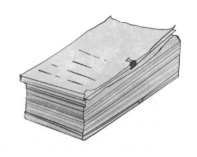

《医院处方点评管理规范（试行）》是为了规范医疗机构处方点评工作，提高处方质量，促进合理用药，保障医疗安全而制定。其目的是进一步加强合理用药管理，充分发挥药学人员的专业技术把关作用。该规范明确指出医疗机构应当加强处方质量和药物临床应用管理，规范医师处方行为，落实处方审核、发药、核对与用药交代等相关规定；定期对医务人员进行合理用药知识培训与教育；制定并落实持续质量改进措施。该规范还明确：药师未按规定审核处方、调剂药品、进行用药交代或未对不合理处方进行有效干预的，医疗机构应当采取教育培训、批评等措施；对患者造成严重损害的，卫生行政部门应当依法给予相应处罚。

二、《处方管理办法》

《处方管理办法》是为规范处方管理，提高处方质量，促进合理用药，保障医疗安全，根据《中华人民共和国执业医师法》《中华人民共和国药品管理法》《医疗机构管理条例》《麻醉药品和精神药品管理条例》等有关法律法规制定的。《处方管理办法》中所称处方，是指由注册的执业医师和执业助理医师（以下简称医师）在诊疗活动中为患者开具的、由取得药学专业技术职务任职资格的药学专业技术人员（以下简称药师）审核、调配、核对，并作为患者用药凭证的医疗文书。处方包括医疗机构病区用药医嘱单。该办法适用于与处方开具、调剂、保管相关的医疗机构及其人员，明确了开具处方的医师和调配处方的药师的职责，以及应遵循安全、有效、经济的规则；规定了处方的标准和格式；规定了处方书写的规则；规定了处方中药品剂量与数量用阿拉伯数字，剂量应当使用法定计量单位。

第三节 处方点评要素

一、处方的规范性

有下列情况之一的，应当判定为不规范处方：
（1）处方的前记、正文、后记内容缺项，书写不规范或者字迹难以辨认的；
（2）医师签名、签章不规范或者与签名、签章的留样不一致的；
（3）药师未对处方进行适宜性审核的（处方后记的审核、调配、核对、发药栏目无审核调配药师及核对发药药师签名，或者单人值班调剂未执行双签名规定）；
（4）新生儿、婴幼儿处方未写明日、月龄的；

（5）西药、中成药与中药饮片未分别开具处方的；
（6）未使用药品规范名称开具处方的；
（7）药品的剂量、规格、数量、单位等书写不规范或不清楚的；
（8）用法、用量使用"遵医嘱""自用"等含糊不清字句的；

（9）处方修改未签名并注明修改日期，或药品超剂量使用未注明原因和再次签名的；
（10）开具处方未写临床诊断或临床诊断书写不全的；
（11）单张门急诊处方超过5种药品的；
（12）无特殊情况下，门诊处方超过7天用量，急诊处方超过3天用量，慢性病、老年病或特殊情况下需要适当延长处方用量未注明理由的；
（13）开具麻醉药品、精神药品、医疗用毒性药品、放射性药品等特殊管理药品处方未执行国家有关规定的；
（14）医师未按照抗菌药物临床应用管理规定开具抗菌药物处方的；
（15）中药饮片处方药物未按照"君、臣、佐、使"的顺序排列，或未按要求标注药物调剂、煎煮等特殊要求的。

 二、处方的适宜性

1. 适应证

《化学药品和治疗用生物制品说明书规范细则》规定：适应证应当根据该药品的用途，采用准确的表述方式，明确用于预防、治疗、诊断、缓解或者辅助治疗某种疾病（状态）或者症状。在医师开具处方或医嘱时，药品的适应证应与患者的诊断相适应。但在实际应用操作时，会出现药品适应证与诊断不符的情况，有些是医生漏开诊断，有些则是药品的超说明书使用。针对超说明书用药，建议医疗机构成立专门的超说明书用药审核中心，由临床医生提出申请，经过药事管理委员会的备案、讨论通过后方可使用；其余的超说明书用药则视为不合理用药。

2. 给药方法

给药方法即用法，是点评处方或医嘱的重点内容，主要包括给药途径、溶媒选择、药物浓度等。

（1）给药途径：目前临床上给药途径多样。常见的给药途径有皮下注射、静脉注射、口服、涂抹等。从本质上来说，给药途径同临床各类病症的治疗效果有着极为紧密的联系。同一种药物，给药途径不同，其药效有时有着巨大的差别。给药途径选择的基本原则有：根据临床治疗的需要选择；根据药物理化性质和生物学特点选择；根据临床用药的安全性选择；根据患者用药的依从性选择。

（2）溶媒选择：溶媒是指能溶解固体、液体、气体而成为均匀混合物的一种液体。溶媒选择不当会使药物的性质发生改变，继而产生非预期的药理作用，即产生药品不良反应。

（3）药物浓度：很多药物对溶媒的量有特殊要求，若溶媒量不够，会导致其无法完全溶解。除了溶解度因素外，药物浓度还与其给药局部的不良反应有关。例如，艾司洛尔的说明书提示：高浓度给药（>10 mg/mL）会造成严重的静脉反应，包括血栓性静脉炎，20 mg/mL 的浓度在血管外可造成严重的局部反应，甚至坏死，故应尽量经大静脉给药。

3. 给药剂量

药物的给药剂量和间隔时间的依据是该药在其作用部位能达到安全有效的浓度。药物在作用部位的浓度受药物体内过程的影响而动态变化，不同的适应证会有不同的给药方案。例如，对于抗菌药物而言，不同的感染部位、不同的细菌 MIC 值、不同的病理生理情况，如肝肾功能的异常，均需要给予不同的方案。根据抗菌药物的时间依赖性或浓度依赖特性，在一日总剂量确定的情况下，还可分次给药或单次给药，以达到最佳疗效。有些药物由于达到有效浓度比较缓慢，需要给予负荷剂量，可使治疗效果提前，这也是在点评过程中发现医师容易忽略的注意点。例如，对于伏立康唑的使用，说明书推荐第 1 d 的两次给药均需使用负荷剂量，之后使用维持剂量。这种给药方式，会提高抗感染的成功率。极量即最大有效剂量，系指药物既能发挥最大疗效又不致引起中毒反应的最大剂量，在很多药物的说明书中都有关于极量的规定。一般情况下，药物的使用剂量不允许超过其极量。又如，治疗痛风的秋水仙碱，超过极量使用会大大增加不良反应的发生率，老年人及肾功能不全者还需减量使用。目前，很多医疗机构的医嘱审核系统都可以进行药物极量的设定，这使得超过药物极量使用的情况大大减少。超过极量易引发不良反应，剂量不足则达不到有效浓度。特别是对于需要监测血药浓度的药物来说，更需注意。例如，用丙戊酸钠来控制癫痫，丙戊酸钠的血药浓度明确要求在 50～100 mg/L 的范围。若剂量不足，血药浓度低于 50 mg/L，控制癫痫的效果不佳，癫痫的发作频率增加。因此对于此类药物，需要合适的给药方案以维持一定的血药浓度。

4. 给药时间

给药时间的正确性同样重要，给药时间主要与时辰药理学及药物剂型两个方面有关。时辰药理学是指根据生物学上的时间特性，研究药物作用的时间函数规律（包括药理效应、药动学和机体敏感度等依时间不同而发生变化的规律）来选择合适的用药时机，以达到最小剂量、最佳疗效、最小毒性，提高患者用药效果。例如，糖皮质激素给药，人体激素分泌呈昼夜节律性变化，分泌的峰值在早晨 7:00—8:00，2~3 h 后就迅速下降约 1/2，然后逐渐减少，至午夜的分泌量最少。将 1 日剂量于上午 7:00—8:00 时给药或隔日早晨 7:00—8:00 时 1 次给药，可减轻对下丘脑-垂体-肾上腺皮质系统的反馈抑制，减轻肾上腺皮质功能下降，降低皮质萎缩严重后果的发生率，且消化系统溃疡出血的发生率也会降低，并发感染的机会也会减少。例如，用地塞米松、泼尼松等控制某些慢性病时，采用隔日给药法，即把 48 h 的用量在上午 8:00 时早饭后一次服用，其疗效较每日用药好，不良反应小。给药的时间还与药物剂型有关，例如阿司匹林有多种剂型，常见的有阿司匹林普通片和阿司匹林肠溶片。阿司匹林常见的不良反应是消化道的不良反应，包括胃、十二指肠溃疡等。普通片剂宜饭后服用，以减少其对消化道的刺激。然而，对于肠溶片剂饭后服用则不合适，因为饭后胃内 pH 增高，肠溶片剂易提前崩解，无法达到肠道靶向释放的作用。所以肠溶片剂宜饭前口服。

5. 给药疗程

不同适应证的给药疗程大不相同。有些急救药品是单次使用，有些慢性病药物则是终身使用。处方点评中疗程的关注点目前主要体现在抗菌药物的预防性使用上。对于不同切口类型的手术，预防性使用抗菌药物的疗程也不一样。例如，手术时间较短的清洁手术，术前给药一次即可；手术时间超过 3 h 或超过所用药物半衰期的 2 倍以上，或成人出血量 1 500 mL，术中应追加一次。清洁手术的预防用药时间不超过 24 h，手术可视情况延长至 48 h。而在实际应用中，超疗程使用常常发生在可通过处方点评对处方行为进行干预的情况。

6. 禁忌

当患者使用某类药物时极易产生严重的不良反应、明确弊大于利的属于禁忌。例如，有青霉素过敏性休克史的患者再次使用青霉素，或患者对药物中某一赋形剂过敏而使用该种药物。另外，禁忌还包括对特殊人群禁用的情况，如孕妇、儿童、老年患者、肝肾功能不全患者等。目前，沙利度胺（又称"反应停"）主要用于控制瘤型麻风反应症，服用该药物导致的"海豹婴儿"事件是药物史上的悲剧，所以其说明书标注对孕妇及哺乳期妇女禁用。用药禁忌在处方点评中出现的情况较少，因为目前很多医疗机构会在医院信息系统或合理用药系统中进行禁忌用药的提醒设置，在医师开医嘱时也会给予及时的提醒，防止药害事件的发生。

7. 药物相互作用

药物相互作用从机制上主要分为理化相互作用、药动学相互作用和药效学相互作用。药动学相互作用可发生在吸收、分布、代谢、排泄四个阶段。其中，代谢性药物-药物相互作用（metabolism-based drug-drug interactions，DDIs）发生率最高，约占药动学相互作用的 40%。从机制上来说，代谢性药物相互作用可分为酶抑制作用和酶诱导作用。

8. 重复给药

临床重复用药是目前不合理用药的重要项目之一，主要分为：同一药物不同商品名同时使用；同一药物因复方制剂同时使用，以及同类药物同时使用。中成药为达到更好的疗效，也常含有西药的成分，这一点往往容易被处方医师忽视，而开具含有相同成分的西药处方，造成重复给药情况。

三、超适应证用药处方

超适应证用药的情况在各个治疗领域内广泛存在，其中尤以抗精神病药、抗感染药、抗肿瘤药最为常见。肿瘤治疗过程中若现有常规治疗失败，需要寻找新的治疗方式，这种情况对于终末期患者尤为常见。此时，医师和患者往往愿意承担更大的风险，尝试新的治疗方法。而治疗肿瘤通常需要种类繁多的辅助用药，也增加了超药品说明书用药的可能性。例如，奥沙利铂说明书批准适应证为转移性结直肠癌，而在临床实践及指南中还用于胃癌术前、围手术期、术后及远处转移或局部进展肿瘤化疗；多西他赛的适应证主要涉及局部晚期或转移性乳腺癌和非小细胞肺癌的治疗，临床实践及指南中卵巢癌、宫颈癌及胃癌等全身治疗原则也包含多西他赛的化疗方案。

第四节　处方点评的实施

一、处方点评小组人员的确立

处方点评小组是提高处方安全性与合理性的重要团队，其成立旨在通过多学科协作，全面评估和改善处方质量，降低用药错误的风险。处方点评小组通常由临床药师、审方药师、资深调剂药师和信息药师组成。

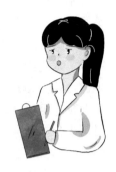

二、处方点评方法

（一）点评范围

处方点评的范围涉及适应证、药物选择、剂量、给药途径、药物相互作用、不良反应监测及患者教育等多个方面。全面细致的点评，能够有效提高处方的合理性与安全性，为患者的健康提供保障。

（二）抽样方法

处方点评是确保用药安全和提高治疗效果的重要环节。在实施处方点评工作时，由于医疗机构的处方量巨大，完全逐一点评往往不切实际，因此采用有效的抽样方法进行点评显得尤为重要。

1. 随机抽样

随机抽样是一种最基本的抽样方法，其原则是从总体中随机抽取样本，确保每个个体有相等的机会被选中。这种方法的主要优点是能够消除选择偏倚，具有良好的代表性。随机抽样首先确定总体，即明确要进行点评的处方总体，例如某一特定时间段内的所有处方；其次需要设定样本量，根据总体的大小和可接受的误差范围，确定所需的样本量；最后利用随机数表或计算机软件，随机抽取所需的处方进行点评。这种抽样方法的优点在于结果具有较高的代表性，能够真实反映总体情况，缺点在于实施过程中可能需要较多的时间和资源，尤其在总体较大的情况下。

2. 分层抽样

分层抽样是一种将总体按特定标准（如疾病类型、患者年龄、性别等）进行分层，然后在每一层中进行随机抽样的方法。这种方法能够确保各层在样本中的合理分配，提高样本的代表性。分层抽样首先需要根据临床需求和研究目的，选择合适的分层标准；接着将总体按照所选标准划分为不同的层次；最后在每一层中随机抽取样本，确保样本量在每一层中均衡。分层抽样的优点在于能够更好地反映各类患者的用药情况，适合于具有明显分层特征的总体；缺点在于需要对总体进行详细的分类，实施过程较为复杂。

3. 系统抽样

系统抽样是在总体中按照一定的规则选取样本的一种方法。例如，首先随机选择一个起始位置，然后按照固定间隔抽取样本。这种方法适合于对总体有序的情况。首先需要明确要抽样的总体和需要的样本量，统计时可依据病例号排序，通过拟抽查病历数获得抽样距离,接着根据总体大小和样本量计算抽样间隔(k),最后在 $1\sim k$ 之间随机选择一个起始点,从该点开始按固定间隔抽样。这类抽样方法在专项处方点评中,适合于对全院用药的评估,而无法具体到科室或病房,在实际应用中较少。

在实际操作中,可以根据具体需求综合运用不同的抽样方法。例如,针对某一特定疾病进行处方点评时,可以先采用分层抽样选取不同年龄段的患者,再在每一层中随机抽样。这样的组合方式能够充分利用不同抽样方法的优点,提高样本的代表性和点评的有效性。不同的抽样方法各有优缺点,选择合适的抽样方法可以确保点评结果的代表性和可信度,为优化用药安全和提升医疗质量提供重要依据。

(三)点评方式

鉴于点评标准的局限性,实际点评过程中不可避免地包含诸多需要主观评估合理性的环节。鉴于参与点评的药师在资质、专业知识等方面存在差异性,点评负责人需要通过优化组员的工作方式,在一定程度上弥补这些差异。对于新成立或组员工作经验较少的点评小组,推荐采用循证医学的"背靠背"点评模式,或实施"帮扶带"策略以提升点评质量;而对于已积累一定点评经验的小组,则可采取组员独立点评后由组长进行复核的方式,以确保点评结果的准确性。无论采取何种模式,组长与组员均应保持频繁的沟通与交流,进行深入的讨论,并接受必要的专业培训,以达成点评结果同质化的目标。

(四)点评频率

根据点评项目的重要性,不合理用药的危害性、不合理率及行政部门要求及点评小组的工作能力,可选择每月、每季度或每年等不同频率定期组织点评。此外,按照点评的改进程度可动态地调整点评频率,目的是提高临床用药的合理率。

三、点评标准

处方点评的标准是点评的核心内容,需要点评药师根据药品说明书,运用循证医学方法,结合临床药学专业知识,并通过与临床医生进行有效沟通后共同制定,以确保点评标准的专业性、公平性及有效性。为保障点评结果的科学性和权威性,点评标准参考的依据必须全面,且要与时俱进。依据通常包括药典、说明书、国家卫生主管部门制定的药物使用管理规范、临床路径、各级学会制定的用药指南、诊治标准、专家共识,以及最新的临床研究、临床荟萃分析和药物治疗学等理论知识等,也可以参考国家和国际上相关的临床指南、药物治疗标准和最佳实践。同时,还可以组建包括临床医生、药师、护理人员及其他相关专业人员的多学科团队,共同参与标准的制定。这样可以确保各方面的专业知识被纳入考虑,形成全面的标准。标准制定后,应定期进行评估和修订,以适应新的医学研究成果、临床实践变化和患者需求。另外,还要建立反馈机制,鼓励医务人员提出改进意见。

四、处方点评结果的持续改进

处方点评作为长期开展项目,通过处方点评持续质量改进,来解决处方点评中存在的问题,使处方质量得到了提高。质量持续改进的管理工具比较多,PDCA 循环是其中常用工具之一。PDCA循环是将质量管理分为四个阶段，即计划（plan）、执行（do）、检查（check）、处理（action）。在质量管理活动中，要求把各项工作按照作出计划、计划实施、检查实施效果的步骤，将成功的纳入标准，不成功的留待下一循环去解决。

计划（plan）阶段，药学部门应当会同医疗管理部门对处方进行点评，根据处方点评结果，对医疗机构在药事管理、处方管理和临床用药方面存在的问题进行统计汇总，并深入讨论，分析产生的主要原因，研究制定有针对性的临床用药质量管理和药事管理改进措施，同时向医疗机构药物与治疗学委员会（组）和医疗质量管理委员会报告。

执行（do）阶段，医疗机构药物与治疗学委员会（组）和医疗质量管理委员会根据药学部门会同医疗管理部门提交的报告，责成相关部门和科室落实质量改进措施；对开具不合理处方的医师，予以教育培训、批评；对于开具超常处方的医师按照《处方管理办法》的规定予以处理；对患者造成严重损害的，卫生行政部门应当按照相关法律、法规、规章给予相应处罚。

检查（check）阶段，医疗机构药学部门会同医疗管理部门对改进措施执行情况与要求达到的目标进行对比，评价干预措施的效果，进一步完善处方点评制度及医师相关的奖惩制度。

处理（action）阶段，第一阶段PDCA循环后对本次循环中处方质量管理方面的问题进行总结和分析，将干预措施中有成效的结果进行标准化，并进一步推广应用于今后的处方点评中；而在第一阶段发现的问题将转入下一轮PDCA循环解决。

处方点评运用PDCA循环的科学管理工具，不仅可以改进与解决处方中存在的质量问题，而且可以有效提高医院处方质量，提升合理用药水平，保证患者用药安全。

思考题

1. 简述处方点评的概念及流程。
2. 简述处方点评适宜性的内容。
3. 简述超适应证用药常见领域并举例。
4. 简述处方点评的抽样方法。
5. 简述处方点评标准的参考依据。

第十八章 用药咨询与用药指导

教学目标
1. 了解用药咨询和用药指导的概念、对象。
2. 掌握用药咨询和用药指导的方式、流程、注意事项,以及用药指导的原则。

教学重难点
用药咨询和用药指导的内容、技巧、策略及其重要性。

第一节 用药咨询

一、用药咨询概述

(一) 基本概念

随着社会的发展,现代医药技术正以惊人的速度进步。新药品的研发工作不断深入,药品种类越来越多,随之而来的不仅仅是医疗水平的提升,药品不合理应用和不良反应事件的发生率也呈上升趋势,这对患者的健康构成了极大的威胁,也给医疗系统带来了巨大的压力。在这样的背景下,临床药师的角色显得尤为关键,他们不仅需要熟悉现有的医药学知识和技能,还必须不断更新自己的知识库,掌握最新的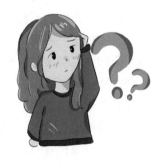研究成果和治疗药物。而用药咨询服务的发展,为临床药师提供了一个执业平台,通过用药咨询,药师们能够利用自己的专业知识和技能为咨询者解答疑惑并提供精准的指导,促进合理用药。

用药咨询 (medication consultation) 是指药师利用其所掌握的专业知识和技能,通过多种方式为患者及其家属、医护人员和公众提供药物治疗及合理用药的咨询服务。这种服务不仅包括对药物的基本信息、用法用量的解答,还涉及药物的不良反应、相互作用、特殊人群用药等复杂问题的讨论。在进行用药咨询时,咨询者可以尽可能详细地向药师咨询有关药物的问题,药师会通过多种方式作出回复,从而确保用药的安全性和有效性。

(二) 用药咨询的重要性

近几年来,由于药物的不合理应用导致的严重不良反应事件不断增多。同时,我国人民对医疗服务质量的要求在不断提高,对用药咨询服务的需求也在不断增加。开展用药咨询服务,就是要建立一个药师与患者及其家属、医护人员和公众的双向交流平台,从而在确保药物的安全性、有效性、经济性，提升医疗品质、提高药师地位，增加药师的知识储备、提升专业素养等多个方面获得收益。

1. 确保药物的安全性

在进行药物治疗时首先要考虑的是安全性。药物治疗的安全性不仅与药物本身有关，而且与患者自身的情况、给药途径、用药的方法和剂量等密切相关。通过合理用药咨询，药师可以为患者及其家属、医护人员和公众提供药物使用相关的知识并作出科学合理的用药指导，避免以不正确的方式用药，降低错误用药的发生率，减少药物毒副作用的产生，从而确保药物治疗的安全性。尤其对于一些特殊人群（老年人、妊娠和哺乳期妇女、儿童及肝肾功能不全的患者）或患有如糖尿病、高脂血症等慢性疾病的患者，由于其机体情况与常人不同，医护人员应给予特别关注。通过用药咨询，药师可以根据患者机体情况制订个性化的用药服务，并进行专门的用药教育，以确保药物治疗的安全性。因此，鼓励医疗单位设立用药咨询室/门诊，积极开展用药咨询服务，为患者及其家属、医护人员和公众提供合理的用药咨询和指导，这也是提高药物治疗安全性的重要措施。

2. 保证药物的有效性

用药咨询服务会直接影响药物的有效性。由于国民的文化水平参差不齐，对临床医学和药学的基础知识储备不全，能够完全读懂药品说明书的人较少。此外，医师由于平时工作量较大，在给患者开处方时不能够详细指导患者用药。这些使得患者不正确用药，或因对药物的不良反应不了解而擅自停药，进而影响药物疗效的事件屡有发生。由临床药师提供的用药咨询服务，可以解答公众在用药过程中存在的各种疑问，并及时说明用药的注意事项、药物的不良反应和禁忌证，消除患者疑虑，保证用药者以正确方式用药，从而提高药物治疗的有效性。例如，在医院药房发药窗口经常遇到的一个问题就是患者对于某些药物的给药途径、服药方法和剂量、贮存方法等不清楚，导致药物无法发挥最佳治疗效果。通过用药咨询，患者既可以获得药师专业而清楚的指导，又不需要在发药窗口浪费时间。

3. 提高药物的经济性

药物的经济性与患者自身的情况、治疗方案的选择、服药的方法和剂量，以及药物的联合应用等多种因素密切相关。不同疾病所需的治疗药物不同，同一疾病的程度不同、病情特点不同，这些均需要选择不同的治疗药物与治疗方案。例如，《国家基层高血压防治管理指南》（2020版）推荐使用的一线降压药包括利尿药、β受体拮抗药、ACEI、ARB、钙通道阻滞药。对于轻、中度高血压患者应优先单独使用长效降压药以平稳控制24 h血压，并能有效预防心脑血管并发症的发生；而对于重度高血压患者或单药治疗效果未达标的患者，则需要采用联合用药或者复方制剂。用药咨询服务能够帮助患者正确选择治疗药物、优化治疗方案，实现用药的个体化，避免不合理用药，减少不必要的药物使用和支出费用。此外，在药品的名称和剂型繁多的情况下，用药咨询服务不仅能够避免医师重复开药或不必要的联合用药，还能够帮助患者掌握正确的服药方法和剂量，尤其对于如气雾剂、栓剂等特殊剂型，进而达到最佳治疗效果，避免患者因重复用药、不正确用药或服药剂量不当引起药效下降、不良反应增加而进行二次治疗，增加治疗成本。这种经济节约的策略，可以使医疗资源得到更合理的分配，从而在一定程度上降低整体医疗费用，减轻患者的经济负担，使患者能以更为经济、高效的方式获得所需的医疗服务。

4. 提升医疗服务品质，提高药师地位

在传统的医疗体系中，诊断和治疗往往由医师主导，医师凭借专业的知识和技能，决定使用哪种药物来治疗疾病，患者在这个过程中通常只能被动地接受。由于工作量较大，医师在诊疗过程中与患者交流有限，患者的用药依从性较低。用药咨询服务则是一个更为人性化和个性化的服务，其不仅仅关注疾病本身，更着眼于患者的个体差异。通过用药咨询，药师能够为患者提供更加详细且个性化的用药指导，从而提升医疗服务品质，改善医患关系，提高患者对医院整体服务水平的满意程度。此外，药师在用药咨询中能为患者及其家属、医护人员和公众提供直观、方便的服务，回答他们在用药方面的问题，满足其对药品相关信息的需求，进而提高药师在患者及其家属、医护人员和公众心目中的地位。

5. 更新药师的知识储备，提升专业素养

近几年来，随着国内外医药行业的迅猛发展，新药的研发和上市不断增多，药品相关信息的更新越来越快。用药咨询服务不仅可以帮助患者及其家属、医护人员和公众及时了解各种药品的适应证、用法用量及不良反应等基本信息，而且这一过程还能够激励药师及时学习和掌握更多的新药相关的知识，不断加强继续教育，从而提升药师的专业素养，确保用药咨询服务的科学性、时效性和准确性。这种持续的自我提升也有助于药师更好地融入临床实践，提高整体医疗质量，充分发挥药师在合理用药工作中的作用。

由此可见，用药咨询不仅仅是一项简单的服务，还是一种工具和平台。通过这个平台，药师的角色从单纯的药品保障者转变为患者与公众健康的守护者和指导者，药师在患者及其家属、医护人员和公众心中的地位进一步提高。更为重要的是，合理的用药咨询能减少药物不良反应的发生，确保安全、有效用药。

二、用药咨询的对象与内容

（一）用药咨询的对象

用药咨询服务涉及群体众多，对医院提供的药物咨询记录进行统计学分析后发现，用药咨询的人群中患者及其家属占最大比例，其次是医护人员和公众。因此，用药咨询的对象主要包括患者及其家属、医护人员和健康公众。

1. 患者及其家属

患者是用药咨询的主要对象，主要是诊断明确、对用药存在疑问的患者。由于患者大多不具备药物相关的专业知识，因此可能对药物的用法、用量、不良反应及禁忌证等基本信息存在疑惑。此外，在某些情况下，患者的家属作为患者的支持者和照顾者也是用药咨询的对象，比如当某些患者存在沟通交流障碍或行动不便等问题时，患者的家属需要代替患者咨询用药过程中存在的疑问。

2. 医护人员

医护人员也是用药咨询的重要对象，主要包括医生和护士。有案例表明，医生大多愿意主动向临床药师进行用药咨询，以解决临床用药中存在的药物选择、药物联合应用等方面的问题；护士则主要是咨询药物配伍禁忌或药物相互作用等方面的问题。

3. 公众

公众即社会公众，也称为一般人群。随着社会的发展，公众越来越注重自己的健康，药师不仅可以为患者提供合理的用药指导，还可以为公众的健康生活提供建议或解答公众日常生活中有关健康方面的疑惑。

（二）用药咨询的内容

根据咨询对象的不同，用药咨询的内容大致可以分为以下三类。

1. 患者及其家属的用药咨询

随着各大用药咨询服务平台的推出与推广，参与用药咨询的患者人数和咨询问题日益增加，其中用药咨询的内容与服务涉及多个方面。患者用药咨询的内容大多是关于药品名称与适应证、用药方法与剂量、服药时间、药品的不良反应及禁忌证等基本信息，除此以外还包括用药的注意事项、药物的联合应用、药品的有效期和贮存条件、药品的比较与经济性等。具体内容如下。

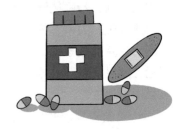

（1）药品名称及适应证：药品名称可以分为通用名、商品名和别名。由于不同生产厂家生产同一种药品可采用不同名称，大多数药品拥有多个商品名。例如，常用的大环内酯类抗生素阿奇霉素的商品名有那琦、津博、维宏、亚思达、派芬等。药品的通用名和商品名不一致的情况较为普遍，而患者大多通过药品的外观来辨别药品，对药品名称的认知度较低，易因缺乏对药品通用名和商品名的了解而重复用药。此外，患者对不同药品适应证的了解大多局限于常识或日常经验，对药物具体的药理作用、主要适应证和功能主治等了解不清。通过用药咨询可以增加患者对药品的名称、药理作用、功能主治和主要适应证的认识，使药品名称与适应证相匹配，从而减少重复用药的可能。

（2）用药方法与剂量：这是最常见也是患者咨询最多的问题。不同的药物有不同的用药方式，同一种药物的不同剂型用药方式也不尽相同，由于专业知识的缺乏，大多数患者对药物的使用方法不是特别清楚。例如，片剂大多数为温水吞服后经胃肠道黏膜吸收后发挥药效，但也有舌下含服用于急救的，如硝酸甘油舌下片需要含于舌下，由舌下黏膜吸收后发挥作用。而气雾剂、喷雾剂等特殊剂型则需要正确喷至所需的部位吸收后发挥疗效。此外，服药的剂量也有严格规定，药物剂量不同可以产生不同的治疗效果，为保证药物能够发挥其最佳疗效，患者需要准确掌握服药剂量。例如，糖皮质激素的服药剂量主要包括首剂服药剂量、维持治疗剂量、每日服药剂量及隔日疗法剂量，在使用可的松进行隔日疗法时剂量需要加倍；再如，解热镇痛抗炎药阿司匹林用于抗血栓时需要服用小剂量，而大剂量的阿司匹林反而有促进血栓形成的作用，这是由于大剂量的阿司匹林直接抑制血管内皮细胞合成PGI_2，从而促进血小板的聚集和血栓的形成。

（3）服药时间：服药时间一般可以分为清晨、空腹、餐前、餐时、餐后、睡前。服药时间不同不仅会影响药效，而且会对患者的身体造成不同的影响。对于患者而言，拿到药品后，除了询问怎样吃、吃多少这些问题外，吃药时间也是患者较为关心的问题。患者往往不满足于"每日几次,每次几片"这样的简单交代,而是希望了解自己服药的具体时间。药师应根据患者的病情及药物的性质,结合时辰药理学为患者选择最佳的服药时间,以发挥最佳药效,减少药物不良反应的发生。例如,对于有胃肠道不良反应的药物像非选择性解热镇痛抗炎药对乙酰氨基酚等,需要饭后服用,以减轻胃肠道的不良反应。又如,由于胃酸在夜间分泌多于日间,故控制夜间胃酸分泌对于胃溃疡患者来说尤为重要,因此需要睡前服用 H_2 受体阻断剂等胃酸分泌抑制药。

(4)药品的不良反应及禁忌证:随着患者健康意识的增强,咨询药品不良反应及禁忌证等有关用药安全性的问题越来越多,而且部分患有某些如高血压、糖尿病等慢性疾病的患者,在服用某种药物时对于该药品说明书中的不良反应和禁忌证存在疑问,不敢服用该药物。例如,一位患有糖尿病和高脂血症的患者在服用苯扎贝特分散片时自觉口中有甜味,怀疑该药物中含有葡萄糖,长期服用会对血糖造成影响,因此不敢服用该药物。针对此类患者,药师需要重点进行用药教育以消除患者疑虑,增强患者用药的依从性。

(5)用药的注意事项:老年人、妊娠及哺乳期妇女、儿童及肝肾功能不全的患者等特殊人群由于身体情况异于常人,在用药时大多会询问药品使用的注意事项,以避免错误用药对自身产生危害。

(6)药品的联合应用:不同药物的联合应用会产生协同或者拮抗等多方面的作用,因此患者在同时服用多种药物,尤其是在细菌感染联合使用抗生素时会咨询药物配伍使用的禁忌证及注意事项。例如,在使用链霉素等氨基糖苷类的抗生素时,要禁止使用呋塞米等高效能的利尿药,以免加重耳毒性等不良反应。

(7)药品的有效期和贮存条件:药品的有效期是指在规定条件下药物的含量下降10%所需要的时间,即药品能够保持其有效质量的期限。药品管理法规定,超过有效期的药品应按劣药品处理。此外,药品应根据其性质选择适当的贮藏条件和方法。例如,怕热的药品应贮存在阴凉处。在进行用药咨询时应提醒患者药物的有效期和适宜的贮存条件,以免超过药物有效期而误服。

(8)药品的比较与经济性:在确保药物疗效的前提下,有些患者会询问不同药物间的区别。例如,询问不同价格药物的疗效及不良反应的差异,药品是否列入医保行列等。

2. 医护人员的用药咨询

由于目前药物的研发越来越迅速,新药层出不穷,药学专业越分越细,医师不可能及时且全面地掌握所有药物相关知识,为保证患者合理用药以获得最大治疗效益,大多数医师会主动询问临床药师关于用药方案的选择、新药的信息、治疗药物监测、特殊人群用药,以及用药的注意事项等方面的信息。

(1)用药方案的选择:用药方案的选择与多个因素有关,包括但不限于患者的个体差异、疾病的特点、药效学、药动学特性,以及可能的不良反应和禁忌证、药物的联合应用、药品的经济效益以及循证医学的原则等。例如,某患者经诊断后患有高血压、心律失常、高脂血症、急性支气管炎等疾病,医师询问药师:"能否联合使用克拉霉素和辛伐他汀?"药师回答:"克拉霉素和辛伐他汀联合使用会增加横纹肌溶解的风险。

此外，患者患有心律失常而克拉霉素具有心脏毒性，因而建议更换为其他抗生素。"

（2）新药的信息：随着药品的不断研发，大量新药和仿制药层出不穷，由于医师的工作任务繁重，并对新药相关知识了解不及时，医师会经常询问药师关于国内外新药的动态、新药系统评价的信息内容、最新的循证医学结果等信息，为临床的诊断治疗提供依据。

（3）治疗药物监测（therapeutic drug monitoring，TDM）：TDM 是一种通过测定患者体内的药物暴露、药理标志物或药效指标，利用定量药理模型，以药物治疗窗为基准，制订适合患者的个体化给药方案的过程。这一过程不仅涉及药物及其活性代谢物的检测、定量计算，还包括临床干预，旨在实现临床个体化用药。目前，TDM 的工作已经从最初的对地高辛、氨基糖苷类药、抗癫痫药的检测，扩展到对器官移植的患者所使用的免疫制剂（他克莫司、环孢素等）、危重急症的患者使用抗生素的监测等。

（4）特殊人群用药：老年人、妊娠及哺乳期妇女、儿童及肝肾功能不全的患者等特殊人群的身体情况与常人不同，在进行药物治疗时需要谨慎选择药物。医师开处方时会特别关注，通常在开处方前会咨询药师药品的相关信息。例如，某甲亢女患者，29 岁，处于哺乳期，医师询问药师："是否可以服用丙基硫氧嘧啶？服药期间（每日服药 1 次）是否可以哺乳？如若停药，多长时间体内药物可以清除？"药师解答："哺乳期女性服用丙基硫氧嘧啶较大剂量时，可能引起婴儿甲状腺功能减退，因此哺乳期女性禁用此药，一般情况下，药物在体内经 5 个半衰期可完全清除，根据药品的说明书标示的半衰期可大致推测药物在体内的清除时间。"

（5）药物的注意事项：为确保患者用药的安全性和有效性，降低不良反应的发生率，医师在开处方时有责任提醒患者所用药物的注意事项，尤其是患者细菌感染使用抗菌药物时。在选择抗菌药物时，医师需要考虑病原菌种类、患者感染的部位、感染的严重程度及药物的耐药性等多个方面，通过用药咨询能够使医师明确药物的注意事项并及时提醒患者，保证患者合理用药。

护士由于工作和职责的原因，除了询问药物的基本信息、药品的保管、注射剂，以及输液中药物相关的信息如注射剂的配置溶媒、滴注速度、输液中药物的稳定性等情况以外，大多会询问关于药物配伍方面的问题，包括药物的配伍顺序、配伍的稳定性、配伍禁忌等。例如，在对患者注射盐酸左氧氟沙星时，护士经常会询问："盐酸左氧氟沙星能否溶于复方氯化钠注射液？"此时，药师需要运用专业知识解答疑问："复方氯化钠注射液 500 mL 内含氯化钠 3.0 g、氯化钾 0.15 g、氯化钙 0.1 g、乳酸钠 1.55 g，其中所含钙离子为二价阳离子，因此不能与盐酸左氧氟沙星在同一输液中使用。"

3. 公众的用药咨询

随着社会发展，国民自我保健意识逐渐增强，公众可以通过线上咨询方式如微信公众号、微博等或面对面的线下咨询等方式询问药师关于日常保健、疾病预防、减肥、补钙、补充铁/锌等微量元素、补充营养素（水、碳水化合物、脂肪、蛋白质、维生素、矿物质）等方面的问题。例如，公众在补钙时经常询问药师："为什么钙片最好和维生素 D 一起服用？而且为什么晚上服用效果最好？"药师回答："维生素 D 能够促进钙的吸收和利用，从而提高补钙的效果。晚上饭后服用钙片和维生素D更为理想，这是因为夜间人体对钙的需求量更高，同时钙质的吸收效果也更好，这有助于预防骨质疏松并减少骨骼释放钙质。此外，钙偏碱性，如果空腹服用可能会与胃酸反应，导致不适感，因此建议在饭后服用以减少这种刺激。"

三、用药咨询的要素

用药咨询服务涉及的方式、方法多种多样，在不同的信息平台、应用场景和环境下，患者及其家属、医护人员和公众可以采取多种方式向药师咨询意见，同时药师也可通过不同途径采用恰当的方法和技巧为患者及其家属、医护人员和公众等解答用药相关的问题。

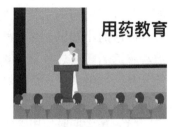

（一）用药咨询的环境

在提供用药咨询服务时，环境的要求至关重要。尤其在进行线下咨询时，用药咨询服务的场所应当具备适宜的光线和温度条件，确保咨询者感到舒适放松以便于沟通。此外，为了营造一个安全、专业的咨询氛围，应保持环境干净卫生、无异味或避免其他可能引起咨询者不适的因素存在，以提升咨询者对药师的信任感。由此可见，咨询室的设置尤为重要，建议如下：

（1）紧邻门诊药房：方便患者买药后及时向药师咨询用药相关的问题。

（2）标志清晰明确：咨询室的位置应明确便于咨询者寻找。

（3）环境舒适：干净整洁的环境使咨询者感到放松和舒适，增加对药师的信任感。

（4）适当隐蔽：这一点尤其重要，考虑到不同咨询群体的需求，咨询处的设置也需要有所区别。对于大多数咨询者来说，面对面的柜台式咨询方式就已经能够满足他们的需求。然而，针对某些特殊病种的患者（如妇科病、泌尿系统疾病、皮肤病及性病等），则应当提供更为隐蔽的环境，这样有利于保护患者的隐私，同时鼓励他们大胆地表达自己的疑虑和提出问题。

（5）所需设备：为了确保咨询工作的顺利进行，必要的设备也必须齐全。这些设备包括但不限于医药学相关文献、参考资料和宣传资料、书籍、计算机、打印机、吸入装置的模拟装置等。

总之，一个高效、舒适、设备完善的咨询室能够为咨询者的线下咨询提供一个理想的交流平台，帮助他们获得所需的医药信息和建议，从而增强他们与药师之间的信任关系，改善他们的就医体验。

（二）用药咨询的方式与流程

1. 用药咨询方式

随着信息技术的飞速发展，人们用药咨询的方式也在发生着巨大的变化。之前只能通过传统途径与药师进行面对面的用药咨询，如今已经演变成了多元化的网络咨询模式，这种转变不仅使得咨询过程更加便捷、高效，同时也扩大了咨询服务的覆盖范围，让更多的人能够及时且便捷地获得所需的医药方面的建议。

根据药师用药咨询的意向，用药咨询的方式可分为主动方式和被动方式。主动方式是指药师在没有患者及其他用药者直接请求的情况下，主动为他们提供药物治疗建议和用药指导的一种服务，是一种预防性的服务。被动方式是指患者及其他用药者主动寻求药师的帮助，以解决具体的药物使用方面的问题，如询问药物的药理作用、用法用量、不良反应等。这种咨询方式通常基于咨询者的具体需求，是一种反应性的服务。在患者购药后，药师应当主动向患者讲授安全用药的知识，并向患者及其家属发放一些合理用药的宣传材料，或通过医院、药房（店）的网站向大众宣传关于促进公众健康的小知识，这些都是主动咨询的一部分。另外，药师日常承接的咨询内容以被动咨询居多，患者及其家属、医护人员和公众往往采用面对面的方式或借助其他通信工具，如电话、短信、网络等。以下是药师主动为患者提供用药咨询服务的一些常见情况。

（1）患者同时使用含两种或两种以上同一成分的药品或联合用药较多时。

（2）患者用药后出现不良反应或患者有过往不良反应史时。

（3）患者用药依从性不好、认为疗效不理想或剂量不足而影响药效时。

（4）因患者病情需要，处方中的药品超出适应证、剂量超过规定剂量、药品的用法和用量与说明书不一致或者药品的说明书近期有修改时。

（5）患者当前使用的药物中有配伍禁忌或配伍不当时。

（6）患者使用需要进行血药浓度监测的药品时。

（7）患者使用麻醉药品、精神药品、特殊剂型药品、有多种适应证且用法和用量复杂的药品或者使用近期发现有严重或罕见的不良反应的药品时。

（8）患者使用重新分装的药品，但包装的标识物不清晰时。

（9）患者使用某些需要特别注意贮存条件或临近有效期的药品时。

根据咨询工具的不同，用药咨询又可以分为以下几种常见的方式。

（1）面对面咨询：面对面咨询是一种传统的用药咨询方式，在医院门诊设立专门的用药咨询窗口或在紧邻门诊处设置用药咨询室，药师通过与咨询者进行面对面的直接交流，解答咨询者的用药疑问。对于住院患者，药师可以在病房内进行详细的用药指导，并对慢性病患者建立长期药历，进行随访和用药指导。

（2）网络平台：微信公众号或微博等社交媒体平台作为一种快速的即时通信工具，在用药咨询方面具有用户人群多、简单方便等多种优势，现已成为线上用药咨询的主要方式，如"问药师"微信公众号。此外，随着抖音、小红书等短视频平台的爆火，有的药师会经常在平台上发布一些关于健康用药的视频，患者及其家属、医护人员和公众也可以通过评论或者私信来咨询药师自己用药方面的疑惑，而药师可以通过回复评论的方式对此进行解答。

（3）互联网药学服务：借助互联网医院、在线药店、药学服务的网站等渠道，药师可以利用大数据、人工智能等技术与咨询者进行线上沟通和交流。此外，咨询者可以在用药咨询的APP上提出自己用药方面的问题，由药师对其进行答复和记录；如果无法及时回复，药师还可安排电话回访来解答咨询者的疑问。

（4）电话咨询：电话咨询也是一种及时便捷的用药咨询方式。有些因行动不便或地区偏远而无法进行面对面线下咨询或不擅长通过网络平台等进行线上咨询的咨询者，可以通过拨打药师专线进行用药咨询。

这些用药咨询的方式能够提高药学服务的效率和质量，提高患者及其家属、医护人员和公众等咨询者对药物相关信息的认知度，保障用药的安全和有效，还能够提升咨询者对药师的信赖感，提高药师在咨询者心中的地位。

2. 用药咨询的流程

在进行用药咨询之前不仅药师需要做好准备工作，如收集关于用药者用药的基本信息等，咨询者也需要提前准备，从而能够向药师详细全面地提出自己的疑问。咨询者在咨询前可以准备好问题清单，将关于所用药物的一些疑惑或用药过程中出现的问题列举出来，以免在咨询时有所遗忘。在药师进行解答时，咨询者也应对重点内容做好记录以免忘记。

用药咨询流程具体如下。

（1）收集信息：首先，当咨询者询问药师时，药师应该对咨询者的背景信息，如年龄、职业、疾病史、用药史、过敏史等进行了解。药师可以先询问咨询者一些简单有指导性的问题。若咨询者为患者或其家属，药师还要询问患者用药的基本信息，比如患者的服药剂量与方法，患者是否按时服药、是否存在几种药物联合应用的情况、是否出现不良反应等。

（2）评估问题：在收集到足够的信息后，药师对咨询者所咨询的问题进行评估，这一步骤不仅包括将问题的重要性按从高到低的顺序进行筛选和综合评价，并将其运用到实际中以确定问题的重点部分，还包括评估咨询者是否存在选药不合理、重复用药、无适应证用药等不合理用药情况。

（3）制订方案：基于收集的信息和评估的结果，药师制订解决方案，解决咨询者的实际问题，这可能包括调整药物剂量、更换药物或提供额外的用药教育等。

（4）执行建议：将制订的方案传达给咨询者，这可能包括口头解释、书面材料分发，以及必要的培训教育等。在用药咨询结束后，药师应该要求咨询者对重点内容进行复述，以保证咨询者有效接收并理解药师的回复和建议。

（5）跟进与反馈：用药咨询结束后，药师可以通过电话随访或其他方式收集咨询者的反馈信息，对其做好记录，并监控方案的效果，及时进行必要的调整。

总之，用药咨询流程是一个涉及多个步骤的复杂过程，药师不仅要具备广泛的知识和技能，同时还要有良好的沟通技巧和对待咨询者认真负责的态度。此外，用药咨询服务还应遵循循证医学的原则，即在提供咨询时应基于最新的科学研究和临床指南。药师应进行系统性的证据查询，严格评价证据的真实性、可靠性和适应性，以确保提供的指导信息是准确和可靠的。

图 18-1 是患者用药咨询的方式与流程。

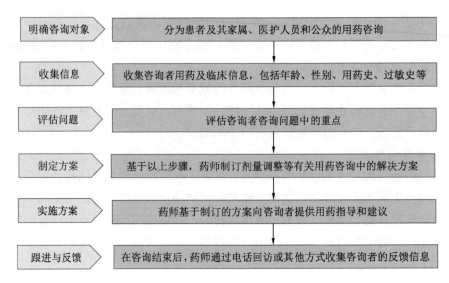

图 18-1　患者用药咨询的方式与流程

（三）用药咨询的技巧与策略

在进行用药咨询时，掌握一定的技巧和策略是至关重要的。这些技巧和策略可以通过不同的视角来分析，包括但不限于药物知识、用药需求、医疗专业背景以及沟通能力等方面。

1. 循证医学的应用

循证医学（evidence-based medicine，缩写为 EBM）又称为实证医学、证据医学，是一种医学诊疗方法，强调将当前的最佳证据与临床医生的专业判断和患者的价值观等相结合，从而作出有利于患者的最佳医疗决策。利用循证医学的原理，药师在进行用药咨询时对患者及其家属、医护人员和公众等咨询者进行系统性的询问，根据证据等级从高到低进行筛选，对证据进行综合评价，并且结合咨询者的价值观和具体需求，解决咨询者的实际问题。

2. 多样化的咨询方式

用药咨询服务可以通过多种方式进行，包括面对面咨询、网络平台咨询、电话咨询等。不同的咨询方式可以满足不同咨询者的需求，增加用药咨询的可及性，提高用药咨询的便利性。

3. 制订个体化服务

用药咨询的群体众多且来源复杂，文化素质参差不齐，医药知识了解情况不同，药师可以根据咨询者的具体情况为其提供个性化的用药咨询服务，增加咨询者的依从性，提高咨询者对用药咨询服务的满意度。

4. 提高药师的专业技能和沟通技巧

为了提高用药咨询的质量，药师需要不断增加自己专业知识的储备、提升专业技能，以更好地为患者及其家属、医护人员和公众解答疑难问题，因此定期对药师进行专业培训是非常必要的。此外，良好的沟通技巧能帮助咨询者清楚表达意愿，增加咨询者对药师的信赖感。常用的沟通技巧有以下几种。

（1）适当引导：通过恰当的提问和引导咨询者，帮助对方清晰地表达自己的想法和需求。

（2）表扬鼓励：在咨询过程中对咨询者的言行给予积极的肯定和鼓励，可以用一个肯定的眼神或鼓励的话语等来增强咨询者继续询问的自信心。

（3）耐心解答：耐心倾听并准确理解对方的问题或疑惑，用通俗易懂的语言或恰当的肢体动作等为咨询者提供详细且适当的解答。

（4）复述确认：咨询结束后，药师应该要求咨询者尽可能对相关问题的答复进行复述，以确保他们已经有效地接收咨询的信息。

（5）问候调研：用药咨询结束后，药师可以通过电话或者其他合适的方式询问咨询者对药师用药咨询服务的满意度并做好记录，对不合理的地方及时作出调整。

（6）规范服务流程：建立与完善用药咨询服务的标准和流程对于提高咨询服务质量至关重要。这包括制定明确的服务标准、规范服务的过程、实施质量管理和对评价进行改进等。除此以外，还可以建立一个标准、规范的用药咨询中心，以提高用药咨询的质量。

综上所述，循证医学的应用、多元化的咨询方式、个性化的用药指导、规范化的服务流程、药师专业技能和沟通技巧的提高、用药咨询技巧的恰当应用等，都可以有效提高用药咨询的质量，提升咨询者对用药咨询服务的满意度。

四、用药咨询的注意事项

为保证用药咨询过程的顺利进行，提升咨询者的体验感，在用药咨询过程中应特别注意以下方面。

（1）熟练掌握药品相关知识：这是作为一名合格药师所必须具备的条件。随着新药的研发和公众健康意识的增强，为保证用药咨询服务的质量，药师必须定期进行专业培训和继续教育，及时更新药学知识和专业技能。

（2）确保咨询者能够及时有效地获得所需信息：根据咨询者的实际情况选择不同的咨询方式，确保信息传递的准确性和及时性。药师进行回复时应尽量使用描述性语言，必要时可以配合肢体语言，以使咨询者能正确理解。尽量不用带数字的术语来解释，向老年咨询患者做解释时要放慢语速，多用文字、图片的形式，以便于他们理解和记忆。

（3）保证回复的准确性：若药师对于一些问题不能当场答复，不要冒失回答，要在进一步查询相关资料后尽快予以正确答复。

（4）尊重咨询者的意愿，保护咨询者的隐私。

（5）做好安全用药提示：针对不同咨询者的职业和生活习惯，在进行用药咨询时，药师应该提出相应的注意事项。例如，当患者服用具有后遗效应的巴比妥类镇静催眠药时，药师应该提醒患者避免从事驾驶或高空作业等需要高度集中注意力的工作。

（6）行为或情绪变化的监测：药师要细心关注咨询者，尤其是患者在咨询过程中的情绪变化，必要时加以引导，这有助于帮助他们放松心情、正确清晰地描述想要咨询的问题。

（7）做好记录和反馈：在咨询结束后，尽量要求对方复述。对于某些特殊咨询者，如使用治疗窗窄的药物或者使用某些用法、用量较为复杂的药物的患者，药师应尽量提供书面解释材料以免咨询者忘记，还要及时进行记录和反馈，保证咨询者有效获取信息。

此外，为保证咨询过程顺利，咨询者在进行用药咨询时也需要注意以下几点。

（1）准确提供个人信息：在进行用药咨询前，咨询者需要详细告知药师自己目前的健康状况、当前正在使用的药物、疾病史和过敏史等信息。

（2）明确个人需求，积极参与沟通：咨询者在用药咨询时要积极参与沟通与交流，向药师清晰表达自己的疑问并明确个人需求，必要时可以提前记录好自己关于药物使用方面的问题以免遗漏。

（3）及时记录药师的回复：在用药咨询过程中，咨询者要认真倾听药师的指导与建议并及时指出不理解的地方，在药师回复后做好记录以免忘记。

（4）注意保护个人隐私。

（5）严格执行医嘱：用药咨询结束后，咨询者要严格执行药师制订的方案。若咨询者为患者，则应谨遵医嘱服药，并遵循正确的药物贮存方法。

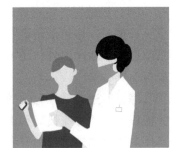

第二节　用药指导

一、用药指导概述

（一）基本概念

用药指导（medication guide）是指药师综合运用医药学知识，用简单易懂的语言向用药者提供药物使用的相关信息和指导，说明按时、足量、按疗程用药对治愈疾病的重要性，并对用药过程中可能出现的不良反应及应对措施进行解释，科学指导用药者正确合理用药。用药指导是确保用药安全性、有效性的关键环节，其主要目的是促进合理用药，提高用药者的用药依从性，减少药物不良反应的发生。

（二）用药指导的重要性

药物的合理应用直接影响临床疗效，并与健康息息相关。用药指导在提高药物的治疗效果、保障用药安全、增加用药依从性、提升药学服务质量、普及药学知识等方面起到了积极的作用。

1. 提高药物治疗效果

药物治疗的有效性是治愈疾病的前提，服药的方法正确与否会直接影响药物的治疗效果。大多数患者不具备药学专业知识，用药时存在服药方法/剂量等不准确、自觉症状改善后就自行停药等问题而影响药物治疗效果。用药指导能够帮助患者正确使用药物，避免因用药不当导致的不良反应和治疗效果不佳。通过专业的用药指导，可以确保药物的用法、用量和疗程得以正确执行，从而提高药物治疗的有效性。

2. 保障用药安全

药物作用具有两重性，治疗作用与不良反应共存。用药者在用药过程中因不了解药物可能存在的不良反应而随意停药导致药物毒副作用增加甚至出现停药反跳的现象等情况屡有发生。例如，高血压患者在服用中枢性降压药可乐定时突然停药会使血压反跳性升高。通过用药指导，用药者可以明确药物不良反应的可能表现及其应对措施，从而及时采取相应的处理方法，避免病情恶化。此外，有些药物联合应用后会使药物的代谢排泄减慢、增强药效甚至产生毒副作用，比如丙磺舒和青霉素联合使用会抑制青霉素排泄，在加强青霉素作用的同时会加重其不良反应，因此，药师需要在用药者存在多种药物联合应用的情况时进行详细的用药指导，并叮嘱他们认真阅读药品说明书中有关药品禁忌证的内容。

3. 增加用药依从性

由于医师工作任务繁重，在给患者开处方时不能详细指导患者用药，大多数患者或其他自行用药者只能通过药师在药品外包装上的标记或药品说明书服药，对正确的服药方法和剂量或可能出现的不良反应等不了解，从而导致错误用药或随意加减药量而影响药物疗效，使得其用药依从性降低。用药指导能够确保患者及其他用药者消除疑虑，按照医嘱按时、足量、按疗程用药，这不仅能够提高药物的疗效，还能减少因不规范用药而引起的并发症或二次就医的情况，提高用药者的用药依从性。

4. 提升药学服务质量

用药指导是药学服务的重要组成部分，精准、个性化的用药指导有助于优化药物的治疗方案，减少用药者剂量过大或剂量不足、重复用药、随意停药等不合理用药现象的发生，有效提高药学服务的质量，充分发挥药师在合理用药工作中的作用。

5. 普及药学知识

随着国民健康意识的增强，普及医药卫生知识已经成为社会各界的迫切需求。通过用药指导，人们可以更加深入了解药物使用方面的基本信息，从而科学地管理自己的健康。

综上所述，加强对用药者的用药指导，对确保用药的安全性、有效性，保证用药者的身体健康，提高医疗服务质量等具有十分重要的意义。

二、用药指导的对象与内容

（一）用药指导的对象

用药指导的对象与用药咨询对象一致，不仅有直接接受治疗的患者，还包括患者的家属、医护人员及更广泛的公众。这一广泛的覆盖范围能够确保用药指导的信息有效地传达给可能影响用药行为的相关人员，从而提高用药的安全性和有效性。

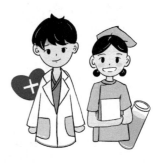

1. 患者及其家属

直接接受治疗的患者是用药指导的主要对象，因为他们需要了解如何正确使用药物，包括药物的用法、用量、不良反应、注意事项等。作为患者的支持者和照顾者，患者家属也需要了解如何协助患者正确用药，包括药物的贮存、分配和监督患者服药等。

2. 医护人员

医护人员包括医生、护士等医疗专业人员，他们需要了解如何根据患者的具体情况提供个性化的用药指导，确保药物使用安全和有效。

3. 公众

更广泛的公众也需要接受用药指导，以提高公众对合理用药的认识，避免不当的自我用药行为，减少药物滥用和不当使用的情况。

（二）用药指导的内容

患者或其他用药人群用药时在药物的剂型选择、剂量调整、用药时间及与其他药物的相互作用等多个方面均需仔细考量，以确保安全有效地控制疾病。因此，用药指导涉及多方面的内容，具体如下。

1. 常用药物剂型的选择指导

药物剂型是影响药物治疗效果和安全性的重要因素。不同的药物剂型有不同的特点和适用情况。因此在临床用药时，药师需要根据患者及其他用药者的具体情况选择合适的剂型。表18-1是几种常见药物剂型的用药指导。

表18-1 常见药物剂型的用药指导

常见剂型分类	代表制剂	特点	适用情况
口服制剂	片剂、胶囊剂、颗粒剂、口服液体制剂	服用方便、便于储存和运输，但吸收速度较慢、容易受胃肠道等生理和食物的影响。	不适用于吞咽困难或需要急救的患者，服用时需要严格按照说明书进行或者谨遵医嘱服药。
注射制剂	小针注射剂、大输液	吸收快、起效快、生物利用度高。	适用于危重急症的患者及不宜口服的药物或不能口服药物的患者。操作严格，需要医师或护士等专业人员操作。
吸入制剂	气雾剂、喷雾剂、粉雾剂	使用方便、起效快、定位释放、稳定性高。	适用于呼吸系统疾病，使用时需要注意正确的吸入技巧，以确保药物能有效到达作用部位。
半固体制剂	软膏剂、乳膏剂、栓剂、透皮贴剂	能够延长药物疗效，减少药物的胃肠道刺激性，使用方便，一旦发生不良反应可以随时终止使用，患者用药依从性高。	适用于疾病的局部或全身治疗，使用时应根据疾病的特点选择合适的制剂，保持用药处清洁，防止感染，并应注意及时更换。
新型制剂	缓控释制剂、靶向制剂	给药频率少、使用方便、疗效好、定位浓集、可控制释药，可以满足不同的用药需求，患者用药依从性高，但是成本高、价格较贵。	适用于多种疾病和治疗需求，特别是对于那些需要长期、持续给药以维持稳定血药浓度的慢性疾病或需要靶向治疗的患者。

2. 药物剂量的指导

药物剂量或用药量是指通过药物治疗疾病时，药物产生治疗作用所需的药物用量。

药物只有达到一定剂量,被机体吸收后才能在体内达到一定的药物浓度发挥治疗作用。若剂量过小,药物在体内不能达到有效浓度,就不能发挥治疗作用或者最佳疗效;若剂量过大,超过一定限度,药物的不良反应就会对机体产生不同程度的损害。药物剂量方面常用的术语有:最小有效量(开始产生药效的剂量)、剂量(安全用药的最大剂量)、治疗量(常用量)、最小中毒量、中毒量、致死量等。药师在进行用药剂量指导时,除了要考虑药物的剂型、药理特性、相互作用等药物本身的因素外,还要根据用药者的年龄、性别、体重、肝肾功能等生理病理情况调整药量,做到个体化给药。通常,用药剂量是指成人的服药剂量,60岁及以上老人的服药剂量通常为成人剂量的3/4,而儿童的服药剂量则需要根据具体的年龄、体重或体表面积来计算药量。重量用克(g)、毫克(mg)等表示,容量用毫升(mL)表示,并按1克(g)=1 000毫克(mg)、1升(L)=1 000毫升(mL)的比例换算。

3. 服药方法的指导

不同的剂型有不同的使用方法。例如,常见片剂的服用方法有口服、舌下含服等;注射剂常用的注射方法有皮下注射、皮内注射、肌内注射、静脉注射、脊椎腔内注射等。有些患者因不清楚药物的正确服用方法造成药物的疗效降低而无法治愈疾病,甚至产生不良反应导致二次用药,治疗成本增加。因此,药师在进行用药指导时应该向用药者详细说明药物的正确服用方法,尤其是像喷雾剂、气雾剂、贴剂、栓剂等特殊剂型,必要时药师可以对用药者进行现场演示,并让用药者操作给药师看,以了解其是否完全掌握了正确的用药方法。例如,透皮贴剂应该贴于躯干或上臂等平整的皮肤表面,使用在可用清水清洗的部位。此外,有些生物稳定性较差的药物需要临用时现配置,药师应该告知用药者正确的配置和使用方法,以免用药者错误配置或使用而影响药效甚至产生毒副作用。

4. 用药温度的指导

不同口服药物的服药温度有不同的规定,但大致可以分为三种,即热服、温服、冷服。

(1)热服:适用于治疗寒证的中药汤剂的服用,一般将刚煎好的药液趁热服用。

(2)温服:是最常见的,对于大多数西药制剂,如片剂、颗粒剂等使用室温或稍微温热的水(大约40~45 ℃),帮助药物更好地溶解且不会破坏药物的化学结构;对于中药制剂,温服能够避免对胃肠道产生刺激,更好地发挥药效。

(3)冷服:对于某些制剂,如胶囊剂等使用冷水可能有助于保护药物的完整性,避免在高温下分解或变质;治疗热病的患者在服用中药制剂时需要冷服;对于某些生物制剂,如消化酶需要冷服以保证酶的活性。

总之,合理的用药温度能够保证药物的完整性、保障药品的质量和稳定性,确保充分发挥药物疗效,从而有效治疗疾病。

5. 用药时间与次数的指导

服药时间与次数的指导也是确保发挥药物最佳治疗效果,减少不良反应的关键环节。同一药物不同的服药时间和服药次数,可使机体内的药物浓度不同,产生的药效也不同。为了使药物在体内保持恒定的治疗浓度,发挥其最佳治疗效果,药师应该根据人体生物节律、患者生理病理状态及药物半衰期等多方面因素,利用时辰药理学来选择最佳的服药时间和服药次数。一般而言,服药时间是指24 h,而不是单指白天的12 h。例如,青霉素等时间依赖性的抗生素,其杀菌作用主要取决于血药浓度高于最低抑菌浓度的时间,在服用该类药物时应该依据其半衰期设定服用时间,不应该有昼夜之分。

表18-2 和表18-3 是常见的服药时间与服用次数的说明。

表18-2 常见的服药时间表

分类	具体时间	原因
空腹服药	一般指饭前1 h或饭后2 h。	防止食物影响药物的吸收,有利于充分发挥药物疗效。
餐前服药	饭前15~30 min。	有利于药物与胃黏膜接触,使药物充分作用于胃部,促进药物吸收。
餐时服药	少量进餐后服药,后可继续用餐。	使药物与食物充分混合,促进药物吸收,减少胃肠道不良反应。
餐后服药	饭后15~30 min。	减少对胃肠道的刺激,降低胃肠道不良反应。
清晨给药	清晨7:00~8:00给药,分为每日晨给药法和隔晨给药法。	药物吸收快、起效快;与人体某些激素如糖皮质激素的分泌等生理节律一致,减少药物的不良反应。
睡前给药	睡前30 min。	顺应人体生理节律,充分发挥药物疗效,降低药物毒副作用。

表18-3 常见的服药次数表

分类	药物类型	常用药物
一日1次	慢代谢药物	可的松、泼尼松等中等效能的药物;常用缓控释制剂如精蛋白锌胰岛素等。
一日2~3次(早中晚或早晚各1次)	中等代谢药物	适用于大多数药物。
一日4次(每次服药相隔6 h左右)	快代谢药物	适用于超短效药物如头孢唑林。
一日多次(尽量在24 h内均衡服用)	时间依赖性的药物	如β-内酰胺类抗生素、抗帕金森的药物等时间依赖性的药物。

6. 用药的不良反应及禁忌证的指导

药物的作用具有两重性,包括治疗作用和不良反应。药物的不良反应是指合格药品在正常的用法用量下出现的与用药目的无关的有害反应。因此,药师在指导用药者合理用药时需要特别注意提示有关药物的不良反应和禁忌证。常见药物的不良反应有过敏反应、特异质反应、后遗效应、停药反应及药物的依赖性等,有些药物还具有基因毒性,如致畸、致癌、致突变。具体指导如下。

(1) 过敏反应:有些药物具有半抗原的性质,能与机体某些蛋白质结合引起过敏反应,如某些患者使用青霉素类等抗生素会产生的过敏反应,严重时会导致死亡。因此在使用该类抗生素之前,药师需要咨询患者的用药史和过敏史,必要时进行皮试,在进行皮试之前还要准备好相应的急救措施。

(2)特异质反应:指个体对某些药物发生有别于常人的特殊反应。例如,体内缺乏G-6-PD的患者使用磺胺类的药物时会发生溶血性贫血。药师在指导患者应用此类药物前须先询问患者用药史,并提醒患者一旦出现不良反应立即停药并咨询药师,不可擅自服药。

(3)后遗效应:患者在服用巴比妥类等镇静催眠药后,次日会出现困倦、疲乏等现象,这种现象就称为后遗效应。当服用该类药物时,药师需要在患者用药之前说明该不良反应,并提醒患者服药后的两天内不要从事驾车或者高空作业等工作。

(4)停药反应:指患者在长期应用某种药物后突然停药引起的症状加剧或其他不良反应。例如,高血压患者长期服用可乐定等降压药,突然停药后会出现血压回升的现象。在服用此类药物时,药师应提醒患者严格按医嘱服药,不可擅自加量或停药,以免引起严重的反跳现象。

(5)药物的依赖性:某些药物具有成瘾性,会使患者产生依赖性。这类药物往往受国家特别管制,患者应在执业药师的指导下用药。

(6)基因毒性:有些药物具有基因毒性,长期使用会产生致畸、致癌、致突变的风险。药师应尽量避免给患者使用此类药物,必要时需要严格把控该类药物的用药剂量,提醒患者不得擅自用药或改变药量。

为减少或避免药物不良反应的发生,确保用药的安全性,药师必须提醒患者及其他用药者严格按医嘱服药,仔细阅读药品的说明书,遵守其中关于用药的禁忌证和注意事项的规定。

7. 特殊人群用药指导

由于药物对人体治疗效果存在显著的个体差异,尤其是老年人、妊娠及哺乳期妇女、儿童及肝肾功能不全的特殊人群,其与常人的机体状况不同,药师在进行用药指导时要特别关注这些人群,必要时进行用药教育。

(1)老年人用药指导。

由于老年人肝肾等器官的组织结构和生理功能退化,其对药物的吸收、分布、代谢、排泄能力降低,在用药时需要综合考虑多方面的因素,坚持"最少药物、最低剂量、最短时间"的原则,尽量避免长时间用药,防止药物蓄积中毒,避免同时服用2种及以上的药物,以防药物相互作用产生的不良反应。此外,由于有些老年人吞咽困难,应尽量避免使用片剂等固体制剂,可以考虑非药物疗法如针灸、理疗等。

(2)妊娠和哺乳期妇女的用药指导。

妊娠期和哺乳期妇女在用药之前要充分考虑药物的安全性,因为药物可能通过胎盘或乳汁传递给婴幼儿,影响婴幼儿的健康和生长发育,具体用药原则如下。

① 注意孕周,推迟用药。具体指导见表18-4。

表 18-4 妊娠分期用药指导表

妊娠分期	特点和用药指导
妊娠早期 （未满 14 周）	妊娠早期是胚胎结构和器官的分化阶段，此时期应尽量不用药物，以免药物服用不当对胎儿产生严重不良影响甚至导致流产。
妊娠中期 （满 14 周未到 28 周）	此阶段药物对胎儿致畸的风险减少，可以使用一些相对安全的药物，但仍需要注意对胎儿生殖系统、神经系统等的影响，应在药师的指导下服药。
妊娠晚期 （28 周及以后）	妊娠后期即胎儿形成期，此阶段胎儿牙齿、骨骼及神经系统发育快速，用药的安全性总体增加，药物主要影响孕妇顺利分娩或胎儿出生后功能异常，如米索前列酮会导致胎儿窒息、四环素使胎儿出生后产生四环素牙，风险较大，需要在药师的指导下服药。

② 明确指证：妊娠和哺乳期妇女在服药前要仔细阅读药品说明书，明确是否为妊娠和哺乳期妇女禁用药物，选择安全性高、对胎儿影响小的药物。

③ 严格掌握服药剂量、用药的持续时间：按照最小剂量、最短疗程服药的原则服药。

④ 尽量避免联合用药：妊娠期妇女应尽量避免两种及以上药物联用，以免产生不良反应，危害胎儿健康。

⑤ 在药师的指导下用药：几乎所有的药物都可通过乳汁排泄，因此哺乳期妇女在进行用药之前应详细咨询药师关于药物在母乳中的分布及安全性，必要时可停止哺乳，停药后方可恢复哺乳。

（3）婴幼儿、儿童用药指导。

① 给药方式和剂型的指导：由于婴幼儿、儿童对于一些较大的片剂等固体制剂吞咽困难，因此应尽量选用易于吞服的液体制剂或者透皮贴剂、气雾剂等制剂。

② 给药剂量的指导：儿童的肝肾等器官发育不完全，药物代谢排泄能力差，为避免药物的蓄积中毒，儿童服药的剂量应依据其年龄、体重等因素来确定，一般低于成人剂量。

③ 药物选择的指导：儿童用药应选择儿童版专用药物，如布洛芬有成人版和儿童版，在使用时禁止给儿童使用成人版，以免剂量过大。若药物不区分儿童版和成人版，则尽量选择安全性高、不良反应小的药物，不应服用有明确禁止儿童使用说明的药物。

④ 进行监督与管理：有些药物颜色鲜艳且带有甜味，易被儿童误当作糖果服用。为避免儿童误服后产生严重的不良反应，药师应叮嘱家长监督儿童用药并在用药后将药物整理收纳至儿童不易接触的地方，不要随意乱放。

（4）肝肾功能不全的患者的用药指导。

① 剂量调整：由于大多数药物都是通过肝脏代谢、肾脏排泄，肝肾功能不全的患者的药物代谢排泄能力差，在用药时需要根据患者身体状况适当减少剂量，以免药物蓄积。

② 禁止使用对肝肾功能有损害的药物：肝肾功能不全的患者应选用对肝肾影响小的药物，避免使用具有肝毒性、肾毒性的药物如磺胺类药物。

③ 定期监测患者的肝肾功能：肝肾功能不全的患者在用药时需要定期检测血浆肌酐清除率和尿量。此外，还需要密切检测血细胞计数等其他相关指标。

④ 尽量避免药物的联合应用：避免具有肝肾毒性药物的联合应用，防止毒性叠加引起肝肾功能障碍，从而产生严重的不良反应甚至危害生命。

8. 药品储存的指导

药物的稳定性受多种因素的影响，除了药物的处方因素外，还包括温度、湿度、光线、空气中的氧气、包装容器等外界因素的影响。因此，药物在储存时要特别注意储存的外界条件。

（1）储存温度：根据《中华人民共和国药典》（2020 年版）规定，药品的储存温度可以分为以下几类。

① 常温：在国内，室温通常为 10~30 ℃，但也有学者对温度的要求比较详细，有的药物是 15~25 ℃，有的是 20~30 ℃。对于大多数常用药物来说，常温储存温度最好不高于 25 ℃。

② 阴凉处：是指温度为 0~20 ℃ 的地方，适用于对温度敏感而又不能进行冷藏的药品，如软膏剂、乳膏剂、凝胶等半固体制剂。

③ 冷藏：一般指 2~10 ℃，不得低于 2 ℃，适用于需要在低温下储存的药物以防药物降解或变质。常需要进行冷藏的药物有蛋白多肽类、胰岛素类等生物制剂、疫苗注射剂、抗生素、血液制品、活菌口服制剂及部分滴眼液。需要特别提醒的是，一些药品在使用前需要放至冰箱冷藏，开始使用后则需要常温储存；另一些药品如部分活菌制剂、外用生长因子等则需要一直保持冷藏状态，而且冷藏不等于冷冻储存，应叮嘱患者严格按照说明书或者医嘱储存药物。

（2）储存的湿度：空气中的湿度对固体药物的稳定性影响较大，一些化学稳定性较差的固体药物在吸收水分后往往会发生降解，如氨苄西林极易吸湿，在相对湿度 75% 的条件下放置 24 h，吸收水分可达 20%。因此，为了保障药品质量，药物储存的湿度大多在 35%~75%。

（3）储存的光线：在药品的储存过程中还要充分考虑光线的影响，有些药物在光线的催化下会发生光降解，因此要注意遮光、避光储存。例如，高效能利尿药呋塞米在普通日光和荧光照射下相对稳定，但在阳光直射下容易发生降解，从而使半衰期缩短，该药物在储存时一定要避免阳光直射。其他光敏感的药物还包括氯丙嗪、异丙嗪、维生素 A、维生素 B_2、氢化可的松、泼尼松、叶酸、硝苯地平等。

（4）储存的密封性：大气中的氧是药物氧化的主要因素。为了防止药物的氧化变质，用药者在用药结束后要将药物密封好。一些长时间开口的药物不得服用，以免引起不良反应。

正确的药物储存方式对延长药品使用期限、保障药品质量、提高药品稳定性极为重要，因此用药者应谨遵医嘱或严格按照说明书储存药物。

9. 药品有效期的指导

药品的有效期是指在规定条件下药物的含量下降 10% 所需要的时间，即药品能够保持其有效质量的期限。过期药品不仅效价降低，其毒性也随之增加，若用药者误服过期药物可能会产生不良反应,危害身体健康。因此,药师在对用药者进行用药指导时要明确药物的有效期,避免其服用过期药物。

二、用药指导的要素

(一)用药指导的基本原则

用药指导是确保用药者安全、有效用药的重要环节,其编写和实施应遵循以下基本原则。

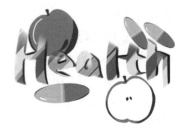

(1)准确可靠:用药指导必须基于医师的治疗方案,明确用药者的疾病史、用药史、过敏史等,药师在进行用药指导时还应与医师沟通确认医嘱的合理性。

(2)通俗易懂:用药指导应使用简单易懂的语言,尽量避免专业术语,以保证用药者能够理解,并严格执行药师的用药指导方案。

(3)保护隐私:在提供用药指导时,必须严格保护用药者的隐私,不得泄露任何个人健康信息。

(4)个体化治疗:药师应根据用药者的个体差异,制订个性化的用药方案,提高用药依从性。例如,在抗菌药物的应用中,应综合考虑患者病情、病原菌种类及抗菌药物特点,避免滥用药物。

(5)合理用药:遵循"安全、有效、经济、合理"的原则,合理选择药物的剂型、剂量,并注意药物之间的相互作用。例如,对于吞咽困难的患者,应该避免使用片剂固体制剂。

(6)监测与评价:定期监测用药者的用药效果,评价药物不良反应。

(7)教育与沟通:加强对患者及其家属和公众等用药群体的健康教育,指导其正确使用药物,避免重复用药、随意停药等不合理用药的情况。例如,在出院患者用药指导中,药师应通过开放式问题评估患者对关键内容的掌握程度,并补充指导。

(8)法律法规依据:用药指导应符合国家药品管理法规及相关技术规范的要求。

(9)循证医学证据:在制定用药指导时,应参考国家级卫生行政部门发布的诊疗规范及专家共识等循证医学证据。

(二)用药指导的方式与流程

用药指导的方式多种多样,包括面对面口头指导、药品说明书等书面材料指导,微信公众号、微博及各种短视频等网络平台的线上指导,定期开展讲座等指导方式,药师应根据实际情况综合运用以上指导方式保证用药者正确用药,提高用药安全性,保证药物充分发挥疗效,保障医疗质量和保护用药者的健康权益。

图18-2是用药指导的方式与流程图。

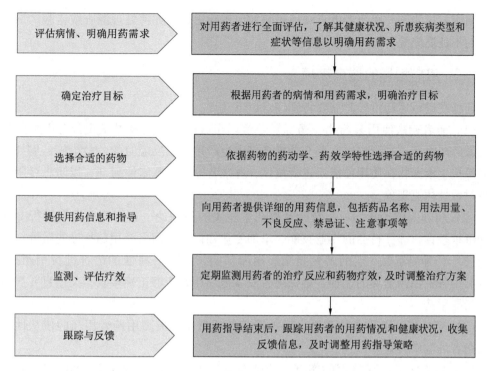

图 18-2 用药指导的方式与流程

（三）用药指导的技巧与策略

用药指导的技巧与策略主要有以下几方面。

（1）采用多种方式进行用药指导：药师应该根据用药指导对象的具体情况，如来源、性别、年龄、文化水平等，采用合适的方式进行用药指导，提高其用药依从性。例如，对于某些偏远地区或不会使用微信等网络平台的老年患者，药师可以通过电话回访对患者进行用药指导。

（2）创造良好的沟通氛围：药师在进行用药指导时，要耐心倾听咨询者的需求，尊重咨询者的意见，做到倾听大于指导，创造良好的沟通氛围。还应注意心态、观察、倾听、语言和肢体语言等方面，使用恰当的沟通技巧，以提高沟通的效率和质量。

（3）使用简单易懂的指导方式：大多数用药者不具备药物使用的专业知识，对一些专业性的术语无法准确理解，药师在指导用药时要使用通俗易懂的语言，尽量避免使用专业术语。在某些特殊情况下，如患者为聋哑人或普通话不好无法与药师正常交流，药师可以提前录制好手语或方言的指导视频。

（4）保持良好的态度，微笑服务：药师在进行用药指导时，保持和善、诚恳的态度和微笑服务是非常重要的。微笑服务能够拉近药师与用药者之间的距离，让用药者感受到被尊重和重视，不仅能够提高用药者的用药依从性，还能提高药师在患者、医护人员和公众心目中的地位，有利于用药指导的顺利进行，从而促进正确用药。

（5）演示示范：药师在用药指导中的演示示范是确保用药者正确用药的重要手段之一。通过模拟演示，药师可以向用药者展示药物的正确使用方法，尤其像气雾剂、喷雾剂等特殊剂型的使用方法，帮助用药者更好地理解和掌握药物使用技巧。这种实际操作的演示方式能够使用药者更直观地了解如何正确用药,如何处理漏服或错服的情况及可能的不良反应等。

三、用药指导的注意事项

药师在进行用药指导时需要特别注意以下几点。

(1)患者初次使用某药物,药师需要询问患者的用药史及过敏史,对于某些易引起过敏的药物还要进行皮试,并充分准备好发生严重过敏反应时的急救措施。例如,青霉素等抗生素药物在使用前需要进行皮试,并准备好肾上腺素注射剂,以防患者用药后出现过敏性休克现象。

(2)药师应该不断学习,及时掌握药学相关的新理论、新知识,定期进行专业培训和继续教育,提高自己的专业技能、增加专业知识,从而保障用药指导的质量。

(3)药师要掌握一定的解释技巧,用简单明了、通俗易懂的语言进行用药指导,充分利用各种用药指导的途径,确保患者及其他用药者能够正确接收相关信息并严格按药师指导用药。

(4)充分尊重用药者的意愿,保护用药者的隐私,提高用药者用药的依从性并保障用药者的健康权益。

(5)始终保持认真负责的态度,药师在进行用药指导时要本着实事求是的原则,始终保持认真负责的态度。要充分利用自己的专业知识和技能为患者及其他用药者提供准确、可靠的用药指导,在答案不明确时应认真查找资料后回答,切勿模棱两可,给用药者提供错误信息,导致错误用药。

思考题:

1. 简述用药咨询的特点和重要性。
2. 简述用药咨询环境的要求。
3. 简述用药咨询的注意事项。
4. 简述用药指导的定义及其指导原则。
5. 简述服药时间的分类和指导内容。
6. 试述特殊人群用药的注意事项。

第十九章　治疗药物监测与个体化给药

教学目标
1. 掌握个体化治疗方案制订、调整的原则和方法。
2. 熟悉治疗药物监测的概念、方法及药物特征。
3. 了解药物基因组学对个体化用药的指导作用，以及特殊人群个体化给药应注意的问题与合理用药原则。

教学重难点
1. 如何根据治疗药物监测结果调整用药方案。
2. 特殊人群如儿童、肾功能不全患者用药剂量调整的计算方法。

第一节　治疗药物监测

一、治疗药物监测概述

治疗药物监测（therapeutic drug monitoring，TDM）旨在通过测定血液或其他体液样本中药物的浓度，结合现代分析技术与药动学的原理，实现个性化给药方案的制订。这一方法将临床用药从经验模式提高到科学量化的层次，为合理用药及药物过量中毒诊断等提供重要的数据支持，从而提高药效，减少或防止不良反应的发生。

在 TDM 技术问世之前，临床医生主要依据药品说明书及治疗指南推荐的平均剂量、文献报道及临床使用经验来制订给药方案。而评估治疗方案的合理性也往往只能依赖于药效学指标，如药物起效时间、最大疗效出现的时间及其疗效的持续时间等。然而，由于患者个体的差异、药物剂型的不同、生物利用度的差异及合并用药的影响，同一药物和用药方案在不同患者中可能产生截然不同的效果。而患者个体间要达到同样疗效所需要的药物剂量也存在明显的差异，仅凭经验来判断治疗方案的合理性常常会存在偏差。

TDM 被认为是现代药物治疗领域的一项革命性进展，能够有效提升医疗服务质量，并促进科研与临床实践的结合。早在 30 多年前，许多发达国家的医院就开始设立 TDM 研究室，并建立了相应的国际学术组织。我国的 TDM 工作起步于 20 世纪 80 年代初，经过持续努力，现已逐步应用于各级医院，显著提高了治疗效果，并在预防或减轻药物不良反应方面发挥了积极作用。例如，经 TDM 调整个体化给药方案后，癫痫患者疾病的发作率已从 74% 降

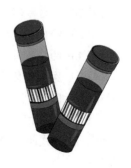

低至 47%；在使用地高辛的老年心衰患者中，中毒发生率也从 44% 下降至不超过 5%。大量研究表明，TDM 有助于实现给药个体化、评估患者用药依从性、提高药物疗效和减轻药物毒性反应。目前，TDM 工作已进入深化和推广阶段，根据医院分级管理规定，三级医院需要开展 TDM 工作。

二、血药浓度与药物效应的相关性

药物吸收后经血液循环分布到全身的组织器官，在靶部位需要与特异性受体结合才能产生相应的生物学效应。在大多数情况下，药物的作用强度与靶部位的药物浓度密切相关，而靶部位的药物浓度往往又与血药浓度有关。通常只有游离状态的药物才能与受体结合，结合型药物并不能产生相应生物学效应，但在实际工作中，TDM 通常检测的是血浆中药物的总浓度。此外，大部分药物并非均匀地分布在各个组织器官，其在血浆和靶部位的药物浓度也存在差异。这就可能导致某些药物的治疗效应或毒性反应与血药浓度之间缺乏明显的相关性。

有效血药浓度范围的确定是基于群体药动学参数和大量临床资料统计所得。通常情况下，群体中个体之间的差异相对有限，因此这一结果对群体中的大部分个体都是适用的。由于药物本身、患者生理病理状况、合并用药等因素的影响，不同患者个体间也会呈现不同程度的差异，在有效浓度范围区间内，也可能会有部分患者表现为无效或已经出现中毒症状。因此，有效血药浓度仅是提供给临床的一个参考范围，在设定具体个体的目标血药浓度范围时，不能简单套用公式或无差别采用上述参考范围，而应当综合考虑患者的临床疗效和药物反应，关注患者的生理、病理状况，科学地设定有效浓度范围，以避免在临床决策中出现失误。

三、需要进行 TDM 的药物

临床实践中，临床疗效指标观察的参考价值要高于 TDM 结果，在临床疗效指标明确时，就不必进行 TDM。但是若存在以下情况，则应考虑进行 TDM。

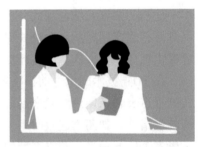

（一）进行 TDM 的药物特征

（1）治疗窗窄的药物，这类药物治疗浓度与中毒浓度非常接近，使用不当极易引起毒性反应。

（2）患者的某些病理状况会影响药物的体内过程。例如，肝肾功能障碍会影响某些药物的代谢和排泄，进而影响药物的疗效或引起严重的毒性反应。

（3）联合用药的药物之间可能会产生相互作用。

（4）药物的疗效出现不明原因的降低或者毒性异常增加，尤其是在长期用药之后。

（5）疾病临床表现与药物中毒症状类似，无法区分是用药剂量过高还是原有疾病未得到控制。

（6）药物代谢存在较大的个体差异。例如，CYP2C9 的底物药物和 CYP2D6 的底物药物，在快代谢人群和慢代谢人群中因代谢酶活性不同，其血药浓度会呈现出显著差异。

（7）药物的体内过程表现为非线性药动学特征。

目前在临床上适合 TDM 的药物类型见表 19-1。

表 19-1 适合 TDM 的药物类型

药物类型	药物
心血管系统药物	地高辛、洋地黄毒苷、胺碘酮、利多卡因、普罗帕酮、N-乙酰普罗卡因胺、奎尼丁、普鲁卡因胺、普罗卡因胺
抗菌药物	妥布霉素、卡那霉素、庆大霉素、阿米卡星、万古霉素、氯霉素
抗癫痫药物	卡马西平、苯妥英钠、乙琥胺、苯巴比妥、丙戊酸钠
支气管扩张药	茶碱
免疫抑制药	西罗莫司、环孢素、硫唑嘌呤、霉酚酸酯、他克莫司
抗肿瘤药物	氟尿嘧啶、环磷酰胺、巯嘌呤、甲氨蝶呤
抗精神病药物	利培酮、氯丙嗪、锂盐、氯氮平、去甲替林、丙米嗪、地昔帕明、多塞平、阿米替林
蛋白酶抑制药	洛匹那韦、利托那韦、奈非那韦、沙奎那韦、茚地那韦、阿扎那韦

（二）进行 TDM 的原则

TDM 是保障临床合理用药、个体化用药的手段，但没有必要进行常规化监测。只有在有以下临床指征时，TDM 才是合理和有意义的。

（1）患者已选用了适合其病症的药物，但治疗效果不佳或出现了毒性反应。

（2）药效难以通过临床指标进行评估。

（3）血药浓度与药效或毒性反应相关。

（4）因患者个体差异或其他因素干扰导致药动学参数不可预测。

（5）血药浓度测定的结果可提供丰富的信息，甚至能够改变临床决策。

（6）在治疗过程中，患者可获益于 TDM。

四、TDM 的方法

（一）TDM 的工作流程

个体化给药方案分为初期给药方案和调整后的给药方案两个阶段。初期给药方案是基于群体药动学数据或临床实践经验来制订，调整后的给药方案则是在 TDM 的基础上结合患者的个体情况对给药方案进行调整。图 19-1 是 TDM 的基本流程。

1. TDM 的请求

明确诊断后，根据治疗指南或临床经验选择治疗目标明确的药物。对于符合 TDM 特征的药物，需要结合患者的个体状况，设定目标有效浓度范围，制订初期给药方案和 TDM 监测方法。

2. 血样采集与血药浓度测定

体内血药浓度随时间不断变化，因此取样时间会显著影响 TDM 的检测结果。临床上大部分药物需多次给药以使药物维持在有效浓度范围区间内，对于这部分药物，通常要在达到稳态血药浓度之后再进行取样。在特殊情况下，如果怀疑药物中毒或者患者病情危重，可以随时进行取样。另外，在设计取样时间时，也要全面了解相关药物的药动学参数，包括峰浓度、谷浓度及达峰时间等，一般会选择在下次给药前进行取样，测得的浓度为偏谷浓度。

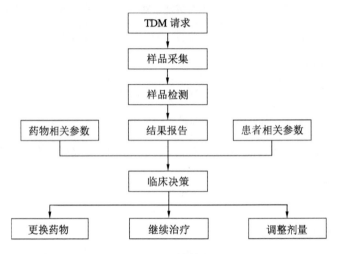

图 19-1　TDM 的基本流程

3. 结果报告

取样之后，应迅速将样品送往实验室进行预处理，然后采用验证过的方法测定样品中的药物浓度。在计算得到患者的血药浓度后，还要结合患者生理、病理状况及临床观察指标，形成相应的 TDM 报告。

4. 临床决策

医师和临床药师应当基于 TDM 报告共同进行决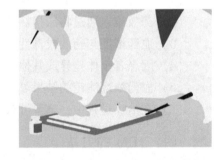策分析，不能机械地套用公式和所谓的有效浓度数据。TDM 报告也不能完全代替临床疗效指标的观察，更不能忽视患者病情的变化。如果测得的血药浓度符合预设标准，则按初始方案继续进行治疗；如果与预设浓度或临床指标偏差太大，则需要采集更详细的患者信息，进行给药方案的调整，直至达到预设标准。鉴于患者病情会持续波动，药动学参数也会发生相应的变化，临床上应根据疗效指标的观察和定期的 TDM 报告，适时地调整药物剂量。如果多次反复调整剂量仍不能达到预设标准，则需要考虑更换药物。图 19-2 是 TDM 结果的应用原则。

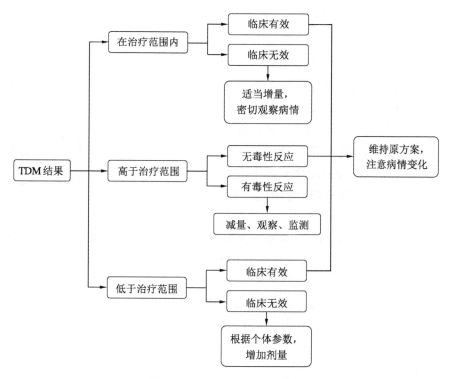

图 19-2　TDM 结果的应用原则

（二）TDM 的取样时间

体内药物浓度处于持续波动状态，TDM 取样时间的设定应当综合考虑不同药物的体内药动学特征及临床上的实际需求。

（1）根据药物的药动学参数，选择血药浓度达到平稳状态时取样。例如，服用地高辛后，通常在 1~2 h 内达到峰浓度，6~8 h 后血药浓度趋于平稳，此时地高辛在体内的分布基本达到平衡。因此，首次给药后取样时间应设定在给药后 6 h，此时获取的数据可用于估算地高辛的分布容积。

（2）多次给药时，取样时间通常设定在下一次给药前，测定的是血药浓度达到稳态时的偏谷浓度。例如，地高辛的半衰期相对较长（约为 36 h），至少需要 1 周才能达到稳态血药浓度，若要通过清除率来计算维持剂量，则取样时间应设定在开始给药后的 1 周。

（3）如果怀疑给药剂量过高，则应在达到稳态峰浓度时间点进行取样；而如果怀疑给药剂量不足，则应在达到稳态谷浓度或偏谷浓度时间点进行取样。

（4）对于半衰期特长的药物或缓释制剂，可以在任何预设的时间点进行取样，其结果不会受到明显影响。

（5）怀疑患者出现中毒反应，或在紧急情况时，可根据实际需要随时进行取样。

（三）TDM 的对象

1. 原形药物浓度

TDM 主要测定的是样本中原形药物浓度。常用的体液样本包括血清与血浆。通常情况下，血浆中的纤维蛋白原一般不会对药物浓度检测造成影响，因此大多数药物在两种样本中的检测结果一致。然而像环孢素这类药物，在血液中易浓集于红细胞，因此监测全血中药物浓度更能够准确地评估药效。

2. 游离药物浓度

游离药物是指那些未与血浆蛋白结合的药物，药物只有处于游离状态才能透过细胞膜并发挥药效。因此，在某些情况下监测游离药物浓度就显得尤为重要。以苯妥英为例，其血浆蛋白结合率超过90%，蛋白尿患者血浆白蛋白水平下降，可导致苯妥英结合率降低，此时虽然血药总浓度变化不大，但游离药物的比例显著上升，增加了毒性反应的风险。因此，测定游离药物浓度更具有临床指导意义。

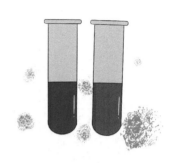

3. 活性代谢物

活性代谢物浓度一般较低，通常并不重要。然而，当某些药物的活性代谢物浓度较高、活性较强或出现脏器功能受损时，测定活性代谢物的血药浓度就会具有临床指导意义。

4. 对映体

药物对映体是指分子结构互为实物与镜像而不可重叠的一对异构体，两者旋光方向不同，药动学和药效学特性通常也会存在差异。

（四）TDM常用分析方法

1. 光谱法

① 可见光分光光度法、紫外分光光度法和荧光分光光度法：这类方法设备普及、操作简便、成本较低、易于推广；其缺点在于灵敏度和特异性较差，仅用于检测一些灵敏度要求不高的药物。② 火焰发射光谱法和原子吸收光谱法：该法具有较高的特异性和灵敏性，主要用于检测微量金属离子，如锂盐和铂化合物。

2. 色谱法

TDM分析中常用的有：薄层色谱、气相色谱、高效液相色谱（HPLC）等。这类方法分离度、灵敏度和专属性俱佳，并且能够实现同时检测多种药物。但是所需样品前处理过程相对复杂，不适用于临床急需结果等情况。气相色谱法还不适合分析不耐高温的药物。气质联用（GC/MS）和液质联用（LC/MS）结合了色谱的高效分离能力与质谱的高灵敏度，并能确定分析药物中各组分的分子结构和分子量，尤其适用于对药物代谢物的分析。

3. 免疫法

免疫法包括放射免疫法（RIA）、酶免疫法（EIA）、荧光免疫法（FIA）、游离基免疫法（FRAT）和荧光偏振免疫法（FPIA）等。免疫测定法一般都采用竞争性免疫分析，通常使用商品化试剂盒，具有灵敏度高，可进行纳克（ng）甚至匹克（pg）水平的检测，以及所需样品量少、样品不需预处理、操作方便等优点。免疫法的缺点为：① 仅限于检测具有完全抗原或半抗原性质的药物；② 难以区分具有同样抗原决定簇的原形药物与代谢产物；③ 放射免疫法具有放射性污染。

4. 毛细管电泳法

该法的优点在于分离能力高、自动化程度高、操作简单、所需样品量少、准确度和精密度高、分析速度快、所用材料成本较低。该法可同时检测生物样品中多种药物和代谢物，还适用于检测手性药物的血药浓度。

第二节 个体化给药

一、个体化给药概述

临床实践中，治疗药物的选择主要依据临床指南和长期用药经验，而给药剂量的确定也主要基于药品说明书或药物手册推荐的平均剂量。这种给药方法通常适用于群体中的大部分个体，但也会有部分个体未能取得满意的治疗效果，甚至延误病情或出现严重的不良反应。上述结果可能源自生理、病理及代谢酶活性等患者个体差异，也可能是受到给药途径、药物剂型及生物利用度等外在因素的影响。因此，目前主张临床治疗应实现给药方案个体化。通过 TDM 和临床疗效指标的观察进行剂量调整，使血药浓度维持在有效浓度范围之内；对于临床疗效（毒性）与血药浓度关联性不强的药物，基因芯片技术的应用也有助于实现个体患者的精准给药；此外，还要考虑各种特殊生理、病理状态对药动学的影响，以更好地为个体化给药方案的制订提供支持。

二、个体化给药方案的设计

制订给药方案的一般步骤：首先根据群体药动学参数和药效学参数，结合患者的个体数据计算初始剂量并开始给药，再对用药后患者的药效学和/或药动学指标进行评估。如果评估结果明显偏离预期值，则需对原方案进行调整，即用更精确的个体数据代替群体参数重新制订给药方案，然后重新开始治疗，直到获得满意的个体化给药方案。药物基因组学直接影响患者的病理、病程和治疗效果，按照患者的基因组特点设计与修正治疗方案，也是个性化用药的重要环节之一。图 19-3 是制订给药方案的一般方法。

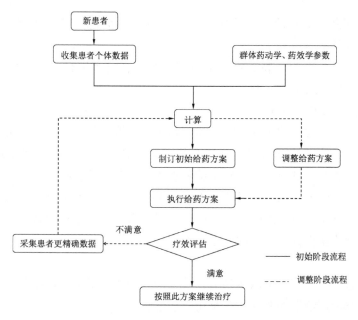

图 19-3 制订给药方案的一般方法

（一）影响血药浓度的因素

1. 明确药物的有效血药浓度范围

有效血药浓度范围通常是指最小有效血药浓度与最小中毒血药浓度之间的范围。需要注意的是，这一浓度区间是基于群体药动学数据和大量临床资料统计而确定的，适用于群体中的大部分个体，但并不意味着适合每一个体或每种特定情况。实际上，并不存在一个对所有人均有效且不出现毒副反应的浓度范围。在这个浓度区间内，仍可能存在部分个体无效甚至出现毒性反应。例如，同样每日给予苯妥英钠 300 mg，部分患者尚不能控制癫痫发作，而另一些患者已出现中枢神经系统的毒性反应。

2. 掌握患者的个体化资料

相同的治疗方案在不同患者中可能出现显著不同的药动学、药效学差异，这与患者的生理/病理状态、用药情况、代谢酶活性等密切相关。为了实现个体化给药，以下因素必须明确：

（1）年龄、体重与身高：一些重要的药动学参数如分布容积、半衰期，甚至有效血药浓度范围等表现出年龄相关性。体重和身高与计算药物剂量、分布容积、清除率等参数有关。

（2）联合用药：许多药物具有酶诱导或酶抑制作用，联合用药时可显著改变其他药物的药动学性质。此外，某些联合用药可能会干扰 TDM 的分析。

（3）剂量、服药时间和取样时间：这些数据对于计算药动学相关参数和调整给药方案至关重要。

（4）病史、用药史：肝肾功能、血浆蛋白水平等均可影响血药浓度。例如，肝肾功能受损时，药物在体内的消除速度减缓，导致血药浓度升高。尤其在病情危重时，器官功能的快速变化使得药物的药动学特性不断波动，必须谨慎制订给药方案和解读报告。

（5）患者用药的依从性：这是临床上不可忽视的问题，部分患者未按医嘱用药，可能导致治疗效果不佳。

（6）基因组、蛋白组学特点：对部分特殊患者，还需进行基因检测，以便有针对性地制订安全有效的给药方案。

（二）初始给药方案设计

在初始阶段，通常采用药品说明书和药物手册上推荐的标准剂量方案。这些方案一般根据药物临床试验的结果制订，反映的是一般患者的平均特征，属于群体模式化方案。面对具体患者时，其个体特征与受试者群体均值越接近，则采用标准剂量方案产生预期疗效的可能性越大；反之则可能达不到预期疗效或产生不良反应。通常情况下，患者之间的个体差异是相对有限的。当不能完全了解患者的个体化因素时，采用标准剂量方案进行初始治疗获得预期疗效的概率最大。

1. 单次给药

临床上某些单次给药就可以达到治疗效果的药物，只要掌握这些药物的基本药动学参数就可以根据治疗浓度的要求，计算用药剂量。

例如单次静脉注射给药量的计算：

已知某药在体内的变化符合单室模式,其 $t_{1/2}$ 为 1.3 h, V_d 为 0.28 L/kg,现有一体重 50 kg 的患者,要求其在 5 h 内能保持 10 μg/mL 以上的血药浓度水平,问需注射多少药量?

首先求出给药后开始的血药浓度 C_0,

$$C_t = C_0 e^{-kt}, \quad 即 \log C_t = \log C_0 - \frac{kt}{2.303} \tag{19-1}$$

$k = \dfrac{0.693}{t_{1/2}} = \dfrac{0.693}{1.3} = 0.533/\text{h}$,$t = 5$ h,C_t 为 5 h 后浓度 10 μg/mL。

代入式(19-1):$\log C_t = \log C_0 - \dfrac{kt}{2.303}$

移项:$\log C_0 = \log C_t + \dfrac{kt}{2.303} = 1 + 1.571 = 2.157$

$$C_0 = 143.6 \ \mu g/mL$$

注射剂量 $X = V_d \times C_0 = 0.28 \times 50 \times 143.6 = 2.01$ g

即该患者需注射该药 2 g。

2. 多次重复给药

(1)根据半衰期设计给药方案:临床实践中,多数药物需多次重复给药才能达到治疗效果,给药间隔一般根据药物半衰期设定为 4 h、6 h、8 h、12 h、24 h。对于治疗指数低的药物可以采用静脉滴注,也可采用增加给药频率、降低维持剂量等方式减少血药浓度的波动,使其维持在有效浓度范围;对于治疗指数高的药物,则可采用大剂量长间隔的给药方式,先给予一定的负荷剂量,再用维持剂量。

(2)根据稳态血药浓度设计给药方案:这种方法适用于治疗指数低的药物。

① 给药间隔 τ 的确定:查阅药物的最大有效血药浓度($C_{\max}^{ss}$)和最小有效血药浓度($C_{\min}^{ss}$),根据以下公式计算得到该药物最大给药间隔 $\tau_{\max}$。

$$\frac{C_{\max}^{ss}}{C_{\min}^{ss}} = e^{k\tau}$$

$$\tau_{\max} = \frac{\ln \dfrac{C_{\max}^{ss}}{C_{\min}^{ss}}}{k} \tag{19-2}$$

可以在最大给药间隔 $\tau_{\max}$ 的范围内按临床需求和用药习惯设定一个合适的 τ。

② 维持量 D 的确定:

按最小有效血药浓度($C_{\min}^{ss}$)计算临床有效剂量:

$$C_{\min}^{ss} = \frac{D \times e^{-k\tau}}{V_d \times (1 - e^{-k\tau})}$$

$$D = C_{\min}^{ss} \times V_d \times (e^{k\tau} - 1) \tag{19-3}$$

按最大有效血药浓度($C_{\max}^{ss}$)计算临床安全剂量:

$$C_{\max}^{ss} = \frac{D}{V_d \times (1 - e^{-k\tau})}$$

$$D = C_{\max}^{ss} \times V_d \times (1-e^{-k\tau}) \tag{19-4}$$

按最小有效浓度和最大有效浓度计算安全有效剂量：

$$C_{\max}^{ss} - C_{\min}^{ss} = \frac{D}{V_d}$$

$$D = (C_{\max}^{ss} - C_{\min}^{ss}) \times V_d \tag{19-5}$$

③ 负荷剂量（loading dose，D_L）的确定：要求首次给药后即达到稳态浓度，即：

$$C_1(0) = C_{\max}^{ss}, \ C_1(\tau) = C_{\min}^{ss}$$

$$\frac{D_L}{V_d} = \frac{D}{V_d \times (1-e^{-k\tau})}$$

$$D_L = \frac{D}{1-e^{-k\tau}} = R \times D \tag{19-6}$$

当 $\tau = t_{1/2}$ 时：$R = \dfrac{1}{1-e^{-k\tau}} = \dfrac{1}{1-e^{\ln 2}} = 2 \tag{19-7}$

则 $D_L = 2D$

当静脉给药时：$D_L = C_{\max}^{ss} \times V_d \tag{19-8}$

（3）根据平均稳态血药浓度设计给药方案：这种方法适用于治疗指数高的药物。选择该种药物的临床有效治疗浓度作为平均稳态血药浓度（$\overline{C}$），根据以下公式计算给药间隔 τ 和维持量 D

$$\overline{C}_{ss} = \frac{FD}{V_d \times k \times \tau} \tag{19-9}$$

$$\tau = \frac{FD}{V_d \times k \times \overline{C}_{ss}} \tag{19-10}$$

$$D = \frac{\overline{C}_{ss} \times V_d \times k \times \tau}{F} \tag{19-11}$$

（三）根据 TDM 结果调整用药方案

临床上主要根据目标血药浓度范围和临床观察指标来调整给药方案。目标血药浓度的确定主要基于群体药动学参数和已知的有效血药浓度范围。对于特殊患者、特殊药物或在特殊情况下的用药，则需要依据患者的个体化参数进行调整。个体化参数的确定，理论上需要采集多个血样以绘制较为完整的药-时曲线，然后在临床药师和医师的共同参与下确定合适的血药浓度范围并制订个体化的给药方案。但是这种做法耗时且患者难以配合，其中还会涉及复杂的建模和烦琐的计算，在临床实践中并不适用。目前，临床上主要采用稳态一点法、重复一点法等更为简便的给药方案设计。

1. 稳态一点法

为了在制订个体化给药方案的过程中尽量采集最少的血样，里切尔（Ritschl）在1977年提出了稳态一点法。该方法只需在达到稳态血药浓度时采集一次血样，就可根据测得的血药浓度、目标血药浓度和预先给予的试验剂量计算出需要调整的剂量。目前，该方法已用于急性心肌梗死、水肿和肝肾功能受损等病理状况时给药方案的调整。

$$D' = D \times C'/C \tag{19-12}$$

式中，D' 为调整后剂量，D 为试验剂量，C' 为目标血药浓度，C 为测得血药浓度。

说明：

① 血药浓度须与给药剂量呈现良好的线性关系；

② 在稳态偏谷浓度时取样，即取样点设定在下一次给药之前。

2. 重复一点法

稳态一点法测定的是偏谷浓度，须在血药浓度达到稳态后进行取样，方法简单但准确性较差。于是里切尔在1978年又对稳态一点法进行了优化，提出了重复一点法。该方法需要在第1次和第2次给予试验剂量后，在同一时间点分别采集一次血样。血管外给药时，取样点应设定在消除相的同一时间点。然后准确测定2次血药浓度，根据公式即可求算消除速率常数（k）和表观分布容积（V_d）

$$k = \frac{\ln \dfrac{C_1}{C_2 - C_1}}{\tau} \tag{19-13}$$

$$V_d = \frac{D \times e^{-k\tau}}{C_1} \tag{19-14}$$

式中，C_1 为第1次给药所测得的血药浓度，C_2 第2次给药所测得的血药浓度，τ 为给药时间间隔，D 为给予的试验剂量。

说明：

① 该方法只适合于第1、2次给药。如果已经开始药物治疗，但未能采集到第1、2次血样，则该方法不再适用。

② 若 k 和 V_d 两个参数中仅有一个改变，则重复一点法依然适用。若患者存在心肌梗死、低蛋白血症、水肿和肝肾功能受损等病理状况，可能会引起 V_d 和 k 值较大幅度的波动，这种情况就会影响计算结果的准确性。

3. Bayes法

Bayes法是通过渐进法原理对用药方案进行反复调整，以获得最适的给药方案。初始用药方案的制订主要参照群体药动学参数和患者的个体特征。在用药方案的执行过程中，采集2~4次血样，将取样时间和测得血药浓度输入计算机程序，反复修正用药方案直至达到预期设定的目标血药浓度。

说明：

① 个体药动学参数的确定、用药方案的制订及给药剂量的调整同步完成，同时考虑了个体生理、病理状况的影响。

② 不同的药物需要编制不同的计算机程序，目前仅适用于地高辛、苯妥英钠、利多卡因等少数药物。

（四）肾衰竭时的参数校正

肾功能严重受损时，主要经肾排泄的药物，其消除速率常数 k 及消除半衰期 $t_{1/2}$ 会显著增大，通常需要根据肾功能校正参数来调整给药方案。

临床上常用的给药方案调整方法有两种：一是调整给药剂量，给药时间间隔不变，如式（19-15）；二是调整给药时间间隔，而给药剂量不变，如式（19-16）

$$D_r = \frac{k_r}{k} \times D \tag{19-15}$$

$$\tau_r = \frac{k}{k_r} \times \tau \tag{19-16}$$

公式中 τ、k、D 分别代表肾功能正常者的给药时间间隔、消除速率常数和给药剂量，τ_r、k_r、D_r 分别对应肾功能障碍患者的给药时间间隔、消除速率常数和给药剂量。正常人的 k 值可以通过查阅文献获得。肾功能受损患者的 k_r 值可以通过间接方法进行测定，也可以通过肌酐清除率（CL_{cr}）或血清肌酐浓度（C_{cr}）进行推算，见式（19-17）。

$$k_r = k' + \alpha \times CL_{cr} \tag{19-17}$$

k'肾外消除速率常数，α 为比例常数。两边乘以 100，得式（19-18）：

$$100k_r = 100k' + 100\alpha \times CL_{cr} \tag{19-18}$$

肾功能受损患者的肌酐清除率也可由患者的年龄、体重（单位为 kg）和血清肌酐浓度（单位为 mg/dL）计算得到。

男性：
$$CL_{cr} = \frac{(140-\text{年龄}) \times \text{体重}}{72 C_{cr}} \tag{19-19}$$

女性：
$$CL_{cr} = \frac{(140-\text{年龄}) \times \text{体重}}{72 C_{cr}} \times 0.85 \tag{19-20}$$

三、药物基因组学与个体化给药

药物基因组学（pharmacogenomics）运用人类基因组信息，研究基因变异与药物反应之间的关系，探究不同个体对同一药物反应存在差异的原因。药物反应不仅受到机体的生理、病理状态的影响，还与个体的遗传特征，即基因多态性密切相关。随着人类对自身基因的不断认识和医学的发展，药物基因组学已成为药物治疗学的重要组成部分，既体现在理论层面，也体现在临床实践的应用之中。

（一）药物基因组学研究内容

与药物反应相关的基因多态性主要包括药物代谢酶、药物转运蛋白、药物作用靶点等。这些基因的多态性引起个体间药物疗效和不良反应的不同。因此，只有依据患者个体间基因的多态性，制订因人而异、"量体裁衣"的给药方案，实现由"对症下药"到"对人下药"，才能确保临床用药的有效性、安全性和经济性。

药物代谢酶活性的高低也与基因多态性相关。个体间基因的差异导致对同一药物的代谢快慢不同，这就会出现部分个体达到了预期疗效，部分个体发生毒性反应，而另一部分个体却药效降低甚至丧失。例如，细胞色素 P450 酶（cytochrome P450，CYP）系是一个超大家族，主要参与药物、致癌物、类固醇、脂肪酸等的代谢，其中 CYP2C9 占肝微粒体酶总量的 20%，能催化多种药物的代谢，如华法林、苯妥英、甲苯磺丁脲和氯沙坦等。CYP2C9 存在 3 种等位基因：CYP2C9*1，CYP2C9*2 和 CYP2C9*3，后两者由于单一氨基酸的替换而导致酶活性的改变。CYP2C9*3 的纯合子对 α-华法林的清除率仅为野生型 CYP2C9 的 10%。此外，CYP2C9 突变的发生率在不同种族中也存在明显差异，华人华法林的维持剂量比白种人约低 50%。

药物转运体是指在肝、肠、肾或者其他重要器官如脑中表达的转运载体基因/蛋白质，对药物等外源性物质的处置起重要作用。药物转运体基因发生变异可显著影响药物的吸收、分布和消除。例如，ABC 转运蛋白，包括多药耐药蛋白、胆汁盐外排泵、多药抗药相关蛋白以及乳腺癌抗药蛋白；此外，还有有机阴离子转运蛋白（OATP）和有机阳离子转运蛋白（OCT）。

大多数药物通过与其特异性靶蛋白相互作用发挥作用，而靶蛋白的基因多态性会影响药物与其靶点的结合强度，从而导致药效的差异。某些药物的靶向作用非常明显，当靶蛋白的基因发生突变时，药效可能会显著地降低；而有些药物仅对突变的基因有效。例如，吉非替尼只对约 10% 表皮生长因子（EGFR）突变过度表达的晚期非小细胞肺癌患者疗效显著，而曲妥珠单抗也只对肿瘤有 HER 超表达的转移性乳腺癌患者有效。

（二）药物基因组学研究方法

药物基因组学在研究药物反应的差异性时，只需根据人类基因组信息检测与药物反应相关的候选基因序列的变异情况，而不需要发现新的基因。基因检测技术的发展为研究基因多态性对药物作用靶点或药物体内代谢的影响奠定了基础。借助于高效的 DNA 检测手段，如等位基因特异的扩增技术、聚合酶链反应、荧光染色高通量基因检测、寡核苷酸连接分析等，可以检测与药物起效、活化、消除等作用相关的基因变异。其他如高通量筛选系统、DNA 阵列技术，以及生物信息学的迅猛发展，也为药物基因组学研究提供了多种手段和思路。近年来，质谱分析技术和 DNA 芯片技术已广泛应用于对疾病的精确基因诊断，优化了临床药物治疗方案的设计。其中，DNA 芯片技术作为基因检测的前沿技术，还具有高通量、高度并行性、自动化和微型化等优点。

（三）药物基因组学在临床合理用药中的应用

目前，临床上已可通过对药物基因组生物标志物的检测来指导个体化用药，这意味着可以根据患者的基因信息来选择最合适的药物和治疗方案。通过分析个体与药物反应相关的基因信息，选择对特定基因型个体治疗有效且无严重不良反应的药物，还可根据相关的基因信息进行给药剂量的调整，从而提高药物治疗效果，降低药物不良反应发生的风险。

1. 计算药物剂量

如果掌握了患者与用药相关的药物基因组信息，可以根据其变异基因的特点个体化调整用药，包括加量、减量或选用其他药物。例如，华法林作为一种经典的口服抗凝药，在需要进行长期抗凝治疗的患者中起着至关重要的作用。华法林在不同个体间的用量差异与华法林靶蛋白维生素 K 环氧化物还原酶复合物 1 基因（VKORC1）、CYP4F2、CYP2C、GGCX、EPHX1 和 CYP2C9 基因的变异密切相关。基于多元线性回归模型的华法林个体化剂量预测"湘雅模型"（$n=1\,617$）是国内关于华法林精准用药领域最成功的研究模型之一，能够解释约 56.2% 的华法林剂量个体差异。

2. 提示药物的安全性和疗效

目前，药品说明书中标注有药物基因组学信息的药物约占 15%。在临床药物基因组学实施联盟（The Clinical Pharmacogenetics Implementation Consortium，CPIC）指南（简称 CPIC 指南）里属于要求（A 类）和推荐（B 类）进行基因检测以指导相关药物处方调整的约占美国全部处方量的 18%。对于这部分具有临床价值的药物相关基因而言，基因检测能有效提高使用药物的安全性和有效性（表 19-2）。

表 19-2 基因位点与药物反应

类别		基因位点（或作用位点）	药物/药物反应
血液	红细胞	G6PD	伯胺喹致溶血
	中性粒细胞	TPMT*2 等	巯基嘌呤致中性粒细胞减少症
		UGT1A1*28	伊立替康致中性粒细胞减少症
	血小板	CYP2C19*2	氯吡格雷相关支架血栓
	凝血系统	CYP2C9*2，CYP2C9*3，VKORC1	华法林剂量预测
中枢和外周神经	中枢神经系统抑制	CYP2D6*N	可待因关联的镇静和呼吸系统抑制
	麻醉	丁酰胆碱酯酶	呼吸暂停延长
	外周神经	NAT2	异烟肼致外周神经毒性
药物过敏反应		HLA-B*5701	阿巴卡韦致过敏
		HLA-B*1502	卡马西平致史-约综合征/中毒性表皮坏死松解症
		HLA-A*3101	卡马西平致皮肤过敏
		HLA-B*5801	别嘌呤醇致严重皮肤过敏
药物肝毒性		HLA-B*5701	氟氯西林
		HLA-DRB1*1501-DQB1*0602	阿莫西林-克拉维酸
		HLA-DRB1*1501-DQB1*0602	罗美昔布
		HLA-DRB1*07-DQA1*02	西美加群
		HLA-DQA1*0201	拉帕替尼
感染	HIV 感染	CCR5	马拉维诺疗效
	HCV 感染	IL28B	α 干扰素疗效
肌肉	全身麻醉药	兰尼碱受体	恶性高热
	他汀类	SLCO1B1	横纹肌溶解

3. 靶向治疗药物选择

肿瘤组织中的体细胞突变是遗传药理学和药物基因组学最重要的研究领域，这些突变类型决定了肿瘤细胞对何种药物敏感。根据患者的基因特异性开展的靶向治疗，从一开始就根据患者的遗传信息开出相应的"基因处方"，实现了真正意义上的个体化给药（表 19-3）。

表 19-3 基因突变与药物选择

突变基因	作用靶点	相关药物	疾病
AKT mut	mTOR	西罗莫司	肾细胞癌
		依维莫司	
BCR-ABL	ABL	伊马替尼	慢性粒细胞性白血病，Ph⁺急性淋巴细胞性白血病
		达沙替尼	
BCR-ABL	ABL	博舒替尼	伊马替尼耐药的 CML
		尼罗替尼	
BCR-ABL	ABL	帕那替尼	慢性粒细胞性白血病，Ph⁺急性淋巴细胞性白血病
BCR-ABL	SRC	达沙替尼	慢性粒细胞性白血病，Ph⁺急性淋巴细胞性白血病
BRAC1/2	PARP	奥拉帕尼	卵巢癌
BRAF	BRAF	达拉菲尼	黑色素瘤
		维罗菲尼	
BRAF	MEK	曲美替尼	黑色素瘤
EGFR	EGFR	阿法替尼	非小细胞肺癌
		厄罗替尼	
EGFR	EGFR	吉非替尼	非小细胞肺癌
EGFR 和 KRAS	EGFR	西妥昔单抗	结直肠癌
		帕尼单抗	
EML-ALK	ALK	克唑替尼	非小细胞肺癌
FLT3 CNV	FTL3	舒尼替尼	急性粒细胞性白血病
		索拉菲尼	
HER2	ERBB2	曲妥珠单抗	乳腺癌
		拉帕替尼	
KIT	KIT	伊马替尼	肾细胞癌
		舒尼替尼	胃肠间质瘤
PDGFR	PDGFR	伊马替尼	肾细胞癌
		舒尼替尼	胃肠间质瘤，胰腺癌
PI3K	P13K	艾代拉利西布	慢性淋巴细胞性白血病，非霍奇金淋巴瘤
RARA	RARA	维 A 酸	急性早幼粒细胞白血病，皮肤 T 细胞淋巴瘤，卡波西肉瘤
		阿维 A 酸	
		三氧化二砷	急性早幼粒细胞白血病
SMO	Smoothen	维莫德吉	基底细胞癌
VHL	VEGFR	索拉菲尼	肝癌，甲状腺癌，肾细胞癌
VEGF	VEGF	阿柏西普	结肠癌

三、特殊人群与个体化用药

特殊人群通常是指妊娠和哺乳期妇女、儿童、老年人、肝肾功能不全患者、器官移植患者等。这类人群的生理、生化功能与一般人群显著不同,从而导致药物在这些人群中的药动学和药效学不同。如果按照常规的用药方案进行治疗,那么药物在体内可能高于最低中毒浓度而引发毒性反应,也可能低于最低有效浓度而达不到预期的治疗目标,或产生有别于一般人群的药物效应和不良反应。因此,在制订给药方案时要综合考虑特殊人群的病理和生理学特点,确保特殊人群的用药安全。

(一) 妊娠和哺乳期妇女个体化用药

妊娠期属于特殊的生理时期,鉴于此期间各系统均出现显著的适应性改变,加之胎儿、胎盘的参与,药物在孕妇体内的药动学和药效学与非妊娠期有显著差异;并且部分药物还能够通过胎盘屏障,对胚胎、胎儿甚至新生儿产生不良影响。因此,妊娠期妇女必须合理用药,对于毒性反应大、安全范围窄的药物还应当实施血药浓度监测。

1. 妊娠期妇女的药动学特点

(1) 吸收:妊娠早、中期时,胃酸分泌减少、胃排空延迟、肠蠕动变弱,导致口服药物的吸收延缓,达峰时间延长,峰浓度下降。但是像地高辛这类难溶性药物,因药物在肠道中通过的时长增加,生物利用度会明显增加。此外,早孕反应中的呕吐会造成药物吸收量减少,若要药物迅速起效,则应选用注射给药的方式。另外,妊娠时心输出量增多,肺通气增大,能够促进氟烷、异氟烷和甲氧氟烷等吸入性麻醉气体在肺部的吸收。

(2) 分布:妊娠期妇女的体液总量、血容量、细胞外液及脂肪比例较非妊娠期明显增加,血药浓度通常要低于非妊娠期。但是,妊娠期妇女体内较高浓度的内分泌激素等物质,会竞争性地结合药物的蛋白结合位点,导致游离型药物比例增加,也可能引起药效的增强和不良反应的增加。

(3) 代谢:妊娠期间,孕妇的药物代谢能力有所增强,这和妊娠期间孕激素浓度上升,致使肝脏微粒体药物代谢酶活性升高有关。例如,苯妥英钠在妊娠期妇女体内的羟化过程明显加快。

(4) 排泄:妊娠期妇女肾血流量和肾小球滤过率增加,主要经肾排泄的药物消除速率加快。如妊娠期妇女注射硫酸镁、地高辛、碳酸锂等药物后消除速率加快,血药浓度通常要低于非妊娠期。在妊娠期使用氨苄西林、苯唑西林、红霉素及呋喃妥因等抗菌药物时,为维持有效的抗菌药物浓度,必须增加给药剂量。当出现妊娠高血压时,肾功能受到影响,导致药物排泄减少。妊娠晚期孕妇仰卧位时,肾血流量减少,导致经肾排泄药物的消除速度减慢,易在体内蓄积,半衰期延长,所以妊娠期妇女宜采用侧卧位来促进药物排泄。

2. 药物妊娠毒性分级

依据药物对胎儿的致畸影响,FDA 对妊娠期妇女使用药物的治疗获益及胎儿面临的潜在风险进行评估,将药物划分成 A、B、C、D、X 五个级别。

A 级:经临床对照研究,未见药物在妊娠早期与中、晚期对胎儿有危害作用,包括维生素 A、维生素 B_2、维生素 C、维生素 D、维生素 E、左甲状腺素钠、叶酸、泛酸、KCl。

B级：无临床对照试验。经动物实验研究，该药物未见对胎儿有危害，或动物研究实验中表现有副作用，但是这些副作用并未在临床研究中得到证实。

C级：无临床对照试验。动物实验表明该药物对胎儿有不良影响，或没有进行动物和临床研究。

D级：临床对照或观察试验有足够证据证明对胎儿有危害，但治疗获益可能超过潜在危害。

X级：各种实验证实会导致胎儿异常，禁用于妊娠或即将妊娠的妇女。

需要着重指出的是，上述分类是在药物的常规使用剂量下评判孕妇用药对胎儿的危害程度。药物作用存在剂量上的差别，当A类药物处于大剂量时，有可能产生C类药或者X类药的危害。这一分类体系是用于评估药物对孕妇的治疗获益和对胎儿的潜在风险，并非反映药物的真实毒性大小。例如，口服避孕药的毒副作用较小，之所以被标记为X类，只是因为在妊娠期间没必要使用此类药物。目前，仍有许多药物对胎儿的影响不明确，许多药物由于未进行相关的动物实验而被归入C类。所以，妊娠期的用药应当特别谨慎。

3. 妊娠期妇女合理化用药

妊娠期妇女应当合理选择治疗药物和给药方式，避免胎儿受到母体用药的影响。为确保临床用药的安全有效，妊娠期妇女用药应当遵循以下原则：① 在妊娠早期应当尽量避免用药，尤其是那些已经确定或高度怀疑会造成胎儿畸形的药物；使用药物前，应当充分评估孕妇的临床获益和胎儿的致畸风险，再选择是否使用药物和使用何种药物；若病情危重必须使用妊娠毒性分级较高的药物，则应考虑先终止妊娠。② 除非必要，尽量不进行药物治疗；非紧急情况应推迟治疗；尽量选择最低有效剂量；尽量选择药效确切、机制明确、不良反应少的老药；西药和中药有同等疗效时应优先选择西药。③ 选择同类药物中风险最低的药物，优先选择A级、B级药物，避免使用C级、D级药物，禁止使用X级药物；给药方式则以口服为主，通过首过效应降低药物的有害影响。

母体内的药物主要通过被动扩散的方式进入乳汁，通常情况下，经乳汁分泌的药物远远低于乳婴治疗所需的最低有效血药浓度，所以一般不会给乳婴带来不良影响。然而，有部分药物自乳汁分泌的量较多，对乳婴影响较大。乳汁中的脂肪含量较高，pH较低，故分子量小、脂溶性高、蛋白结合率低的弱碱性药物更易通过乳腺进入乳汁，而有机酸类药物进入乳汁的量则相对较少。个别药物如甲硝唑、异烟肼、红霉素及磺胺类药物等，在乳汁中能够达到较高的浓度，达到乳母血药浓度的50%。而新生儿肝脏的代谢能力与肾脏的排泄能力均较差，由乳汁所摄入的药物，可能因蓄积而引发中毒。

哺乳期妇女用药应当遵循如下原则：① 非必要不使用药物；优先选择疗效确切、不良反应小、体内代谢较快的药物；

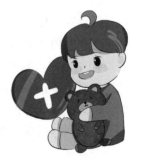

因病情需要必须使用对婴儿有不利影响的药物时，应暂停哺乳。② 注意调整用药和哺乳之间的时间间隔，避免在峰值浓度时哺乳，减少药物在婴儿体内的蓄积。③ 长周期大剂量用药时，应注意观察婴儿是否出现腹泻、皮疹等不良反应，必要时可进行血药浓度监测。

（二）儿童个体化给药

1. 儿童的药效学特点

（1）新生儿及婴幼儿体内的肝药酶活性较低，药物在体内代谢缓慢，易导致药物在体内蓄积而出现疗效增强或毒性增加。

（2）新生儿及婴幼儿体内葡萄糖醛酸酶活性较低，而体内过多的胆红素须与葡萄糖醛酸结合后方能排出体外，否则会因胆红素蓄积而出现高胆红素血症。血液中胆红素通常会与血浆蛋白结合，避免游离型浓度过高而引发中毒，而一些血浆蛋白结合率较高的药物如磺胺类药物、维生素 K_1、维生素 K_4 等能竞争性地将胆红素从结合部位置换出来。因此，儿童应避免使用此类与胆红素竞争力强的药物。

（3）新生儿及婴幼儿体内高铁血红蛋白还原酶活性较低，而血红蛋白含量较高。使用对氨基水杨酸、氯丙嗪等具有氧化作用的药物时，可使血红蛋白氧化成为高铁血红蛋白，导致新生儿及婴幼儿发生高铁血红蛋白症。

（4）儿童神经系统发育尚未完善，应避免使用对神经系统有毒性的药物。例如，氨基糖苷类药物易导致儿童的听力受损，吗啡类药物会引起儿童呼吸系统的极度抑制，大剂量静滴青霉素治疗脑炎时有引发青霉素脑病的风险。

（5）儿童尚处于生长发育阶段，不宜长期使用大剂量激素类的药物。使用含有性激素的药物易导致性早熟及骨骼过早闭合；应用肾上腺皮质激素会引起缺钙而导致生长受阻，严重时会因骨质疏松而出现佝偻病。

2. 儿童的药动学特点

（1）吸收：儿童肠管道吸收面积较大，通透性较强，口服给药易于吸收，药物过量则容易导致中毒。另外，儿童的皮肤黏膜较薄且血管丰富，外用给药也容易被吸收，但应避免使用对皮肤黏膜刺激性较大的药物。

（2）分布：儿童体液总量和细胞外液量所占的比例均较成人高，因而水溶性药物的血药浓度会相对较低。儿童血脑屏障功能尚不完善，不同年龄儿童体液分布存在差异，药物与血浆蛋白的亲和力也与成人不同。例如，苯妥英钠具有较高血浆蛋白结合率，不易进入脑脊液，而受生理因素的影响，其在儿童脑脊液中的浓度明显高于成人。

（3）代谢：新生儿及婴幼儿体内的肝药酶活性较低，使得部分药物代谢缓慢，作用时间延长，血药浓度升高，增加了药物毒性反应发生的风险。例如，有些新生儿先天性缺乏葡萄糖-6-磷酸脱氢酶，服用氯霉素、呋喃类药物就易引发溶血性贫血。

（4）排泄：新生儿及婴幼儿的肾功能发育尚不完善，药物及其代谢产物经肾小球滤过和肾小管排泄速度较慢，在体内滞留的时间会较成人明显延长，毒性反应会显著增加。例如，按照单位体表面积换算，新生儿对青霉素的清除率仅为成人的 7%；服用氯霉素时也因体内葡萄糖醛酸转移酶的活性低而易蓄积中毒，出现灰婴综合征。

3. 儿童合理化用药

儿童用药应当遵循以下原则：① 明确用药指征，优先选用疗效确切，不良反应小，对肝肾功能、神经系统、生长发育无影响或影响小的药物。② 尽量选择口服给药并防治呕吐；栓剂和灌肠剂也推荐使用，但上市品种较少；外用给药时应避免使用对皮肤黏膜有较强刺激性的药物；肌内注射给药时要考虑注射部位的吸收情况，避免出现局部结块、坏死；静脉注射给药吸收完全，但存在不安全因素，易给儿童造成恐慌和痛苦。③ 优先选择药品说明书推荐的剂量给药，若无推荐剂量，则应在充分的循证基础上，参考成人剂量进行折算。④ 儿童对药物反应较为敏感，应激能力较成人差，在用药过程中应当密切观察临床疗效指标和药物不良反应。

4. 儿童用药剂量的计算方法

儿童剂量首先应当依照药品说明书所推荐的儿童剂量来确定。倘若药品说明书中未对儿童剂量进行推荐，可以参考国内外的儿科权威书籍确定，如《中华人民共和国药典临床用药须知》《诸福堂实用儿科学》《中国国家处方集（化学药品与生物制品卷儿童版）》《英国国家处方集（儿童版）》《马丁代尔药物大典》等；或者在充分的循证基础上，参考成人剂量，并结合儿童体重、体表面积、年龄等进行推算。

（1）根据体重计算儿童剂量。

此方法便捷、实用，是临床常用的基本计算方法，其计算公式为：

$$儿童剂量（每次或每日）= 剂量/（kg·次或日）×患儿体重（kg） \quad (19-21)$$

有条件的情况下应当实测体重。倘若患儿未实测体重，对于生长发育适中的儿童则可依照下列公式估算其体重：

$$6\text{个月前体重}（kg）= 出生时体重（kg）+月龄×0.6 \quad (19-22)$$

$$7\sim12\text{个月体重}（kg）= 出生时体重（kg）+月龄×0.5 \quad (19-23)$$

$$1\text{岁以上体重}（kg）= 8+年龄×2 \quad (19-24)$$

出生时平均体重：3 kg。

（2）按儿童体表面积计算剂量。

人体的生理现象与体表面积（BSA）的关系相较于与体重、年龄的关系更为紧密，所以按照体表面积计算药量的方法科学性更强，既适用于成人，又适用于各年龄段的儿童。但该计算方法相对复杂，临床主要用于安全范围窄、毒性较大的药物，如抗肿瘤药物，计算公式为：

$$儿童剂量=儿童体表面积（m^2）×每次（日）剂量/m^2。 \quad (19-25)$$

儿童 BSA 的计算公式是：

$$体表面积（m^2）= 0.035（m^2/kg）×体重（kg）+0.1（m^2）。 \quad (19-26)$$

此公式通常限于体重在 30 kg 以下的儿童，而对于 30 kg 以上者，按照体重每增加 5 kg，体表面积相应增加 0.1 m²；也可参照下列标准进行药量计算：35 kg 为 1.2 m²，40 kg 为 1.3 m²，45 kg 为 1.4 m²，50 kg 为 1.5 m²。此外，儿童体表面积也可依据儿童年龄-体重-体表面积折算表计算，或者根据儿童身高、体重绘制儿童体表面积测算图或体表面积计算尺进行计算。

(3) 按儿童年龄计算剂量。

此法仅适用于部分给药剂量无须十分精确的药物，如止咳化痰药、助消化药等〔如复方甘草合剂，通常给予 1 mL/（岁·次），次最大剂量 10 mL〕；当下儿科临床已极少运用该方法来计算儿童的用药剂量。

(4) 参考成人剂量推算儿童剂量。

仅用于药品说明书中未提供儿童剂量时。

① 按儿童体重推算：

$$儿童剂量 = 成人剂量 \times 儿童体重（kg）/70 \text{ kg} \tag{19-27}$$

此方法对年龄大的儿童，尤其是体重过重的儿童，剂量偏大；而对于年龄较小的儿童，则剂量偏小。

② 按儿童体表面积推算：

$$儿童剂量 = 成人剂量 \times 儿童体表面积（m^2）/1.73 \text{ m}^2 \tag{19-28}$$

成人按体重 70 kg 计算的 BSA 为 1.73 m²。

③ 按儿童年龄推算：该方法计算公式较多，目前临床已很少使用。

$$1 岁以内给药剂量 = 0.01 \times（月龄+3）\times 成人剂量 \tag{19-29}$$

$$1 岁以上给药剂量 = 0.05 \times（年龄+2）\times 成人剂量 \tag{19-30}$$

$$\text{Fried 公式：婴儿剂量} = 月龄 \times 成人剂量/150 \tag{19-31}$$

$$\text{Young 公式：儿童剂量} = 年龄 \times 成人剂量/（年龄+12） \tag{19-32}$$

(5) 按药动学参数计算剂量。

依据药动学参数计算并设计儿童给药方案是更为科学且合理的给药方法。依据 TDM 结果，求药物在儿童体内药动学参数，包括消除速率常数（k）、生物利用度（F）、半衰期（$t_{1/2}$）、表观分布容积（V_d）等，再根据这些参数制订用药方案或调整用药剂量。

$$C = \frac{D \times F/\tau}{V_d \cdot k} \tag{19-33}$$

式中，C 为血药浓度，D 为剂量，τ 为给药间隔。

但国内外针对儿童的药动学研究较少，目前获取儿童药动学参数的药物较少，所以临床极少运用；然而该方法是未来儿童个体化用药的发展方向。

（三）老年人个体化给药

1. 老年人的药效学特点

(1) 对药物的反应性改变：靶器官对部分药物的敏感性增加，从而使药效增强。例如，对影响精神活动的苯二氮䓬类药物敏感性增加，青年人每日服用 600 mg 氯氮䓬会出现小脑共济失调，而老年人仅服用 60~75 mg 就可出现该症状。老年人对部分药物的反应性降低，即靶器官对药物的敏感性降低，如老年人使用同等剂量的普萘洛尔类 β-受体阻断药时，其减慢心率的作用较年轻人明显减弱。

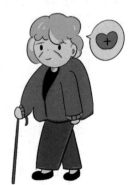

(2) 用药个体差异大：老年人基础疾病较多，各组织器官功能改变不同，合并用药的种类和数量也存在差异。目前还没有合适的公式对老年人的用药剂量进行推算。

(3) 药物不良反应增多：老年人肝肾功能退化，药物消除减慢，容易引起药物在体内蓄积中毒；另外，老年人常因患有多种疾病而合并使用多种药物，药物之间相互作用可导致不良反应增加。此外，老年患者还普遍存在用药依从性差、疾病表现不典型、临床评价不恰当等情况，这些情况也会导致不良反应的增加。

2. 老年人的药动学特点

(1) 吸收：老年人肠管道吸收面积和血流量减少，通透性降低，肠道蠕动减慢，导致药物在肠道的吸收减少；老年人胃酸分泌减少，不利于经酸水解后方能生效的药物的吸收；老年人胃肠道内液体减少会影响药物溶解，导致难溶解药物吸收缓慢，生物利用度降低。

(2) 分布：老年人体液总量减少，水溶性药物血药浓度增加；老年人脂肪组织比重增加，导致脂溶性药物血药浓度降低，表观分布容积增大，药物在脂肪组织中蓄积，药效持续时间延长；老年人血浆蛋白含量降低，游离型药物增多，容易导致药效增强或不良反应增加。

(3) 代谢：老年人肝血流量减少、功能性肝细胞数量减少、肝药酶活性降低，导致主要经肝脏代谢的药物消除速度减慢，血药浓度增加，故老年人使用此类药物时应注意减量；对于少数经肝药酶代谢后才具活性的药物，则会因活性代谢物浓度降低而药效下降。

(4) 排泄：老年人肾血流量、肾小球滤过率、肾小管的主动分泌和重吸收功能均降低，导致主要由肾排泄的药物消除速度减慢，造成药物及其代谢产物在体内蓄积，容易产生药物不良反应。

3. 老年人合理化用药

老年人的药物治疗相对复杂，无法为老年患者制订一个统一标准的药物治疗方案，强调的是个体化治疗原则，因此这里仅提出一般性的具有共性的用药原则。

(1) 药物的选择：在疾病诊断明确后，老年人联合用药种类不宜超过4种。使用对老年人可能产生严重或罕见副作用的药物时，应当密切观察临床疗效指标和不良反应的发生。

(2) 剂量的选择：通常采用成年人剂量的1/2~2/3或3/4，一般应从小剂量开始治疗，逐步增加至有效剂量；尽量避免长期用药，防止药物在体内积蓄中毒；必要时还应进行血药浓度监测，制订个体化的给药方案。

(3) 给药方法的选择：应尽量简化治疗方案，让老年患者易于领会与接受。另外，注意食物营养的补充；糖尿病患者控制饮食；使用利尿药时，限制含钾盐丰富的食物；使用强心苷和降压药应限制食物中的盐分；对饮酒的老年患者补充B族维生素等。

(四) 肝功能不全患者个体化给药

1. 肝功能不全患者的药动学特点

(1) 吸收：口服药物在胃肠道吸收后，首先要经过门静脉到达肝脏，大部分药物被破坏灭活再进入体循环，使得进入血液循环的有效药量大幅减少，即发生首关消除。

而当存在门脉吻合或肝内血管之间形成侧支循环时，则会使口服药物直接进入体循环，药物原有的首关消除作用降低；在慢性或严重肝病时，因为有效肝血流量减少，也会使部分口服药物肝脏首关消除作用降低，生物利用度提高，血药浓度升高，如水杨酸类、利多卡因、氯丙嗪、吗啡、哌替啶、丙氧酚、喷他佐辛、哌甲酯、异丙肾上腺素、可乐定、维拉帕米、普萘洛尔、阿普洛尔等药物。

（2）分布：药物进入血液循环后，多数能不同程度地与血浆蛋白结合。而肝病患者，尤其是严重肝功能不全患者体内的血浆蛋白合成减少；并且内源性胆红素、尿素和脂肪酸等物质在血液中大量蓄积也会消耗血浆蛋白，竞争性地将药物从血浆蛋白中置换出来，导致游离型药物比例增加。此时，如果肝病患者还伴有肾衰竭等能使药物消除速度减慢的疾病，就会造成游离型药物血药浓度的升高，显著增加不良反应发生的风险。对于这类患者，须酌情减少用量并加强监护。

（3）代谢：肝脏是药物在体内代谢的主要器官，肝功能障碍会影响体内药物的代谢。一般而言，药物代谢受影响的程度与肝脏疾病的严重程度成正比。肝血流量、功能性肝细胞数量、肝药酶活性、胆道通畅情况等因素均可影响药物在肝脏的代谢。例如，肝功能不全患者体内细胞色素 P450 酶含量降低，导致主要经肝脏代谢的药物消除半衰期延长。除了肝病的影响外，其他因素也能够通过影响肝药酶活性而影响药物的代谢，如肾脏疾病、遗传或环境因素、胆汁排泄障碍、肝肠循环、药物相互作用、性别、年龄、饮食等。人体组织脏器的血流分布以肝最多，药物吸收后，往往在肝脏迅速达到较高浓度，在慢性或严重肝病时，因有效肝血流量降低，也会减缓对药物的代谢。

（4）排泄：药物的肝、肾排泄存在相互代偿现象，很多分子量小于 300 的药物及其代谢物，能够从胆汁排泄。胆道阻塞、肝功能受损或肺部疾患所致的肝缺氧，均会阻碍此类药物经胆汁排泄，导致药物及其代谢产物消除减慢，血药浓度升高。

2. 肝功能不全患者的药效学特点

绝大多数药物在体内需要通过与靶细胞上的受体结合才能产生药理效应，而体内各种组织器官上的受体并非固定不变。大量临床资料显示，当肝脏等重要脏器发生病变时，因机体代谢、内环境等受到影响，靶细胞上受体的数目和敏感性也会发生改变，从而对药物疗效的发挥产生影响。例如，肝硬化患者体内 β 受体下调，导致 β 受体激动剂和阻断剂的效应减弱；肝病患者体内氨、甲硫醇及短链脂肪酸等代谢异常，导致脑代谢处于非正常状态，大脑神经细胞几乎对所有药物的敏感性都增加，甚至会诱发肝性脑病。肝功能不全患者中，主要经肝灭活的药物会因代谢速度减缓而造成血药浓度升高，从而引起药效增强或毒性反应增加；部分必须先经过肝药酶催化转变为活性形式才能发挥作用的药物，则会因活性代谢物的减少而药效降低。

3. 肝功能不全患者的合理化用药

肝脏疾病患者临床用药需要注意以下几点：① 禁用或慎用会导致肝损的药物，防止对肝脏造成进一步的损害；② 慎用主要通过肝脏代谢且不良反应多的药物，改用主要以药物原形经肾脏排泄的药物；③ 禁用或慎用具有诱发肝性脑病风险的药物；④ 禁用或慎用须经肝脏代谢活化后方能起效的药物；⑤ 肝功能不全患者用药应注意从小剂量开始逐步增加至合适剂量，并应考虑延长给药间隔；⑥ 当病情危重必须使用治疗窗窄、毒性大或有肝毒性的药物时，应进行 TDM 及肝功能监护；⑦ 评价临床获益和用药风险，若用药风险大于临床获益，则不应选用此种药物。

因生化检查简单可行，临床常用生化指标评价肝功能损害，并用以指导临床用药。评价肝功能的常用指标有谷丙转氨酶（GPT）、谷草转氨酶（GOT）、碱性磷酸酶（ALP）和胆红素（BIL）等。在排除外界其他影响因素后，因用药物导致 ULN（正常值上限）<GPT/GOT/ALP/BIL≤3ULN，应考虑减少药物剂量或加保肝药治疗，并进行肝功能密切监测；而当 GPT/GOT/ALP/BIL>3ULN 时，则应考虑停药，并禁用化学结构类似的药物。目前，临床上普遍应用 Child-Pugh 评分作为肝功能不全分级的评估系统（表 19-4），以肝性脑病分期、腹水量、血清胆红素浓度、血清白蛋白浓度及凝血酶原时间延长这 5 项指标为依据。评分 5~6 分为 A 级或轻度肝功能不全，7~9 分为 B 级或中度肝功能不全，10~15 分为 C 级或重度肝功能不全。

表 19-4 Child-Pugh 评分标准

临床生化指标	1 分	2 分	3 分
肝性脑病（期）	无	1~2	3~4
腹水	无	轻度	中度
血清胆红素/（mg/dL）	<2	2~3	>3
血清白蛋白/（g/dL）	>3.5	2.8~3.5	<2.8
凝血酶原时间延长/s	<4	4~6	>6

对于尚无肝功能不全患者药动学研究资料的药物，建议 Child-Pugh A 级患者使用 50%的正常维持剂量；Child-Pugh B 级患者使用 25%的正常维持剂量，并按照药理作用和毒性调整剂量；对于 Child-Pugh C 级患者，建议使用安全性已在临床试验中得到证明的药物和/或其药动学不受肝病影响的药物，或可进行 TDM 的药物。

（五）肾功能不全患者个体化给药

1. 影响药物肾脏排泄量的因素

肾脏不仅是人体重要的内分泌器官，也是重要的排泄器官，主要参与代谢产物的排泄，调控人体水、电解质和酸碱平衡，维持机体内环境的稳定。体内的药物及其代谢产物可以通过肾脏、胆道、乳腺、肠液、唾液、汗腺或者泪腺等途径排出体外，其中以肾脏途径最为重要。

（1）肾小球滤过率的改变：肾脏严重缺血或患有急性肾小球肾炎时，肾小球滤过率明显下降，主要经肾脏排泄的药物和代谢产物在体内蓄积，导致药效增强或毒性增加，此时应优先选择可以经其他途径排泄的药物；低蛋白血症患者体内可与药物结合的血浆蛋白减少，导致游离型药物比例增加，经肾脏排泄速度加快；肾病综合征患者肾小球滤过膜的完整性遭到破坏，肾小球滤过功能严重受损，结合型药物和游离型药物均能从肾小球滤过，应当禁用或慎用对肾脏有损害的药物，防止对肾脏造成进一步的损伤。

（2）肾小管分泌功能的改变：肾小管能够主动分泌药物，这种主动分泌不受药物与血浆蛋白结合的影响。主动分泌弱酸性和弱碱性药物的通道不一样，但在同类分泌通道中缺少底物特异性。也就是各种有机酸（包含内源性和外源性）都能够通过弱酸分泌通道分泌进入肾小管腔，相互之间会产生竞争性抑制。联合使用主动分泌的有机酸类药物或者联合使用主动分泌的有机碱类药物时，应当注意同类药物之间主动分泌的竞争性抑制作用，特别是那些有效血药浓度范围窄的药物，更要谨慎地调整剂量和给药方案。

（3）肾小管重吸收功能的改变：肾小管主要通过简单扩散的方式将药物重新吸收进入血液循环，重吸收进入人体的速度和程度主要受尿液 pH 以及尿流速度的影响。尿液 pH 升高，弱碱性药物解离减少，重吸收增多，排泄减少；同理，尿液 pH 降低，则弱碱性药物解离增多，重吸收减少，排泄增多。肾病患者尿浓缩功能降低，尿流速率增加，尿液稀释不但降低了药物扩散的浓度梯度，也减少了药物扩散的时间，导致药物排泄增加。

2. 肾功能不全患者的合理化用药

肾功能不全时，患者的药动学和机体对药物的反应性都会发生改变，按常规剂量给药可能造成药物在体内的蓄积，进而导致药物效应过度增强、毒性反应异常增加，或药效持续作用时间延长。肾功能不全患者用药应遵循以下原则。

（1）禁用或慎用对肾脏有损害的药物，防止对肾功能造成进一步损害。例如，四环素、皮质类固醇类药物具有抗同化作用或者增强异化作用，易使机体出现负氮平衡，能够加重原本肾功能不全的氮质血症。在严重肾功能不全时，应当谨慎或者避免使用上述药物，以免加重病情。肾功能不全时，下列药物也应禁用或慎用，因病情危重必须使用时也应调整剂量并加强临床监护。① 一些具有直接肾毒性的药物，如造影剂、各类重金属盐、水杨酸盐、顺铂、两性霉素 B、氨基糖苷类抗生素、多黏菌素、多西环素、碳酸锂、甲氧氟烷、对乙酰氨基酚等解热镇痛药；② 容易引起肾脏免疫性损伤的药物，如肼屈嗪、异烟肼、普鲁卡因、吲哚美辛、苯唑西林、青霉素等。

（2）避免选用毒性较大或长期使用有可能产生毒性的药物。必须用药时，肾功能不全患者应优先选用低浓度时即可起效或毒性较低的药物。例如，使用强效利尿剂时一般选用呋塞米而不用依他尼酸，这是因为呋塞米的毒性要低于依他尼酸，并且在增加用药剂量时，呋塞米的疗效增强而不良反应很少增加；使用抗生素时可选用青霉素、头孢菌素（第三代）、红霉素等肾毒性较低的品种；优先选用半衰期较短的品种，避免使用长效制剂。

（3）选用疗效易于判断或毒副作用易于辨认的药物。例如，使用抗高血压药时，药物选择和给药剂量是否合适可以通过血压控制情况来判断；但是肾功能不全患者通常不选用神经节阻断药，此类药物毒副作用较为复杂，难以辨认。

（4）选用经肾脏外途径代谢和排泄的药物。例如，选用主要经肾脏消除的药物时，应当根据肾功能损害的程度调整给药方案，使用针对肾功能不全患者的推荐剂量方案。

（5）若用药指征明确，必须使用治疗窗窄、毒副作用大、代谢产物易在体内蓄积或对肾脏有毒性的药物时，应当密切进行用药监护，根据临床观察指标和血药浓度适时调整给药剂量。

（6）加强对患者临床症状和生化指标的监测，确定药物的有效性和安全性。

(7) 评估应用药物的获益和风险,如果用药的风险大于获益,就不使用该药物。

3. 肾功能不全患者用药方案的调整

肾功能减退时,主要通过肾脏排泄的药物消除能力下降,半衰期延长,如果依旧按照常规方式给药,容易导致药物在体内蓄积并产生毒性反应。

(1) 减少药物剂量:这种方法能够较长时间地维持有效血药浓度,但是不适用于血肌酐浓度大于 10 mg/dL 的情况。因为肾功能严重受损时,即使给予较小剂量也可能使机体达到中毒血药浓度。推算公式如下:

$$D_r = \frac{1.3 \text{ mg/dL}}{C_{cr}} \times D \tag{19-34}$$

D_r 和 C_{cr} 分别代表肾功能障碍患者给药剂量和血清肌酐浓度;D 代表肾功能正常者的给药剂量,肾功能正常者血清肌酐浓度为 1.3 mg/dL。

(2) 延长给药间隔时间:这种方法使得血药浓度波动较大,维持有效血药浓度的时间较短。推算公式如下:

$$\tau_r = \frac{C_{cr}}{1.3 \text{ mg/dL}} \times \tau \tag{19-35}$$

τ_r 和 C_{cr} 分别代表肾功能障碍患者给药时间间隔和血清肌酐浓度;τ 代表肾功能正常者的给药时间间隔,肾功能正常者血清肌酐浓度为 1.3 mg/dL。

(3) 个体化给药方案:以上两种调整给药方案的方法较为简便,但未考虑药物经肾外排泄的情况,也未考虑患者年龄、体重、性别等因素的影响,准确性较差。对于治疗窗窄、毒副作用大、代谢产物易在体内蓄积或对肾脏有毒性的药物应进行 TDM,根据血药浓度结果和个体参数制订个体化的给药方案,也可按照峰-谷浓度法估算给药剂量,或者选用其他合适的方法计算给药剂量及给药间隔。

(六) 器官移植患者个体化给药

1. 器官移植患者的生理特点

个体间的组织相容性抗原存在差异,器官移植后,供者和受者之间会对彼此的免疫系统形成刺激,引发排斥反应。排斥反应主要分为宿主抗移植物反应和移植物抗宿主反应两类,其中前者即我们通常所认为的实体器官移植排斥反应。依据排斥反应的发病时间、病理改变、发生机制与临床特点,排斥反应可分为 4 种类型:超急性排斥反应 (hyperacute rejection,HAR)、急性加速性排斥反应 (acute accelerated rejection,AAR)、急性排斥反应 (acute rejection,AR) 和慢性排斥反应 (chronic rejection,CR)。

(1) 超急性排斥反应:HAR 是指移植器官在恢复血流循环后即刻至数小时内(通常发生在 24 h 内,也有个别延迟至 48 h),出现的不可逆性体液免疫反应,任何免疫抑制剂均无效。例如,在肾移植术中,移植肾在血液循环恢复后变硬呈红色,之后突然变软呈紫色,肾动脉搏动良好,而静脉塌陷,接着肾脏搏动消失,泌尿停止;术后可能出现血尿、少尿或无尿,肾区疼痛,血压升高等情况,少数病例还可能出现高热、畏寒、乏力等全身性危重症表现。

(2) 急性加速性排斥反应:AAR 是指发生在移植后 2~5 d 内的严重急性排斥反应,发生越早,程度越重。例如,肾移植的临床表现为尿量突然减少或在几天内发展为无尿，移植肾肿胀压痛，原已下降的血肌酐（Scr）又迅速升高，同时常伴有较为严重的全身症状，出现高热、畏寒、乏力、肉眼血尿等。AAR病情进展迅速，严重时可使移植肾破裂。

（3）急性排斥反应：AR最为常见，通常发生于术后的前3个月内，以最初1个月内的发生率最高。例如，肾移植的临床表现为肾肿胀压痛、发热、乏力、尿量减少、体重增加以及血压升高等。生化检查中血肌酐及尿素氮升高，内生肌酐清除率降低，尿液中的蛋白和红、白细胞增多，常伴有小管上皮细胞。彩色多普勒超声检查可发现肾脏肿大，血管阻力增加；肾扫描显示肾血流量减少。

（4）慢性排斥反应：CR发生于术后的6~12个月以后，病情进展缓慢。主要表现为逐渐丧失移植器官的功能，系持久的体液和细胞免疫反应所致，常兼具两种免疫的特征，以前者为主。例如，肾移植的临床症状包括进行性移植肾功能损害伴高血压，以及因肾小球病变导致的血尿和蛋白尿。

2. 器官移植患者TDM

在免疫抑制治疗中，患者体内必须达到稳定的药物浓度才能获得治疗效果。而各种免疫抑制药物的有效治疗浓度与中毒浓度之间的差距甚小，并且不同个体对药物的吸收和代谢差异极大，所以定期开展免疫抑制药血药浓度监测，优化给药剂量，切实有效地预防排斥反应，对于移植患者具有极为重要的意义。需要常规测定血药浓度的药物主要有他克莫司、环孢素和西罗莫司，霉酚酸类的血药浓度也有部分中心进行监测（表19-5）。

表19-5 他克莫司、环孢素和西罗莫司各时间段应达到的目标浓度

时间	FK506/环孢素+MPA+糖皮质激素三联方案的目标浓度			西罗莫司 C_0/（ng/mL）
	他克莫司 C_0/（ng/mL）	环孢素 C_0/（ng/mL）	环孢素 C_1/（ng/mL）	
<1个月	8~12	150~300	1 000~1 500	西罗莫司+CNI+糖皮质激素为初始治疗：8~12 ng/mL；早期转化西罗莫司+MPA+糖皮质激素方案：4~10 ng/mL；晚期转换西罗莫司+MPA+糖皮质激素方案：4~8 ng/mL。
1~3个月	6~10	150~250	800~1 200	
3~12个月	4~10	120~250	600~1 000	
>12个月	4~8	80~120	>400	

注：C_0为谷浓度；C_1为峰浓度。

3. 器官移植患者合理化用药

同种异体器官移植指的是不同基因型的同种器官移植，受者在移植后几乎难以避免出现排斥反应。所以，器官移植受者需要常规使用免疫抑制剂来抑制排斥反应。在服用其他药物时，应当遵循移植专科医师的指导，防止因药物相互作用而影响免疫抑制剂的疗效。此外，尽量不服用参类等保健品，以防诱发排斥反应。器官移植中药物的应用应当根据临床经验、患者个体差异和用药时的反应进行调整，并注意如下几点。

（1）联合用药：器官移植的免疫抑制方案通常采用联合用药的方式。联合用药的目的是选取不同作用机制的药物，增强预防排斥反应的效果，降低每种药物的剂量，减少药物的毒性反应。

（2）个体化用药：依据供体器官来源、组织学配型结果、患者血药浓度、个体对药物的反应性、肝肾功能、年龄等选择药物种类和剂量。活体及亲属供体、低反应者、老年患者，以及常容易感染的受者使用免疫抑制剂的剂量应当偏小；组织配型差、个体反应强和多次移植者可适当加大剂量。

（3）时间化用药：免疫抑制剂使用的剂量会随着移植术后时间的延长而有所变化。例如，肾移植术后1个月内，受者对移植肾的攻击最为强烈，排异强度和频度最高，半年后逐渐耐受，1年后相对稳定，故免疫抑制剂的剂量基本是逐步减少直至达到维持量。

（4）终身用药：异体移植宿主的记忆期很长，即便在移植多年后，中断免疫抑制剂也会引发排斥反应，使得移植器官功能丧失，所以器官移植患者需要终身服用免疫抑制剂。

（七）驾驶员个体化给药

《中华人民共和国道路交通安全法》明确规定，服用国家管制的精神药品或者麻醉药品，不得驾驶机动车。常见的一些药物也会对个体的反应和判断造成影响，服药后使个体呈现不同程度的嗜睡、眩晕或幻觉、视物模糊或辨色困难、定向力障碍、多尿或多汗，驾驶员（包括驾驶车辆、飞机、轮船，操作机械、农机具以及从事高空作业的人员）应当谨慎使用，避免引发危险或造成事故。

1. 驾驶员须慎用的药物

（1）导致嗜睡的药物：① 抗过敏药，特别是第一代抗组胺药如苯海拉明，在拮抗致敏物质组胺的同时，能够引起神志低沉、嗜睡等中枢神经系统抑制作用。常用的抗感冒药复方制剂也含有此类物质，用以缓解鼻塞、打喷嚏、流鼻涕等症状，用药后不宜驾驶车辆、从事高空作业等。② 镇静催眠药，此类药物具有不同强度的抗焦虑、镇静、催眠、抗癫痫甚至麻醉等中枢抑制作用，能够诱导睡眠。③ 抗偏头痛药，此类药物中的苯噻啶为5-羟色胺拮抗剂，同时有较强的抗组胺作用和较弱的抗乙酰胆碱作用，用药后会引起疲乏、头昏和嗜睡。④ 质子泵抑制剂，少数患者服用奥美拉唑、兰索拉唑、泮托拉唑后，出现头晕、疲乏、嗜睡等不良反应，易使感觉、动作迟缓，影响对信息的判断和处理。

（2）导致眩晕和幻觉的药物：① 镇咳药，右美沙芬、喷托维林、那可丁偶可引起轻度头痛、头晕和嗜睡，在服药期间不得驾驶机、车、船，从事高空及机械作业，操作精密机器。② 解热镇痛药，双氯芬酸用药后可出现眩晕、头痛、困倦、嗜睡等神经系统方面的不良反应，用药期间应避免从事高空作业和进行汽车驾驶等危险操作。③ 抗病毒药，金刚烷胺能够刺激大脑中的多巴胺受体，产生中枢系统不良反应，表现为头晕目眩、头痛、失眠、焦虑、幻觉、注意力不集中、精神错乱等。④ 抗血小板药，少数患者服用双嘧达莫后会出现头晕、头痛，部分患者服用氟桂利嗪后易出现抑郁、焦虑、四肢无力、疲惫、嗜睡或眩晕。⑤ 降糖药，可以引发眩晕、心悸、大汗等低血糖反应。

（3）导致视物模糊或辨色困难的药物：① 解热镇痛药，少数患者服用布洛芬后出现头晕、头昏、耳鸣、视力模糊和嗜睡；吲哚美辛给药后偶见头痛、眩晕、焦虑及失眠，严重者可能出现精神行为障碍或抽搐等。② 解痉药，阿托品和东莨菪碱可扩大瞳孔，导致视近物不清或模糊。③ 扩张血管药，少数患者服用二氢麦角碱后出现头晕、头痛，可导致视力模糊而看不清路况。④ 抗心绞痛药，服用硝酸甘油偶见视力模糊。⑤ 抗癫痫药，苯妥英钠、卡马西平、丙戊酸钠服用后可导致视力模糊、复视或眩晕。⑥ 抗精神病药，服用利培酮后偶见头晕、视力模糊、注意力下降。

(4) 出现定向力障碍的药物：① 镇痛药，注射哌替啶后偶发定向力障碍、幻觉。② 抑酸药，西咪替丁、雷尼替丁、法莫替丁服用后可能会引起幻觉、定向力障碍。③ 避孕药，长期服用可导致视网膜血管病变，引起疲乏、精神紧张、复视、对光敏感，并可出现定向力障碍，甚至左右不分。

(5) 导致多尿或多汗的药物：① 利尿药，服用阿米洛利及其复方制剂后会引起排尿增多，导致头晕、视力改变。② 抗高血压药，服用利血平氨苯蝶啶片、吲达帕胺、哌唑嗪后会引起尿意频繁、尿量增多，影响驾驶。

2. 驾驶员合理化用药

驾驶员在生病期间既要按时服药，又要保证驾驶安全。合理用药应遵循如下原则：

(1) 服用上述药物 4 h 内避免驾驶机、车、船，禁止操作机械和精密仪器，不得从事高空作业。

(2) 驾驶员服用药物尤其是复方制剂前，应仔细查看药品说明书或咨询医师和药师，辨别所服药物中是否含有影响驾驶能力的成分。对含有易产生嗜睡成分的药物，建议睡前服用，以减少对日常生活的干扰。

(3) 改用替代药，驾驶员过敏时尽量不选择第一代抗组胺药，而应优选对中枢神经影响小的药物，如咪唑斯汀、氯雷他定、地氯雷他定；驾驶员感冒时应尽量选择日片，不选择含有镇静成分和抗过敏成分的夜片，避免因嗜睡而引发危险或造成事故。

(4) 糖尿病患者在注射胰岛素或服用降糖药后不宜立即驾驶车辆，避免因出现头晕、眼花、手颤等低血糖反应而影响驾驶安全。

(5) 乙醇能够抑制中枢神经系统，也会影响其他药物的代谢。服药前后不宜饮酒，也禁止驾驶车辆。

(6) 注意药品的通用名和商品名，避免重复服用含有相同成分的药物。

思考题：

1. 什么是 TDM？TDM 的意义是什么？哪些药物需要进行 TDM？
2. 如何根据血药浓度调整给药方案？
3. 如何掌握儿童用药的剂量？
4. 老年人合理用药应掌握哪些原则？
5. 对于肾功能不全患者应如何进行用药剂量调整？

第二十章　药物警戒与不良反应监测

教学目标
1. 掌握药物警戒的含义、目标、工作对象与内容。
2. 掌握药物不良反应的定义、常用分型方法,以及用药错误的定义与防范方法。
3. 熟悉不良反应的监测方法。
4. 了解药物警戒的起源与发展历程、我国警戒制度的建立与发展过程,以及我国药物不良反应监测的发展现状。

教学重难点
1. 药物警戒的工作内容。
2. 药物警戒与药物不良反应监测的区别与联系。
3. 三种类型药物不良反应的临床表现及其与药理作用的关系。
4. 不同药物不良反应监测方法的优点与不足。

第一节　药物警戒

一、药物警戒概述

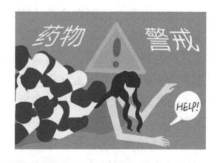

药物警戒(pharmacovigilance),英文单词源于古希腊语"pharmko"(意为药物),和拉丁文"vigilare"(意为警戒)。因此,"pharmacovigilance"一词通常被译为"药物警戒"或"药物安全监测"。从词源意义上理解,"药物警戒"意味着随时保持警觉,以应对药物可能带来的风险,确保被监测药物的安全性。从文字描述来看,不仅是合格药品在使用过程中存在发生严重不良反应的风险,劣药和假药潜藏着更多的用药风险。此外,不合理用药和药物滥用也是导致药物安全性风险的重要原因。这些风险的存在,使得药物警戒成为保障公众健康不可或缺的一环。药物警戒作为一种贯穿药品全生命周期的管理制度,彰显了全程治理的先进理念。它不仅涵盖了上市后药品不良反应(adverse drug reaction,ADR)的严密监测,也深入到上市前临床试验阶段,对不良事件进行细致追踪。这种全程性的管理,确保了药品从研发到使用的每一个环节都能得到充分的关注和监督。在新药审评审批过程中,药品上市许可持有人(marketing authorization holder,MAH)亦需要按要求向审评部门递交药品风险管理计划等药物警戒相关文件。这些文件不仅是对药品安全性的全面评估，也是对新药上市前风险防控的重要措施。严格的审评和监管，可以最大限度地减少药品上市后的安全风险，保障患者的用药安全。

（一）药物警戒的起源

1881年，勒温博士（Dr. Lewin）发表了著作《药物的不良反应》（*The Untoward Effects of Drugs*），这标志着西方医学史上首部专注于药物不良反应的书籍诞生。该书首次同时记载了药物治疗（benefit）与引发不良反应（risk）的双重性质。然而，这一开创性的作品并未立即引起广泛关注。当时，公众对于药品潜在危害的知识仍然极度匮乏，相关的国际标准及法律法规也尚未建立。

直至20世纪，一系列触目惊心的药品严重不良反应事件逐渐唤醒了公众对用药安全的深刻认识。这些事件不仅直接影响了公众，还积极推动了全球各国在药品安全监管法律法规方面的颁布和完善。以美国为例，1901年初发生了两起悲惨事件——13名圣路易斯儿童因注射了由一匹感染了破伤风杆菌的马的血液制成的白喉疫苗导致死亡，以及9名新泽西州儿童因接种被污染的天花疫苗而不幸丧生，这些事件直接促使美国政府于1902年颁布了《生物制剂管理法》。该法令要求疫苗制造商必须持有生物制剂的生产许可证，并且生产过程须由具备相关资质的科学家进行监督，政府要对疫苗制造商的产品进行定期检查，对产品的上市要进行批准，以确保公众的安全。

与此同时，在美国农业部化学局前局长哈维·威力（Harvey W. Wiley）的推动下，1906年美国总统罗斯福（Theodore Roosevelt）签署了《食品和药品法案》，1929年美国正式成立食品药品监督管理机构。1937年麦森吉尔（S. E. Massengill）公司因在未进行新药上市前安全性试验的情况下使用二甘醇作为溶剂制造磺胺制剂导致107人死亡。这一事件促使美国国会于1938年通过了《联邦食品药品和化妆品法》，该法规要求药品生产企业在上市前必须进行药品的安全性试验，并证明药品的安全性，然后才能在市场上销售。

让药品安全问题在全球范围内受到高度关注的1960年的沙利度胺（反应停）药害事件更使公众认识到由于临床试验过程中的病例数限制、临床Ⅲ期样本量小、临床试验条件严格控制等因素，上市前的临床研究无法发现所有药品的安全性问题及潜在风险。很多药品的不良反应是在上市后大规模人群使用中才逐渐显现的。也正是由于沙利度胺事件，全球开始重视药品上市后的安全性，并陆续建立和完善了药品上市后的安全性监测制度。

1961年WHO召开了第十六届世界卫生大会，会议决议强调了加快传递药品不良反应信息并尽早采取必要行动的重要性，同时建议各国采纳这一决议。1968年第三十届世界卫生组织大会启动了建立国际性药品不良反应有效监测体系的全球项目，从而开启了药物警戒的理论和实践探索。此后，各国纷纷开始建立自己的药物警戒系统或不良反应监测体系，以更好地保障公众用药安全。美国FDA于1961年开始收集药品不良反应报告；英国在1964年实施了药物不良反应监测的自觉呈报制度，即"黄卡系统"，增强了不良反应信息的透明度与报告效率；日本于1969年建立了药品上市后监测系统（post marketing surveillance，PMS），旨在持续追踪药品在广泛使用中的安全性表现；法国在1970年建立了医院不良反应监测中心，并于1973年正式启动了药物警戒系统，首次提出了"药物警戒"这一概念。尽管当时并未给出详尽定义，但其核心思想已初露端倪，即药物警戒不仅仅是对不良反应信息的简单收集，还涵盖了发现、科学评价、深入理解及有效防范药品不良事件（adverse drug events，ADE）的综合性体系。WHO 于 1970 年成立了国际药品监测中心（后更名为乌普萨拉监测中心），此举为全球范围内已上市药品的安全性提供了更为坚实的保障并使之得到了进一步的加强。这一时期各国在药品不良反应监测体系上的探索与实践，不仅是对药物安全监管模式的深刻变革，更是对药物警戒理念的重要升华，为现代药物警戒体系的形成与发展奠定了坚实的基础。

（二）国际药物警戒的发展

自 20 世纪 90 年代以来，全球经济一体化的浪潮汹涌澎湃，极大地促进了药品市场的全球化进程。随着自由贸易的深入发展、跨国交易的日益频繁，以及互联网技术的广泛应用，人们接触和使用药品的途径变得前所未有的便捷与多元。然而，伴随着药品风险的悄然上升，药物警戒的重要性愈发凸显，逐渐成为公众、学者及监管机构广泛关注的焦点。人们不仅开始深入了解药物警戒的概念，更从多维度、多层次出发，对其内涵与外延进行深入的剖析与探讨，力求构建一套科学、系统、全面的药物警戒规范体系。

1992 年，欧盟的一个专家组经过讨论，对药物警戒赋予了全新的定义：药物警戒需要对药品，特别是对其在正常用法用量情况下出现的、非需要的效应进行监测，且对有关信息进行收集与科学评价，也应包括对常见的药品误用（misuse）与严重的药物滥用（abuse）信息的收集。这一定义意味着药物警戒的关注范围开始扩展，不再局限于传统的不良反应监测。同时期，法国药物流行病学家 Begaud 在其专著中也给出了药物警戒的释义：药物警戒是监测和防止药物不良反应的所有方法，不仅是药物上市后的监测，还包括了药物在临床甚至临床前研制阶段的监测。药物警戒应用的方法可以是流行病学方法，也可以是实验室的（如为了弄清机制，应用动物模型重复某种不良反应）方法和诊断性的（如归因）方法。药物警戒的最终目的是帮助制订决策（如治疗计划的选择、药品上市的许可、药品的管理等）。同年，在国际药物流行病协会（International Society for Pharmacoepidemiology，ISPE）的基础上又成立了欧洲药物警戒协会（European Society of Pharmacovigilance，ESOP），也就是后来的国际药物警戒学会（International Society of Pharmacovigilance，ISOP），标志着药物警戒正式进入专业学术和研究领域。随着国际药物警戒学会的积极倡导与广泛推广，各国的临床工作人员逐渐接纳并深入参与药物警戒的相关工作，进而对既往药物不良反应的常规监测内容和范围进行了补充与拓展。例如，美国和加拿大建立了记录链系统进行多临床对照研究；新西兰和英国建立了处方事件监测（prescription-event monitoring，PEM）。至此，药物警戒活动已经显露出有组织、成系统的管理功能。

1996 年，在日内瓦 WHO 总部召开的药物警戒中心建立与运行咨询会，提出了一系列切实可行的有关如何有效地组织、运行药物警戒体系的技术性指导建议，为各国的药物警戒发展提供了依据。

1997 年，拓展药物警戒学有效交流国际会议在意大利举行，来自 34 个国家从事药物安全性研究的代表围绕药物警戒学的各个方面进行了交流和研讨，最终形成了 ERIC 宣言（药物安全性信息交流），为药物警戒的全面发展奠定了基础。1999 年和 2000 年，药物警戒涵盖的内容被扩充到草药、传统药与补充药品、血液制品、生物制剂、医疗器械、疫苗。2002年，WHO在一份关于《药物警戒的重要性——医药产品的安全性监测》的文件中将药物警戒定义为：有关不良作用或任何其他可能与药物相关问题的发现、评估、理解与防范的科学与活动。同年，由乌普萨拉中心出版的《药物警戒论——更有效的沟通》有效地补充了药物警戒的相关知识。这两个文件对药物警戒的推广和促进合理用药起到了积极的作用。

在药物警戒的发展中，国际医学科学组织理事会（The Council for International Organizations of Medical Sciences，CIOMS）与人用药物注册要求国际协调会（International Council for Harmonization of Technical Requirements for Pharmaceuticals for Human Use，ICH）扮演了重要角色，共同构筑了药物警戒的法规框架。CIOMS专家团队深入探讨了药物警戒的关键议题，并提出了一系列建议，这些建议随后被全球多个国家和地区的药品监管机构及制药企业采纳，这些国家和地区的药品监管机构及制药企业结合各自的实际情况制定出了具体的指导原则。这些原则现已广泛融入各国的监管实践，有效规范了药物警戒活动。ICH的指导原则模块主要包括质量（quality，简称Q）、安全性（safety，简称S）、有效性（efficacy，简称E）和多学科性（multidisciplinary，简称M）四个方面。药物警戒相关指导原则主要聚焦于E2内容部分。E2又细分为E2A至E2F五个章节，每个章节均紧密依托CIOMS的前期工作成果而深化发展。这一系列指导原则的逐步完善，不仅体现了国际社会对药物安全性的高度重视，也为全球药物警戒工作的标准化、规范化奠定了坚实的基础。

（三）我国药物警戒制度建立与实践

在我国，药物警戒的概念长期局限于学术探讨的范畴。直至2019年，相关部门修订并实施了新的《中华人民共和国药品管理法》（简称《药品管理法》），其总则明确规定"国家建立药物警戒制度，对药品不良反应及其他用药有关的有害反应进行监测、识别、评估和控制"，从而通过立法的手段正式将药物警戒制度纳入国家药品监管的框架。药物警戒制度的诞生，是药品不良反应监测工作历经发展、日趋成熟的必然结果，同时也预示着我国药品监管体系正稳步迈向国际化的新阶段。该制度不仅取代了以往的药品不良反应报告制度，更在国家的法律层面得以确立，成为与MAH制度、药品追溯制度等相辅相成的药品管理制度基石，共同构筑起我国保障药品安全与质量的坚固防线。

从发展历程的视角审视，药物警戒制度可以被视为药品不良反应报告制度的深化与拓展。它不仅继承了药品不良反应报告制度的优质资源和成熟模式，还在此基础上引入更为先进的理念，开辟了更为广阔的发展前景。

在法律体系的构建方面，我国正处于药物警戒制度建设的初期，相关法律法规体系尚待进一步完善。2021年4月出台的《药物警戒质量管理规范》（*Good Pharmacovigilance Practice*）作为首个配套文件，为MAH实施药物警戒制度提供了纲领性的指导，填补了我国药品上市后质量管理规范的空白，成为制度建设初期的亮点。目前，国家药品监督管理局正着手对《药品不良反应报告和监测管理办法》进行第三次修订，旨在明确各相关利益方在药物警戒中的责任与义务，修订工作正在稳步推进中。

在组织体系的构建方面，2020年4月国家药品监督管理局颁布了《关于进一步加强药品不良反应监测评价体系和能力建设的意见》。该意见旨在加速构建以药品不良反应监测机构为核心专业技术支撑，同时强调药品MAH与医疗机构须依法承担起相应职责的"一体两翼"协同工作体系。此文件不仅制定了体系建设的六大核心目标，还细化了9项具体任务。作为我国首个针对药物警戒制度建设的政策指导性文件，其为监测评价机构在推进药物警戒工作中提供了清晰的方向指引与战略蓝图。

在技术体系的打造方面，我国已配合《中华人民共和国药品管理法》与《药物警戒质量管理规范》制定了一系列技术指导性文件，如《药物警戒检查指导原则》与《药物警戒体系主文件撰写指南》等。然而，与欧美国家相比，我国在上市后药物警戒相关技术指导原则的数量与质量上仍存在较大差距，亟须持续补充与完善。

除了制度层面的建设，药物警戒的科学研究也在不断推进。2019年，国家药品监督管理局启动了中国药品监管科学行动计划，分两批认定100余家重点实验室。其中，国家药品监督管理局药品评价中心被认定为"药物警戒研究与评价重点实验室"，每年7—8月开放课题申报，旨在推动上市后药品安全性监测和评价新工具、新标准、新方法的研究与应用。首批课题以药物警戒制度落地为契机，吸引了北京大学、清华大学、四川大学等顶尖学府及相关学术团体和医疗机构研究项目的加入，共同为药物警戒事业的发展贡献力量。

二、药物警戒含义

自20世纪90年代起，随着全球经济一体化的加速推进，互联网技术的广泛应用如同一把双刃剑，既促进了信息的流通与共享，也悄然间为药物市场的非法活动与滥用现象打开了潘多拉之盒。在这一背景下，药品安全成为不容忽视的社会公共卫生问题。不合理用药行为呈现日益增多的趋势，不仅反映了公众药物知识的匮乏与医疗指导的不足，也凸显了药物监管体系面临的严峻考验。更令人担忧的是，不同药物之间的联合应用，在追求疗效的同时，也悄然增加了不良反应事件的风险，为医疗实践带来了新的难题。与此同时，随着人们对健康生活的向往日益增强，自我药疗现象逐渐成为一种趋势，这种趋势在一定程度上促进了健康管理的自主性与便捷性，但也对药品的安全性与有效性提出了更高要求。此外，不规范的药物捐赠活动带来的安全隐患与资源浪费问题也不容忽视。在这样的背景下，药物警戒工作的重要性愈发凸显，它不仅是守护公众健康安全的坚固防线，也是推动医药领域健康发展的关键力量。

（一）药物警戒的含义及目标

在医药科学与公共卫生实践的深度融合中，药物警戒逐渐成为保障药物安全、维护公众健康的重要基石。WHO指出药物警戒是一门发现、评价、认识和预防药品不良作用或其他任何与药物相关问题的学科。该学科不仅包含临床医学、药理学、治疗学、流行病学等医学学科，还涉及社会学、免疫学、毒理学等多个维度，更加凸显出不同学科的融合。

药物警戒起始于药物的新药研发和药物设计，贯穿于药品从实验室到临床、再到广泛应用的每一个生命周期环节。其核心目标为药物应用过程中的安全性，力求在疗效与风险之间寻求最佳平衡点，确保每种药物都能以最小的风险带来最大的健康效益。

在这一过程中，药品的安全性信息被药物警戒体系在临床前动物实验与人体临床试验的层层筛选中全面收集、深入分析、科学评估，从已知风险的确认到潜在隐患的挖掘，不断确保药物的安全性。当药品的风险与效益达到理想的平衡状态时，药品即可成为市场上的合格产品。

药品上市后，药物警戒持续监控药品在更广泛人群中的使用情况，通过风险/效益评估不断优化用药策略，以保障用药安全、维护公共卫生安全。

（二）药物警戒的工作对象

目前，药物警戒工作对象已全面铺展，不仅涵盖化学药物，还涉及天然药物、生物制品、医疗器械、运动器材乃至卫生材料等学科领域。这些产品在医疗实践中的广泛应用，要求我们必须对其可能带来的风险进行全面而细致的监测，以确保公众的安全。由此可见，现代药物警戒的工作范围已经实现了质的飞跃，它不仅关注药品本身的安全性问题，更将触角延伸到了医药健康领域的每一个角落。这种广泛而深入的监测机制，为构建更加安全、有效的医疗环境提供了坚实的保障。

（三）药物警戒的工作内容

药物警戒，作为医药健康领域的重要监管机制，其核心工作紧密围绕提升药物使用的安全性与有效性，涵盖多个重要领域，分别包括以下方面。

（1）发现并科学评估未知药品的不良反应，以及与其他药物的相互作用，通过获取市场反馈与临床数据信号，为及时干预与调整治疗策略提供依据。

（2）持续关注已知的药品不良反应及其发生频率的变化趋势，一旦出现不良反应率上升，立即进行深入调查与分析，以防范潜在风险的扩大。

（3）深入探索不良反应发生的危险因素及潜在机制，通过严谨的科学研究与数据分析，揭示其背后的复杂成因，为制定精准预防措施提供有力支持。

（4）通过全面评估药物的治疗效果与潜在风险，量化测算用药效益风险比，为政策制定者、制药企业及临床医生提供科学的决策依据，推动药品监管的优化与临床用药合理化。

采用先进的监测工具与科学方法进行风险评判，对潜在的药物相关不良事件进行深入剖析与量化评估，确保风险信息的准确传递与有效应对。一旦预测到重大风险问题，药物警戒将通过官方渠道向公众、医疗专业人士及制药企业发布风险警示信息，促进信息共享与协同合作，共同应对药物安全挑战。现今，药物警戒工作不仅关注药物误用、滥用及过量使用等具体问题，还包括参与打击假药劣药的行动，确保药品市场安全。同时，通过加强宣传教育、提供用药指导等手段，提升公众对药物安全的认识与自我保护能力。

随着科技的进步和医药健康领域的发展，药物警戒工作涵盖领域不断拓展，在不断完善与创新的药物警戒机制下，能够更加有效地识别、评估并管理药物风险，保障患者用药安全。

第二节 药品不良反应监测

一、药品不良反应概述

1. 药品不良反应的定义

我国《药品不良反应报告和监测管理办法》第八章附则第六十三条指出：药品不良反应，是指合格药品在正常用法用量下出现的与用药目的无关的有害反应。

国际药物监测合作中心（现称为乌普萨拉监测中心）对药品不良反应的定义是：药品在预防、诊断、治疗和调节生理功能的正常用法用量下，出现的有害的和意料之外的反应。

美国FDA对药品不良反应的定义为：用药后出现的不论是否与该药物有关的任何经历，包括任何副作用、损伤、过敏反应、期望的药理作用落空。

不同国家和地区因医疗体系、法律和文化等因素，在药品安全监管上的侧重点和策略各异，对药品不良反应的定义和管理方式有所不同。

2. 药品不良反应的常用分型法

WHO根据药品不良反应的临床表现及其与药理作用的关系，将药品不良反应分为A、B、C三种类型。

（1）A型不良反应（剂量相关型、剂量依赖型）：A型不良反应主要是由药品药理作用的增强所致。这种不良反应与剂量有关，即随着药物剂量的增加，不良反应的发生率或严重程度也会增加。停药或减量后，不良反应症状可以减轻或消失。A型不良反应的特点是与药物常规的药理作用有关，因此可以预测。这类不良反应的发生率较高，但死亡率较低。常见的A型不良反应包括副作用、毒性反应、继发反应、后遗效应、首剂效应和停药反应等。

（2）B型不良反应（非剂量相关型）：B型药品不良反应是与药品正常的药理作用完全没有关系的一种异常反应，这种不良反应一般难以预测，进行常规的毒理学筛选也不能发现，B型不良反应发生率虽低，但死亡率较高。这类不良反应包括药物过敏反应和特异质反应。

（3）C型不良反应：药理学机制尚不清楚，药品和不良反应之间无明确的时间关系，药品不良事件的潜伏期较长，其特点是背景发生率高，用药史复杂，难以用试验重复，其发生机制不清，有待进一步研究和探讨。例如，妊娠期妇女服用己烯雌酚后，子代女婴到青春期易患阴道腺癌，就是一种典型的C型不良反应。

二、药品不良反应的监测

1. 药品不良反应的监测方法

（1）自愿报告系统（spontaneous reporting system，SRS）：自愿报告是指医务工作者将在临床实践过程中发现可疑的药品不良反应报告给

MAH、药品生产、经营企业、不良反应监测专业机构以及药品监督管理部门等。目前，WHO 国际药物监测合作中心的成员国大多采用这种方法。

SRS 的优点是：监测范围广泛，包括上市后的所有药品；参与的人员多，且没有空间和时间的限制，是药品不良反应最重要的信息源；可以尽早发现潜在的药品不良反应信号，使不良反应得到早期预警；该系统也是世界公认的进行药品不良反应监测最简单、最经济的方式；同时也是发现罕见药品不良反应的唯一方式。

漏报是 SRS 最主要的缺陷，由于漏报现象的存在，药品不良反应发生率的计算结果无法准确。SRS 具有随意性，报告信息不够完善，会导致报告偏倚，从而影响不良反应因果关系的确定，主要表现为归因过度（over-ascertainment，即过高地估计药品与不良反应之间的关联性）或归因不足（under-ascertainment，即过低地估计药品与不良反应之间的关联性）。

(2) 处方事件监测（prescription event monitoring，PEM）：

PEM 是在反应停事件后，由英国统计学家首先提出并实施。其方法是在选定一种研究药品后，通过处方计价局识别出开过此药的处方，由药物安全研究小组（drug safety research unit，DSRU）把这些处方资料贮存起来。如果在药品不良反应报告中发现某种药品的问题值得深入调查，就会向曾经开具过该药品处方的医师发出调查表（绿卡），以询问患者在使用该药品后的结果。

PEM 相较于前瞻性队列研究具有费用较低、不影响医师处方习惯和处方药品、偏倚性小的优点，可以研究潜伏期较长的药品不良反应。缺点是该研究的可信度受医师绿卡回收率的影响。据推测，采用这种方法可以发现发生率为 1/3000～1/1 000 的药品不良反应。在未来相当长的一段时间内，PEM 仍是新药上市后安全性监测的有效方法之一。

(3) 医院集中监测：

医院集中监测是指在一定时间、一定范围内对某一地区或某一医院所发生的药品不良反应及药品利用情况进行详细记录，探讨药品不良反应的发生规律。这种监测既可以针对患有某种疾病的患者，也可以针对某种药品来进行。

医院集中监测的优点是资料详尽，数据准确可靠，能够计算出药品不良反应的相对发生率，并探讨其危险因素。缺点是由于监测是在一定时间、一定范围内进行的，因此得出的数据代表性差、缺乏连续性，且费用较高，其应用受到一定的限制。

(4) 药物流行病学研究：

药物流行病学监测方法是利用流行病学的原理和方法，对一些可疑的不良反应进行深入的调查研究，从而去探寻药品和不良反应之间的因果联系，并计算出发生率的一种方法，目的是为医药行政管理部门的决策提供科学依据。常用的方法包括病例对照研究（回顾性研究）、队列研究（前瞻性研究）等。

运用药物流行病学研究可以判断出药品和药品不良反应之间的关联强度，计算出药品不良反应的发生率。缺点

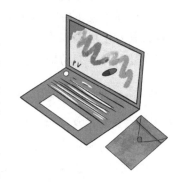

是费用较高，需要有大型数据库的支持。国际上对己烯雌酚引起下一代女孩的阴道腺癌，口服避孕药引起少数人的静脉血栓等的调查都是药物流行病学研究的很好例证。

（5）不良反应计算机监测：

计算机监测是指利用计算机收集、存储、处理与可疑药品不良反应有关的临床信息、实验室检查及用药情况，并提出警告性信号。随后，专业人员对计算机筛选出的药品不良事件进行分析与评价，以确定其是否为药品不良反应。这种方法显著提高了药品不良反应的报告率。

在计算机监测过程中，可借助记录数据库的记录联结技术，将患者分散的信息通过唯一的确认号码联结起来，从而进行各种形式的流行病学研究，以发现与药品相关的不良事件。

这种监测方法充分利用了计算机技术和现有的信息资源，从而高效率地获取不良反应监测所需的数据。它不仅能够进行大样本量、长时间的研究，还支持各种设计类型的研究。然而，由于记录数据库设计目的不同，可能会出现结果偏倚的情况。此外，计算机监测的前期工作投入较大，需要多部门协作，组织实施较为复杂。

2. 我国药品不良反应监测的发展状况

相较于欧美等发达国家，我国药品不良反应监测工作的起步较晚。1988年，在卫生部药政司的领导下，在北京和上海的10所医院率先开展了药品不良反应监测报告的试点工作。国家药品不良反应监测中心于1989年成立，1998年3月我国正式加入WHO国际药品监测合作中心。1999年11月，卫生部和国家药品监督管理局联合颁布了《药品不良反应监测管理办法（试行）》。2001年2月，《中华人民共和国药品管理法》将不良反应报告制度提升到法律层面，自此不良反应报告与监测工作有法可依。2004年4月，《药品不良反应报告和监测管理办法》正式颁布实施，标志着我国不良反应报告与监测制度向前迈出了一大步。随着国家药品不良反应监测中心"点、线、面相结合，最大程度广覆盖"工作方针的深入实施，各省级、市级监测中心纷纷成立，并逐渐向下级单位延伸。这标志着我国药品不良反应监测工作正朝着法制化、系统化的健康轨道稳步前行。

我国实行药品不良反应逐级、定期报告制度，必要时可以越级报告。基层单位须将发现的可疑病例填写《药品不良反应/事件报告表》，并上报至所在行政区域的省级不良反应监测中心。省级不良反应监测中心对报表进行核实和分析，提出关联性评价意见后上报至国家不良反应监测中心。国家不良反应监测中心负责向国家药品监督管理局和卫生部报告。对于个人发现的新的或严重的药品不良反应，可直接向省级药品不良反应监测中心或药品监督管理局报告。

近年来，各级药品监督管理部门日益重视监测工作，并从法规建设、机构设置、管理和技术等多个方面进行了加强和完善，全国药品不良反应报告和监测工作呈现出快速发展的态势，药品不良反应病例报告的数量和质量逐年提升。

第三节 用药错误

一、用药错误概述

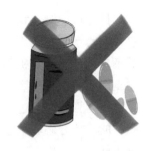

用药错误（medication errors，ME）作为医疗差错中的核心要素之一，其定义虽无国际统一标准，但普遍共识在于它涉及药物治疗过程中因疏忽、不可控因素或系统缺陷导致的非预期行为，进而可能无法达成治疗目标或对患者造成潜在甚至直接的伤害。

根据美国国家用药错误通报及预防协调审议委员会（The National Coordinating Council For Medication Error Reporting and Prevention，NCCMERP）的界定，用药错误是指药物使用流程中出现的任何可预防的事件或行为，这些偏差可能导向药物的不当使用。我国原卫生计生委员会在《医疗机构药事管理规定》中进一步明确了用药错误为合格药品在临床应用全链条中发生的任何可防范的用药失当。《中国用药错误专家共识》则更为详尽地指出，用药错误涵盖了药品临床使用与管理全过程中的一切可防范疏失，这些疏失足以引发患者潜在或直接的风险。

用药错误的两大主要成因：违章与人误。违章虽分无意与有意，但后者因主观故意违反规则而致的患者伤害极为罕见，故不在此深入讨论。大多数情况下，违章与人误紧密相连，尤其是那些非主观故意的违规行为，实质上应归为人误。人误，即人的失误或错误，在心理学层面被阐释为个体行为无意识地偏离了既定程序，如处方中的剂量误写、药品混淆发放、患者身份核对疏漏等，均是典型的人误表现。

因此，从根本上讲，用药错误是一种疏失、无意的违规或不恰当行为，其判定不依赖于是否已造成不良后果。即便在错误被及时发现并纠正，未酿成实际损害的情况下，其本质上的错误属性依旧成立。这种错误行为可能潜藏于药物治疗的任何一个环节，从开具处方到患者接收药物前的任何阶段，它更多体现为一种"行为隐患"。而当错误药物实际送达患者手中时，其性质便转化为具有"结果"属性的事故，直接关联到患者的安全与健康。

用药错误是一个复杂而敏感的医疗议题，其预防与控制需要医疗机构、医务人员及患者三方的共同努力，通过优化流程、提升意识、加强监管等多维度措施，力求在源头遏制用药错误的发生，确保药物治疗的安全与有效。

二、用药错误的防范

（一）预防用药错误的方法与工具

1. 医师处方/医嘱中错误的预防

在医疗实践中，电子处方/医嘱系统的引入极大地提升了处方书写的准确性与效率，被视为预防传统手写处方错误的有效手段。然而，这一技术革新亦伴随着新的挑战，即系统本身的特性可能导致新形式的处方错误。例如，因医师疏忽或操作失误，导致药品名称选择错误，若该错误在后续环节中未被及时发现并纠正，就有可能对患者的健康造成不良影响。为有效预防电子处方/医嘱中的错误，可采取以下策略。

（1）限制医师开具处方药物的范围：通过系统设置，各科医师仅能开具其专业领域内的药品。这种精细化的权限划分，有效避免了医师因不熟悉非专业领域的药品而可能导致的误开现象，从而保障了处方的专业性和准确性。特殊临床需求须经临时授权。例如，抗生素和抗肿瘤药物的分级管理就根据医生的职称、经验和专业背景，对其处方权限进行了明确划分。初级职称的医生通常只能开具常见且安全性较高的抗生素，而高级职称或具备特定专业认证的医生则能够开具更广泛、更高级别的抗生素或抗肿瘤药物。这样的分级管理不仅确保了药物使用的合理性，还促进了医疗资源的优化配置。

（2）药物与用法关联性校验：系统内置逻辑检查，自动对处方中的药物与用法进行匹配检查，一旦发现不匹配或潜在错误，系统会立即发出清晰、明确的提示信息。这种即时反馈机制不仅能够帮助医师迅速发现并纠正错误，还可减少因人为疏忽而导致的用药风险，确保药物与其用法相匹配。

（3）设定药物剂量上限和下限：在电子处方管理系统中，为确保患者用药安全免受医师处方剂量错误的潜在威胁，一个高效且直接的策略是对药物剂量设定上限和下限。具体而言，上限设定为该药物每次使用及每日累积的最大安全剂量（即极量），而下限则为该药物产生疗效所需的最低有效剂量。这一做法对于处理高危药物及治疗窗口狭窄的药物尤为重要，因为它能在医师输入处方剂量时即时提供智能校验与预警，有效拦截潜在的剂量错误，从而筑起一道坚实的防线，保障患者用药的精准与安全。

（4）人工审方与审方系统的深度融合：在强化电子处方/医嘱系统安全性的进程中，人工审方与智能审方系统的深度融合构筑起了一道重要的安全屏障，旨在从源头上预防处方错误的发生。药师凭借其深厚的药学专业知识与丰富的临床用药经验，对处方进行细致入微的审查，确保药物使用的合理性、安全性及合规性。同时，审方系统运用预设的智能化规则和算法，对处方进行快速、全面的筛查与校验，有效捕捉并标记潜在的问题处方，如剂量错误、药物相互作用、禁忌证等，从而提升了审核的效率和准确性。药师能够借助系统提供的数据支持，更快速地识别并处理复杂病例中的用药问题；而系统则能根据药师的反馈不断优化升级，使之更加贴近临床实际需求。这种深度融合的审方模式，实现了人工智慧与数字技术的无缝对接。药师审方的专业性与审方系统的技术性相互补充，共同构建高效精准的处方审核体系。此外，这种深度融合还促进了医疗资源的优化配置。通过自动化处理大量常规性审核任务，系统为药师腾出更多的时间使其专注于解决复杂、疑难的用药问题，从而提高医疗服务的整体质量和效率。同时，这种深度融合也增强了医疗机构的风险管理能力，有助于在源头上预防因处方错误而导致的患者伤害事件，为患者用药安全提供更加坚实的保障。

（5）新系统与技术安全性评估：在采纳新系统或技术前，利用失效模式与影响分析（failure mode and effects analysis，FMEA）等工具进行全面的安全性评估。这一评估过程不仅关注系统本身的稳定性和可靠性，还充分考虑了系统在实际应用过程中可能遇到的各种风险和挑战。FMEA强调以预防为主，旨在识别潜在安全隐患，并制订成本效益最高的预防措施，将风险控制在可接受水平，从而在系统应用初期即有效规避新风险。

2. 药师调剂错误的预防

调剂是指药师对处方（或医嘱）进行审校、评估、登记处理、调配药品、分发（含使用自动化分发设备）及用药指导的整个过程。在此过程中，因药师疏忽而导致的用药错误统称为调剂错误，包括药师未能发现并纠正医师处方（或医嘱）错误的情况。有研究显示，调剂错误占所有用药错误的11%左右，尽管其中34%得到了及时纠正，但仍有约7%的调剂错误会对患者造成伤害。因此，预防调剂过程中的用药错误对于确保患者用药安全至关重要。

长期以来，受传统调剂模式的影响，我国医院的调剂工作主要围绕药品展开，药师队伍的素质存在显著差异，对合理用药和用药安全的认识尚显不足。部分药师在审校处方和医嘱时，忽略了其合理性与合法性；有的药师认为只要不发错药就等同于保证了用药安全；还有的药师认为，如果未发错药而发生医疗事故，医师应承担主要责任。这些错误与模糊的认识严重制约了调剂质量和药学服务水平的提升，也给预防调剂错误带来了挑战。

（1）强化药师在处方审核中的核心作用。

在医疗体系中，药师作为医师处方的重要执行者与监督者，其角色至关重要。他们不仅要负责确保处方的准确执行，更肩负着审查处方错误并督促纠正的责任。随着医疗技术的不断进步和药物种类的日益增多，药师在保障患者用药安全方面的作用愈发凸显。

依据国家卫生健康委员会于2007年颁布的《处方管理办法》第三十六条，药师发现严重不合理用药或用药错误，应当拒绝调剂，及时告知处方医师，并应当记录，按照有关规定报告。然而，在实际操作中，这一规定的执行面临着诸多挑战，包括药师对自身职业定位的认知不足、工作态度不够严谨、专业知识与技能有待提升等问题。

① 明确药师的职业定位与专业职责：在医疗团队中，医师与药师各司其职，共同为患者提供高质量的医疗服务。医师专注于疾病的诊断与治疗方案的制订，而药师则侧重于处方的审核与执行，二者共同确保用药的安全性与合理性。药师应深刻理解并明确自己的职业定位，即作为临床安全用药的守护者，其首要任务是保障患者的用药安全。即使医师的处方未能完全达到治疗目的，药师也应通过专业知识与技能，确保用药过程不引发不良反应或不良事件。

因此，药师应不断提升自身的专业素养，加强对药物知识的学习与掌握，成为预防用药错误的实践者。同时，医院应加强对药师职业定位的宣传与教育，提高药师的职业认同感与责任感，激励他们更好地履行职责。

② 优化医院药师的人力资源配备与管理：为了确保药师能够充分发挥其在处方审核中的核心作用，医院应合理配备药师资源，避免因药师超负荷工作而导致的用药安全隐患。医院应从组织结构与制度层面出发，为药师提供必要的支持与保障，确保他们有足够的时间与精力投入处方审核等工作。此外，医院还应建立完善的药师管理制度与激励机制，激发药师的工作积极性与创造力，促进药师队伍的整体发展。

③ 加强药师与医师之间的有效沟通：有效沟通是药师成功干预用药错误的基础。

药师在审核处方时应充分了解医师的用药意图与治疗方案，以批判性思维对处方进行全面、细致的审核。一旦发现严重不合理用药或用药错误，药师应主动与医师建立直接沟通渠道，及时、准确地传达问题所在及潜在风险。同时，药师还应充分告知医师严重不合理用药与用药错误的严重后果，尤其要针对高警示药品的使用风险进行重点强调。

在沟通无果的情况下，药师应向上级药师请示并协助处理相关问题。若医师坚持原有处方不变，药师应进一步请示处方医师的上级医师进行确认，并严格按照规定程序执行签字或盖章等手续。这一系列措施的实施，可以最大限度地降低用药错误的发生率，提高患者的用药安全水平。

（2）实施强制性与限制性措施，构筑用药安全的坚固防线。

在追求医疗质量卓越与患者安全的征途中，强制性与限制性措施被视为降低用药错误的坚实盾牌。这些措施不仅体现了对医疗流程的严谨把控，更是对患者生命安全的高度负责。其中，双岗位与双核对制度作为调剂环节的核心风控策略，其重要性不言而喻。

双岗位制度将调剂流程划分为"调配"与"核发"两大环节，每一环节均由具备专业素养的药师独立承担，形成了相互监督、相互制约的工作机制。调配药师，作为药品准备的第一道防线，须严格按照处方准确无误地完成药品的调配，确保药品种类、规格、数量与处方要求完全一致。而核发药师则扮演着最后一道把关者的角色，他们需对调配好的药品进行再次核对，确认无误方可发放给患者，并在此过程中耐心细致地向患者讲解用药方法、注意事项及可能出现的副作用，确保患者能够安全、合理地使用药物。这种强制性的双岗位双核对制度，不仅增强了调剂流程的透明度与可追溯性，还极大地降低了用药错误的风险。

（3）信息技术赋能，精准降低用药错误。

随着信息技术的迅猛发展，其在药学管理中的应用日益深入，为精准降低用药错误提供了前所未有的机遇。信息技术正逐步重塑药学管理的每一个环节。智能缓存药架等自动化设备的引入，使得药品的存储、取用与核对过程变得高效且精准，大幅减少了人为因素导致的用药错误。同时，药学信息系统不断进化，集成了更多高级功能，如自动提示药物剂量、监测药物相互作用等，为药师提供了强有力的决策支持。

物联网技术的广泛应用，实现了药品从生产到使用的全程追踪与管理。通过为药品贴上无线射频识别（radio frequency identification，RFID）标签或二维码等标识物，物联网系统能够实时获取药品的流向、库存状态及有效期等信息，从而有效防止了假冒伪劣药品的流入。

人工智能（artificial intelligence，AI）技术的崛起，更是为药学管理带来了革命性的变化。通过大数据分析与机器学习算法，AI能够深入分析患者的用药数据、疾病史及基因信息等，为患者提供个性化的用药建议。同时，AI还能预测潜在的用药风险，为药师提供科学的决策依据。

区块链技术的独特优势在于其不可篡改性与可追溯性，该技术为药品追溯与防伪提供了可靠的解决方案。将药品的关键信息记录在区块链上，可以确保数据的真实性与完整性，为患者提供药品来源的可靠证明。

此外，信息技术还促进了药师与患者之间的沟通与协作。通过电子病历系统、移动医疗小程序等渠道，患者可以方便地获取用药指导与健康咨询服务；药师也能及时获取患者的用药反馈与病情变化信息，为患者提供更加贴心、个性化的关怀。这种双向沟通机制不仅提升了患者的用药依从性与自我管理能力，还增强了药师与患者之间的信任和合作。

综上所述，信息技术的赋能正深刻地改变着药事管理的面貌。通过智能技术、物联网、人工智能及区块链等技术的综合应用，我们可以实现药品管理的智能化、精准化与透明化，有效降低用药错误的发生率，为患者提供更加安全、有效的用药保障。

（4）构建药房药品管理的用药安全风险防范体系。

在医疗服务的核心环节，药房药品管理正经历着从单纯供应向全面安全管理的深刻转变。为了有效抵御用药风险，保障患者用药安全，构建健全且高效的用药安全风险防范体系，可采取以下策略。

① 需要树立系统管理的理念，将这一思想深植于药房药品管理的每个细节。这就要求相关部门从战略高度出发，设计科学合理的用药安全管理制度与流程，明确岗位职责，确保每项措施都能得到精准执行。同时，必须将坚持预防用药错误的原则作为所有操作的基石。

② 在药品的存储与摆放上，追求精细化管理是关键。固定药品的存储位置，确保新药上架时能迅速通知到每位药师，保持信息的同步更新。对于药理作用相反的药品，应实施严格的隔离存放策略，以避免混淆。针对看似、听似（look-alike and sound-alike，LASA）的药品，应设置鲜明的标识以区分，并避免它们相邻摆放。此外，加强对药品有效期的管理，及时移除并处理过期药品，对近效期药品实施特殊标识和严格控制，确保其不会被误发给患者。

③ 药师队伍的专业素养是药房管理的核心。通过持续的培训与再教育，不断提升药师在药物知识、用药安全规范及不良反应监测等方面的能力。利用定期的培训课程、案例分析以及模拟演练，使药师能够熟练掌握各种药品的特性和使用注意事项，增强在实际工作中的应对能力。

（5）加强患者用药教育，共筑安全用药防线。

在医疗服务领域，加强患者用药教育成为一个日益重要的议题，它不仅关乎患者的健康福祉，也体现了医疗机构对患者安全的深切关怀。

面对医院门诊量的不断增加，优化药房服务流程，为特定高风险患者群体如高龄、妊娠和儿童患者设立专门发药窗口，已成为提升用药教育质量的必然选择。这些窗口不仅为药师提供了更加专注的服务环境，也确保了患者能够获得更为细致和个性化的用药指导。

随着科技的进步，用药教育模式也在不断创新。多媒体技术的应用，使得患者可以通过视频、动画等直观、易懂的方式获取用药知识。医院官网、微信公众号等平台的普及，更是为患者提供了便捷的学习渠道。此外，设立患者教育专区，提供丰富的用药指南和宣传资料，也是提升患者自我用药管理能力的重要举措。

药师作为用药教育的核心角色，其专业素养和服务质量对于保障患者用药安全至关重要。通过持续的专业培训、学术交流与合作，药师能够不断更新知识、提升技能，为患者提供更加专业、精准的用药指导。

构建多方协同的用药安全体系也不可或缺。医院、患者、家庭及社会各界需要共同努力，加强沟通与合作，共同推动用药安全知识的普及。只有这样，我们才能真正为患者营造安全、放心的用药环境，让"药师多一句叮咛，患者多几分安全"的理念深入人心。

3. 护士给药错误的预防

给药错误作为患者安全领域的一个重大隐患，持续对全球患者的身心健康构成严重威胁，并伴随着沉重的经济负担。研究显示，尽管医疗体系在不断完善，但给药错误的发生率依然居高不下，平均每100次给药过程中就有5次错误发生，这一数字令人警醒。具体而言，护士作为给药操作的主要执行者，其面临的给药错误风险尤为突出。近期调研数据显示，给药错误已成为护士工作中最常见的错误类型之一，其发生率在某些研究中高达49.3%，而在重症监护室等高风险环境中，这一比例更是攀升至56.7%，凸显了给药错误的普遍性和严重性。这些错误不仅给患者带来了直接的身体伤害和心理创伤，还可能导致病情恶化、延长住院时间，甚至危及生命。以美国为例，据统计，美国每天至少有一人因给药错误而死亡，每年因此受伤的人数高达约130万，这一数据说明给药错误可对患者生命安全造成巨大的威胁。从经济角度来看，全球范围内每年因用药错误而产生的额外费用高达数百亿美元，对医疗体系和社会经济造成了沉重的负担。

给药错误，尽管难以完全根除，但其发生是可以预防的。相关部门必须采取一系列综合而有效的预防与管理策略，最大限度地保障患者用药安全。

（1）营造浓厚的医院用药安全文化氛围是基石。这种文化应强调"患者至上，安全第一"的理念，鼓励开放、诚实的沟通环境，让每一位医护人员都能在无惧惩罚的氛围中积极上报错误，共同学习，持续改进。

（2）完善上报机制，建立一个高效、准确、透明的上报系统至关重要。这一系统应确保信息的即时传递与共享，便于快速响应、深入分析错误原因，并制订出针对性的改进措施。同时，通过定期回顾与分析上报数据，可以识别出潜在的风险点，提前采取措施加以防范。

（3）借助信息化、自动化手段优化系统和规范给药流程是减少人为错误的有效途径。通过引入智能药物管理系统、电子病历系统等现代化工具，可以实现药品信息的自动化录入与核对，减少人为疏忽；同时，优化给药流程也有助于确保每一步操作都符合规范，从而降低错误发生的可能性。

（4）加强护士培训也是不可忽视的一环。通过定期举办专业培训、技能考核及模拟演练等活动，可以不断提升护士的专业素养与操作技能，使其能够更好地履行给药职责，确保患者用药安全。

（5）鼓励患者参与用药安全同样重要。通过向患者普及用药知识、指导其正确用药、鼓励其主动反馈用药过程中的问题与疑虑等措施，可以增强患者的自我管理能力与安全意识，形成医患共治的良好局面。

4. 深化患者用药安全管理,减少用药错误风险

患者用药作为医疗过程的终端环节,其安全性直接关系到治疗效果与患者健康。尽管此环节往往缺少直接的医务人员现场监控,但其重要性不容忽视。深入研究用药错误的发生率及影响深度,可以更加凸显加强该领域关注与干预的紧迫性。患者用药错误,包括误服、漏服、过量服用,以及换药、停药等不依从行为,不仅可能影响治疗效果,还可能对患者造成严重的身体伤害,甚至威胁患者生命。

(1) 强化用药教育与发药指导:随着医疗技术的进步与患者教育意识的提升,加强用药教育成为预防患者用药错误的首要任务。医疗机构应设立专门的用药咨询窗口,由资深药师或护士提供一对一的用药指导,确保患者充分理解药物的用途、用法用量、注意事项及可能的副作用。同时,还可利用多媒体、短视频等现代传播手段,制作生动易懂的用药教育材料,提高患者的自主学习能力。在发药时,应详细交代药物的使用方法、储存条件及特殊注意事项,并确认患者已完全理解。

(2) 优化药品说明书设计:药品说明书是患者了解药物信息的重要渠道,但其专业术语多、内容冗长,往往让患者望而生畏。因此,优化药品说明书设计,使其更加通俗易懂,是减少患者用药错误的关键一环。药品生产企业应简化说明书内容,避免使用过于专业的词汇,应采用图文并茂的方式解释药物作用机制、用法用量及注意事项。同时,应明确标注易导致误解或误读的信息,如剂量单位、服药时间等,以减少患者因理解错误而导致的用药问题。

(3) 推广门诊单剂量包装:针对老年患者这一用药高风险群体,推广门诊单剂量包装具有重要意义。单剂量包装不仅便于患者识别与服用,还能有效避免药物混淆与过量服用的问题。医疗机构应与药品生产企业合作,根据临床需求定制单剂量包装药品,同时加强对此类包装的宣传与推广,提高患者及其家属的接受度与使用率。

(4) 提升患者用药依从性:患者用药依从性是降低用药错误风险的核心要素。医疗机构应建立患者用药依从性评估体系,定期监测患者的用药行为,及时发现并解决不依从问题。同时,通过开展患者教育、提供用药提醒服务、建立患者互助小组等方式,增强患者的用药意识与自我管理能力。此外,对于长期用药的患者,可考虑采用远程医疗技术,实现用药情况的远程监控与指导。

(二) 预防用药错误的策略与实践

完整的用药流程涵盖从精确诊断起始,经由医师开具合理处方或医嘱,药品的精确调配,患者严格遵循医嘱接受药物治疗,到持续监测药物疗效与不良反应,直至治疗圆满结束或根据病情需要调整治疗方案,进而开启新一轮的精准用药循环。为有效预防用药错误,这一流程中的每一关键环节都需要得到周密考虑与细致管理,采取因地制宜、针对性的策略。

在防范用药错误的实践中,不同措施的有效性各异,因此,应优先考虑并实施那些经证实效果显著、能够从源头上减少错误发生的策略。因此,医疗机构不仅要在制度层面建立健全的用药安全管理体系,还要在人员培训、技术革新、流程优化等方面持续投入，以全面提升用药过程的准确性与安全性。

总体而言，从诊断的准确性抓起，确保处方开具的合理性；在药品调配环节，强化核对制度，利用信息化手段减少人为错误；在患者用药教育上，加强沟通，确保患者理解并正确执行医嘱；同时，建立健全的药物监测机制，及时发现并处理潜在的不良反应或治疗无效情况，为治疗方案的调整提供科学依据。这些综合措施的实施，可以最大限度地降低用药错误的发生率，保障患者的用药安全与治疗效果。

思考题：

1. 请列举出国际药物警戒发展历程中的几个关键节点或重要事件，这些事件如何推动了药物警戒体系的不断完善和发展？

2. 辨析药物警戒与药物不良反应监测的区别和内在联系。

3. 请选取一个具体的用药错误案例，详细分析导致用药错误的原因，并探讨在案例中可以采取哪些预防用药错误的策略和实践方法。

第二十一章 药物经济学

教学目标

1. 掌握药物经济学的相关概念。
2. 掌握药物经济学研究的主要程序。
3. 熟悉药物经济学评价方法的含义及其适用情况。
4. 了解药物经济学的重要作用、地位,以及我国进行药物经济学研究的现状和必要性。

教学重难点

1. 药物经济学评价方法的区别与联系。
2. 药物经济学评价方法的选择。
3. 健康产出测算与计量及其指标的选择。
4. 成本测算应包含的内容。

第一节 药物经济学概述

一、药物经济学的定义

医药卫生技术一直以来都是维护人类生命健康不可替代的重要手段。随着经济的快速发展和人民生活水平的不断提高,人们用于医疗服务的支出在总体消费中的占比越来越高,医药卫生项目也在整体社会资源配置中占据越来越多的权重。值得注意的是,与其他国家与地区相比,中国医疗卫生支出中的药品费用占比远远高于平均水平。因此,如何有效地进行分配机制的变革,合理优化医药资源配置,促进医药技术发展,以满足人们日益增长的卫生服务需求是中国医改亟须解决的重大议题。

药物经济学(pharmacoeconomics,PE)是应用经济学等相关学科的原理与手段,研究与药物资源利用有关的经济问题,探讨药物资源利用的经济规律,探索与开发优化药物资源配置的途径和提高药物资源利用效率的手段,力求以有限的药物资源最大限度维持与改善国民健康状况的一门应用性科学。药物经济学研究的成果可为相关决策提供经济学上的参考,对医药行业和政府部门有着十分重要的作用。

药物资源在概念上分为狭义药物资源和广义药物资源。狭义药物资源指药物以及在药物使用过程中必需的医疗服务或产品(如注射液、输液服务及输液器等)。广义药物资源不仅包含狭义药物资源的所有范畴,还包含药物研发、生产、流通、使用全流程所需的所有物质资源和人力资源,包括但不限于技术、资金、时间等。

虽然广义概念上药物资源的利用在很大程度上决定了狭义概念上药物资源的稀缺程度，因为只有基于广义药物资源进行的药物经济学研究才能最大限度地优化医药资源的配置，实现药物资源的高效利用；然而，基于广义药物资源的药物经济学研究理论与方法尚不成熟。受限于目前阶段绝大多数国内外对于药物经济学的研究主要集中在狭义药物资源的层面，本教材的内容也主要在狭义药物资源的层面展开。

二、药物经济学的学科性质与特点

1. 药物经济学的学科性质

药物经济学起源于成本-效益分析（cost benefit analysis，CBA）在药物治疗方面的应用，是20世纪70年代后期逐步发展起来的一门新兴学科。它横跨自然科学与社会科学两大领域，是一门综合性、应用性学科，且仍处于不断完善和发展中。

2. 药物经济学的学科特点

药物经济学的学科特点主要有以下几点。

（1）综合性强：

① 药物经济学研究的问题涉及药学、医学和经济学等多个学科的共同领域。药物经济学的研究结果不仅涉及备选方案的经济效益问题、医学效果问题，还涉及伦理、人文、情感及社会效益等诸多问题。因此，药物经济学所研究的问题具有很强的综合性。

② 药物经济学借鉴了经济学、统计学、伦理学、社会学等诸多相关学科的基本原理与手段，因此药物经济学所运用的理论和方法也具有很强的综合性。

（2）比较性强：

药物经济学评价的过程即是在不同干预方案之间进行比较、选优的过程。可以说，药物经济学评价结果就是通过比较得出的，因此药物经济学具有较强的比较性。

（3）定量性强：

进行药物经济学评价需要在备选方案之间进行比较，对备选方案选优需要对成本和收益进行量化计算。除一些难以计量的成本和收益需要附以定性描述与分析外，大部分数据以定量分析为主。

（4）预测性强：

药物经济学研究的预测性主要体现在评价所需的成本、收益数据等方面。药物经济学评价使用的成本和收益数据一般来自样本，即对样本实施备选方案后所获得的数据，以样本的数据及其经济性评价结果来推测总体实施相应方案的经济性。基于样本所得的数据和结论只能用作对总体真实情况的预测，并不能代表总体发生的真实情况。

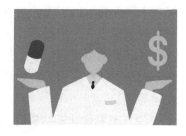

（5）应用性强：

药物经济学研究所用的数据、资料均来源于实践，其研究目的是优化药物资源的配置和提高药物资源的利用效率，力求以有限的药物资源最大限度地维持或改善国民健康状况，其研究结果常被应用在医药行业和政府部门进行相关决策时，为其提供经济学参考。

三、药物经济学的研究内容

药物经济学的研究内容非常广泛，包括优化药物资源配置和提高药物资源利用效率，进而最大限度维持或改善国民健康状况等各个方面。此外，药物经济学研究还包括人文、情感、伦理、社会等诸多复杂的非经济因素。总的来说，药物经济学的主要研究内容有以下三个方面。

（1）研究干预方案中药物资源的利用程度，并对干预方案的经济性进行评价。

在药物资源的利用程度方面，药物经济学的主要研究内容是如何对干预方案的经济性进行评价，即用合适的指标识别、测量干预方案的成本及收益，并对其进行比较，从而评价各个干预方案的经济性。也即对现有药物资源利用方案的经济性水平进行评价，以便在多个备选方案之间选择经济性较好的一种。因此，可将其称为药物的经济效果学或药物经济学评价。

使用药品或其他医疗手段对某一疾病进行预防、诊治的干预措施有多种途径，且随着医学和药学事业的不断发展，可供选择的干预措施也在增加。一般把可用于某一疾病预防、诊治的所有干预措施称为预防或诊治该疾病的备选方案（简称"备选方案"）。备选方案既包括药物治疗，也包括非药物的预防、诊断、治疗等其他措施。一般情况下，不同的备选方案所花费的成本有所区别，并可能产生不尽相同的诊疗效果，也就是说不同备选之间的药物资源利用度不同。这一领域中，药物经济学的主要工作是评价各个备选方案的药物资源利用度，并判定各个方案的经济性，在备选方案中选出经济性最优者，为相关医疗决策和相关疾病政策的制定提供经济学上的参考。

药物经济学评价（又称"药物的经济效果学"）是药物经济学最基本的研究内容，其研究问题包括但不限于一切对于药物资源利用有经济性要求的方面。例如，对某种疾病来说，以预防为主更经济还是以治疗为主更经济；当某种疾病有多种预防或诊疗措施可供选择时，采用哪种措施最具有经济性；当有多种药物可以用于治疗同一种疾病时，选择哪一种或哪几种药物进行治疗最具有经济性；国家基本药物目录应该纳入哪些药物；医药企业研发、生产什么类别、什么剂型的药物最为经济；等等。对于上述问题，站在不同立场、以不同的观点进行评价，是否会得出不同的结论？如果结论矛盾，那么该如何调解矛盾，依据是什么？药物经济学研究旨在对于以上问题作出科学准确的回答，并结合药物流行病学、药理学等原理，研究药物作用于不同对象、不同时间及疾病的不同阶段所产生的经济效果之间的关系，探讨药物最合理、经济、适宜的使用对象和时间等。

（2）研究优化药物资源配置的途径与提高药物资源利用度的方法。

在药物资源的配置方面，药物经济学研究的重点是如何从根本上提高药物资源的利用效率。为了实现这一目的，需要探寻在药品研发、生产、经营、使用全过程中提高药物资源利用度的方法和途径；研究通过科技创新推动医药水平进步和提升医药资源管理水平的方法。例如，利用药剂学中脂质体、靶向药物等方法与手段，可提高药物的生物利用度等指标，并降低其不良反应的发生率与程度，使药物资源发挥更大的作用。

（3）探寻医药与社会经济相互促进、协调发展的道路。

对于整体社会经济发展来说，医药投入一方面是社会经济中的一项消费，是成本；另一方面，对人力资源的健康状况有着非常积极的作用和影响，对促进经济发展有着十分重要的作用。从这一角度而言，医药投入对于经济发展来说是投资，对于经济产出有着重要的增益作用，因此，医药投入与经济发展之间是一种互相影响、互相促进的关系。在这一领域中，药物经济学主要从国家或地区整体的角度出发进行研究，其内容包括：一个国家投入卫生保健的成本占国民收入的比例；某一地区投入卫生保健的成本占其财政收入的比例；在卫生保健费用中，药物支出所占的合理比例；针对不同国家的具体国情，应该采取何种程度的卫生保健水准等。

药物经济学当前阶段研究的主要成果大部分属于第一方面的内容。但随着药物经济学及其方法的不断完善和发展，以及相关人员对药物经济学手段掌握的提升，药物经济学相关的研究领域与研究内容必将越来越丰富，为各个层面上指导合理用药提供更为有力的支撑。

四、药物经济学的服务对象

药物经济学的研究内容十分广泛，这决定了其服务对象必然是多样的，包含所有对药物资源的利用有经济性要求的组织和个人，如医疗服务提供者（医疗机构及医生、药师）、患者、医药企业、与医药相关的政府各部门等。

服务对象不同，药物经济学研究所采用的观点和立场也不同。从全社会角度进行药物经济学评价时，应该采用全社会观点（一般称作社会观点或社会角度）；从医疗服务提供者、患者、医药企业等角度进行药物经济学评价时，应该采用非全社会观点（非全社会角度）。

五、药物经济学的作用

药物经济学研究的成果能够为个人、组织机构及政府相关部门进行药物相关的决策提供经济学上的参考，从而优化药物资源配置，进而提高药物资源的利用效率。归纳起来，药物经济学的作用主要体现在以下三个方面。

1. 对医药行业的作用

（1）为开发新药提供决策依据：

新药的研究开发具有"三高一长"（高技术、高投入、高风险、周期长）的显著特征，然而只要研发成功就会给企业带来丰厚的回报。因此，对于企业来说，作出正确的新药研究开发决策十分重要。药物经济学研究可以在新药研究开发的各个阶段尽早判定其经济性，从而决定是否继续研发投入，尽可能地降低新药研发风险。此外，药物经济学研究还可以指导药物研发工作者将药物的经济性纳入考虑范围，使研发的药物不仅安全、有效，而且经济、合理。

（2）促进医药企业的健康发展：

药品的经济性是决定药品是否能够得到广泛使用的重要因素之一，它由两个因素决定，即药品的寿命周期成本和药品的疗效。药品的寿命周期成本是指药品在研发、生产、流通、使用直至使用后的全流程中所需花费的全部成本，包括药品使用中必然伴随的其他医疗服务的成本，以及处理药品使用后可能引起的不良反应所产生的成本等。为了提高所生产药品的经济性，医药企业需要尽可能地降低药品的寿命周期成本，并提高药品的疗效。这需要医药企业通过合理的手段（例如，选择恰当的药物剂型、使用靶向技术减少药物不良反应、降低药品所需的医疗服务成本等等）提高药品疗效，降低药品的寿命周期成本，从而促使医药企业不断提高创新能力、制药工艺和管理水平，促进医药企业健康发展。

（3）为制定药品政策提供经济学依据：

作为发展中国家中的一员，我国药品政策体系的核心是 WHO 倡导的基本药物概念。该体系的主要内容包括法律法规、药品经济策略、国家基本药物的遴选，以及供应与合理使用、检测与评价机制等，其具体表现为国家基本药物目录的制订与修订、药品价格和报销政策的调整、药品集中采购政策等。这一政策体系在很大程度上保障了国民对药物资源的公平可及性与持续性，促进了药品使用的合理化，并有效控制了药品费用的不合理增长。若仅仅以药品的安全性、有效性和药品成本作为制订药品政策的依据，是无法实现最大化利用药物资源目的的，只有参考可靠的药物经济学研究与评价结果，才能制订出一套科学、合理、有效、经济的药品政策体系。

2. 对医疗卫生行业的作用

（1）为医疗决策提供依据：

科学技术的日新月异映射到医疗行业的表现为人们对于疾病发生发展过程的认知不断加深，干预疾病进程的药物与手段也越来越丰富。但对于某一疾病而言，不同的治疗方案、药物种类、同种药物的不同剂型往往价格不一，对疾病的治疗效果也不同。对于临床医生或药师而言，如何根据患者的实际情况合理选择药品、治疗方法和治疗手段是必须考虑的问题，药物经济学研究成果能够为医生或药师在进行决策时提供经济学上的参考。

（2）促进医疗机构的健康发展：

一般情况下，药品的使用过程必然伴随着或多或少的医疗服务，医疗服务的成本对干预方案的经济性也会产生一定的影响。相同种类的医疗服务由不同的提供者提供时，其成本通常也不相同。因此，在竞争激烈的市场环境中，医疗服务成本的高低很大程度上决定了医疗机构能否在市场中占据优势地位。药物经济学研究与评价工作的开展能够帮助医疗机构提高管理水平，在保证医疗质量和提高医疗水平的同时不断地降低医疗服务成本，提高医疗服务的经济性，促进医疗机构的健康发展。

（3）为制定卫生决策提供依据：

一个国家或地区卫生资源配置的优劣和利用效率的高低与当地的卫生决策密切相关。如何制定科学、合理的卫生决策是各国都必须面对的问题。合理地运用药物经济学研究手段对当地实际情况进行综合评价能够帮助决策部门科学、经济、合理地制定出相关政策。例如，定点医院的选择标准、营利性和非营利性医院的合理区分，以及非营利性医院的合理补偿额度等，都应该参考药物经济学研究的成果。除此之外，药物经济学研究成果还可为国家、组织与个人之间的利益调整提供一定依据。

3. 对人类社会的作用

（1）有利于人类整体健康状况的改善：

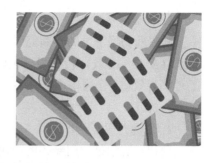

曾经一段时间内，受到伦理学中生命至上理念的影响，许多国家和地区将医疗必需和社会责任作为制定卫生决策的主要依据，对药物进行评价的指标也仅限于安全性和有效性两大因素。但由于对医药支出的经济承受能力往往无法满足所有的医疗需求，因此，采用上述药物评价指标和医疗决策依据通常会使得一部分人的医药需求得到满足，甚至造成医药资源的浪费，而另一部分人却连最基本的医药需求都得不到满足。这种情况下，医疗卫生保健的公平性与可及性都无法实现，也无法将生命至上的理念真正落到实处。只有将药物资源的经济性一并纳入考虑范围，才能作出真正符合伦理学要求的决策，进而提高全人类生存的质量，促进社会的不断进步。药物经济学研究有助于合理地分配医药资源，最大限度地实现医药资源的可及性，保证医疗卫生保健的公平性，最终达到改善人类整体健康状况的目的。

（2）促进医药经济与社会经济协调发展：

医药投入一方面是社会经济的一项支出，另一方面也可以看作对人力资源的投资。它可以改善人们整体的健康状况，从而促进社会经济的平衡发展。医药投入和社会经济之间相互依赖并相互影响，用于医药投入的资金量受社会经济的发展水平和国家综合国力的影响；与此同时，医药投入的多少又会反过来影响国家人力资源的健康水平，从而影响社会经济发展水平和综合国力。如何在医药投入与社会经济间寻求一个合适的占比，使医药经济与社会经济互利互惠、协调发展是各国政府都必须考虑的问题，而药物经济学研究成果可以为这一合理占比提供科学的依据。

（3）促进药品的合理使用：

从全社会角度来看，合理用药是指优化药物资源配置、提高药物资源的利用效率；从药品消费的个体来看，合理用药是指保障药品使用的安全性、有效性、经济性及适当性。如何促进合理用药不仅关系到医药资源使用效率的高低，而且与人民健康密切相关，是世界各国普遍关注的焦点问题。中国作为发展中国家的一员，在合理用药方面的制度仍然不够完善，不合理用药的现象较为常见。不管是从全社会角度出发还是从消费者个人角度出发，药物经济学研究都可以为合理用药提供科学的参考，促进全社会合理用药水平的全面提升。

药物经济学主要在以下几个方面发挥了主要作用：为新药开发提供决策依据；为新药审批提供参考；为指导药品的合理定价和临床的合理使用提供依据；为医疗决策提供依据；为制订基本药物目录及报销药物的选择提供依据；为制订相关药品政策提供依据；等等。

六、药物经济学的重要地位

虽然药物经济学仍处于不断完善与发展阶段，但其在国内外的研究实践中已经发挥出了至关重要的作用。具体来讲，药物经济学的重要地位主要体现在以下三个方面。

1. 促进药学学科的发展

随着药物经济学的不断完善与发展,医药领域进行相关决策的关键要素由两大传统要素(安全、有效)转变为三大要素(安全、有效和经济)。系统要素的增加不仅带来了"涌现效应"(通俗而言"1+1>2"的作用),同时也对药学学科的发展带来了新的机遇与挑战。

2. 促进药学与经济学等多学科的融合

药物经济学是一门新兴的应用性学科,借用了众多药学、经济学、流行病学、统计学等诸多相关学科的基本原理与方法,它直接促进了药学、经济学等多个学科之间的交叉与融合,也拓宽了经济学的应用领域和药品管理的范畴。

3. 提高药品管理水平

药物经济学的学科发展与应用大大优化了医药资源的配置,提高了医药决策的科学性,有利于药品管理水平的提高。

七、我国进行药物经济学研究的必要性

1. 进行药物经济学研究存在广泛的必要性

随着新药研发难度的不断加大,需要投入的技术、资金、人员、时间等成本大幅度增加,社会整体医药支出持续上涨,药物资源的稀缺与人们对于生命质量、健康水平的更高追求之间的矛盾日益突出。因此,如何优化药物资源配置、提高药物资源使用效率,使有限的药物资源产出最大化的健康效果,最大限度地提高国民的生命质量,是世界各国都面临的不容忽视的共同问题。

2. 基于我国的基本国情

我国是发展中国家,仍处于社会主义初级阶段,在经济实力相对有限的同时又是人口大国,国民收入中可用于医药卫生支出的绝对额和相对额都与发达国家有着很大的差距,人均医药资源投入及可用量也远低于发达国家,故而,我国药物资源的稀缺与人们对于生命健康的追求之间的矛盾更为突出。因此,在我国进行药物经济学研究以指导医药卫生实践显得尤为重要。

3. 药物经济学自身特点的要求

进行药物经济学评价不仅需要考虑经济因素,还必须考虑非经济因素。非经济因素与价值观和文化背景等密不可分。每个国家(地区)都有自己独特的价值观和文化背景,药物经济学研究与评价中所运用的诸多方法与国情有着紧密的联系,如社会贴现率的确定、成本-效果分析及成本-效用分析经济性判定标准("阈值")等,均需要结合本国(地区)实际国情,不同国家(地区)之间不能照搬,否则所得的评价结果可能会与本国(地区)国情南辕北辙。

第二节 药物经济学评价的应用

一、药物经济学评价的主要研究程序

药物经济学研究存在以下十大主要程序，每个程序都会影响药物经济学研究结果的准确性。

1. 研究问题（study question）

明确研究问题是进行药物经济学评价的第一步，具体内容包括研究背景（study background）、研究目的与假设（study objectives and hypothesis）、研究角度（study perspective）、研究人群（study population）及干预措施与对照选择（interventions and comparators）等。一项药物经济学研究除了主要研究问题以外，还可以有一些次要的研究问题，例如干预方案对不同亚组（subgroup）造成的影响差异等。

（1）研究背景（background）：

研究背景应主要介绍以下内容：所研究疾病的流行性及其经济负担情况，目前的主要干预手段及其疗效，国内外相关的研究现状（基本结论和尚未解决问题），以及本研究的价值（拟解决问题的必要性和重要性）等。

（2）研究目的与假设（study objectives and hypothesis）：

研究者应当明确所进行药物经济学研究的目的，并以可回答的方式提出待证明的假设。

（3）研究角度（study perspective）：

① 研究者应根据研究目的和报告对象选择合适的研究角度，常见的研究角度有以下几种：全社会角度、医疗提供者角度、患者角度等。

② 研究角度在一项药物经济学研究中应始终保持一致。

（4）研究人群（study population）：

药物经济学研究需要明确研究的目标人群并制定详细的纳入标准和排除标准。应当采用流行病学特征对目标人群的特点进行详尽描述，如疾病类型、疾病严重程度、是否有并发症或其他危险因素，以及性别、年龄、社会经济特征等。

（5）干预措施及对照选择（interventions and comparators）：

① 研究者应尽量全面、准确地对干预措施进行描述，具体包括药物的剂型、规格、用法用量、合并用药等信息。通常还需采用常规治疗方案或标准治疗方案作为研究的对照方案。在尚无有效医疗措施或不建议干预时，可与安慰剂组（即无干预）进行对照比较，但必须充分解释不进行医药干预的临床合理性。研究中应以通用名（generic name）表示对照药品，但须在报告中列出其生产厂家和商品名（brand name）。

② 当研究的药物可以归纳到现有药物分类时，应选择同一分类中最常用的药物或标准治疗作为对照；当研究的药物不属于任何已有药物分类时，应选择与其适应证最为

相近的药物作为对照。

2. 研究设计（study design）

（1）研究类型（types of study）：

药物经济学一般有以下几种研究类型：前瞻性研究、回顾性队列研究、混合研究以及二次文献研究。前瞻性研究又可以根据是否对患者进行干预，细分为前瞻性观察研究和随机临床干预研究。

① 前瞻性观察研究：是药物经济学研究的理想标准，它是一种基于队列研究的药物经济学研究设计方法。前瞻性观察研究能反映药品在真实使用情况下药品治疗的成本效果，具有良好的外部性。但往往由于患者依从性差及其他干扰因素，分析的难度较大，内部效度较低。

② 随机临床干预研究：可以分为围绕随机对照临床试验的平行研究和实际临床试验研究。围绕随机对照临床试验的平行研究借助了药物临床试验中的方法与数据，大部分在药物的Ⅲ期临床试验中进行，也有部分在药物的Ⅱ期或Ⅳ期临床试验中进行。目前阶段，这是被广泛采用的研究设计方案，优势在于借助药物临床试验严格的随机对照双盲设计，其可信度和内部效度均较高，劣势是其外部效度较低，且对照大多为安慰剂。实际临床试验研究是指在药物的实际应用环境中开展药物经济学研究。

③ 回顾性队列研究：当由于条件限制无法进行前瞻性研究时，优先选择回顾性队列研究作为替代。回顾性队列研究以使用某药治疗的患者作为研究组，使用其他药物治疗的患者作为对照组进行研究。其优势在于相关试验数据大多可从现有的临床数据库直接获得，花费成本较低，研究时限也相对较短，且有着较高的外部效度；劣势在于回顾性队列研究要求对任何可能的混杂因素，如性别、年龄、疾病严重程度等进行统计控制，但由于现实环境下研究的选择偏倚，研究组与对照组之间往往存在较大的差异，实现难度较大。此外，现有的临床数据库不是为了药物经济学研究而设计的，往往会有缺项、漏项的情况发生，难以完全满足研究设计的要求。

④ 混合研究设计：是将以上几种研究设计方法综合运用到药物经济学研究中。一般的方法是从前瞻性临床试验或回顾性队列研究中取得临床效果方面的数据，再通过回顾性收集临床试验或横断面调查来获取患者的成本数据。在缺乏足够的条件开展前瞻性研究时，混合研究设计可以作为替代选择。它是一种省时省钱的药物经济学研究方法，但由于难以获得患者的间接成本和效用资料，其研究结果往往存在一定偏倚。

⑤ 二次文献研究：是指收集已公开发表的文献资料中的数据，并对其进行统计分析，对药物治疗方案进行系统性评价的药物经济学研究方法。进行二次文献研究的前提是有充分的现有研究资料，且不同研究的可比性较好，其优点在于研究时间快、成本小。

（2）研究假定（assumptions）：

药物经济学研究往往存在许多不确定因素和难以预估的变量参数，包括研究角度、目标人群、对照选择、研究时限、贴现率等。尤其是模型研究需要作出若干假定，这些假定可能会对模型研究的评价结果产生重要影响，因此必须给出明确说明。对研究设计或模型研究中所作的关键假定，必须充分阐述其理论依据和合理性。

（3）样本大小（sample size）：

① 当研究数据由研究者自行收集时，由于时间、成本、目标人群有限等因素的影响，数据量往往有限，样本量需要达到最小样本量的要求。当研究数据来源于大数据库（如医保数据库）时，样本十分充足，往往远超最小样本量的要求。

② 围绕临床试验的平行研究的样本量由临床试验的样本量决定。一般情况下，样本量应略大于随机临床试验，推荐采用样本公式进行估算。若公式中的各个参数无法获得，以临床试验样本量估计公式计算出的样本量作为每组的最低标准。二次文献研究的样本量由已有研究决定。

（4）研究时限（time horizon）：

研究者应该根据疾病的特点、治疗目标及预期产出等因素决定研究时限。通常情况下，应当通过足够的观察时间来获得样本受到干预后所产生的成本与产出。研究设计中应明确表明研究时限并阐明其理论依据。当采用模型法模拟患者进行长期治疗的成本和效果时，还必须列出短期治疗的原始数据和研究时限。

3. 成本（cost）

对成本进行确认与计量是药物经济学研究的一项主要任务，其主要框架包括以下几点。

（1）成本的确认（cost identification）：

① 药物经济学中的成本包括直接成本、间接成本及隐性成本。

直接成本是指干预方案直接产生的成本，包括直接医疗成本和直接非医疗成本。直接医疗成本是指干预方案所消耗的医疗资源，如挂号费、药费、手术费、护理费等；直接非医疗成本是指患者因接受医疗服务而消耗其他资源，包括交通费、食宿费、营养费等。直接非医疗成本通常难以准确计算。因此，如果直接非医疗成本所占比例较小，在研究中往往可将其忽略。

间接成本是指因疾病、伤残或死亡造成患者及其家庭的劳动时间和生产率的损失，如休工、早亡造成的工资损失等。

隐性成本一般是指生理上和精神上的不适，例如因疾病引起或因对疾病实施医疗服务引起的疼痛、焦虑、紧张等。隐性成本一般不会单独进行测量，原因有：第一，难以用货币对隐性成本进行准确测量，且测量隐性成本的行为通常要产生更多额外的成本；第二，在测量效用时，隐性成本已被包含在产出的测量中，无须重复测量。

确认成本时，应将所有直接医疗成本计算在内。建议在条件允许的情况下，将直接非医疗成本和间接成本计算在内。隐性成本可以根据研究情况做灵活处理。若隐性成本明显较大，则需专门对其进行评估。

② 成本确认范围由所选的研究角度决定。例如转移支付，从全社会的角度来看不应纳入成本确认（对于较大的支出可单独分析），但从公共支付者的角度来看，则应将其纳入成本确认。

③ 对于因生命延长而产生的干预相关成本来说，应该将与治疗无关的成本排除后纳入成本分析。建议采用敏感性分析判断这类成本的大小，当这类成本很小时，可以不做考虑；当这类成本较大时，则应将其纳入成本分析。

④ 当研究中的药物治疗发生了药物不良反应时，处理不良反应所消耗的卫生资源也应该纳入成本。与药物不良反应相关的成本通常分为两种类型：一种是为了避免药物不良反应而对重点药物进行监测产生的成本；另一种是发生药物不良反应后对其进行相应医疗干预产生的成本。

⑤ 在进行药物经济学评价时，通常会产生一些为了进行试验而发生的成本，这些成本在实际的临床治疗中往往不会发生，应该予以识别并排除。当某些成本难以明确其在实际治疗中会否发生时，可以以非基于药物临床试验研究中的成本构成作为参考并进行敏感性分析。

(2) 成本的测量（cost measurement）：

① 成本是所消耗医疗资源的数量与单价的乘积。一般以卫生部门制定的医药服务项目标准来确定医疗资源的计量单位。当数据来源于国外时，需要对其矫正，使其适用于中国国情后方可使用。

② 通常可以从平均单价和明细单价两个维度对医疗资源的单价进行测量。平均单价指某项医疗服务的平均价格，例如次均住院费用、次均门诊费用等。明细单价即计算各项费用的总和。在条件允许的情况下，尽可能选择明细单价进行计算。

③ 研究组与对照组中涉及的医疗资源单价来源必须相同。通常建议使用市场终端支付价格作为医疗资源的单价。如果所研究的药品尚未上市，建议采用厂家的建议价格作为医疗资源的单价。当有特殊情况采用其他价格体系时，必须说明其合理性。

④ 一般采用人力资本法计算因治疗疾病产生的时间成本，即参照市场平均工资水平与疾病治疗所花费的时间进行计算。

(3) 贴现（discounting）：

如果治疗疾病的时间超过1年，就需要对成本进行贴现处理。通常采用市场利率作为贴现率，建议其波动范围在 $0 \sim 8\%$。同时，建议采用与成本相同的贴现率对健康产出进行贴现，并对成本和健康产出的贴现率进行敏感性分析。

4. 健康产出（health outcomes）：

当采用医药手段对疾病进行干预时，通常会产生经济产出、临床产出、人文产出三个方面的影响。在进行药物经济学研究时，一般将经济产出划分到成本的范畴，将临床产出和人文产出（生存质量）划分到健康产出的范畴。健康产出通常采用效果、效用及效益三种指标进行测量。

(1) 效果（effectiveness）：

① 效果是药物经济学评价应该优先考虑的指标。如果在试验条件下只能获得临床疗效，建议以临床疗效测算效果指标，使用相关模型进行分析。如果只能采用临床疗效进行药物经济学评价，必须说明试验条件下与实际使用状态下可能存在的差别和偏倚，并进行敏感性分析。

② 药物经济学评价中的指标分为终点指标（final end points）与中间指标（intermediate end points）。一般情况下，应尽可能采用终点指标进行分析，这样可以提高不同干预措施之间的可比性。当终点指标难以获得时，建议采用比较关键的中间指标进行分析，并说明该中间标与终点指标之间的联系和相关程度，同时给出对应的文献依据。

(2) 效用 (utility):

① 针对不同目标人群，应选择不同的效用值测量量表。当目标人群为健康人群，或患者所患疾病没有适合的效用值测量量表时，建议使用通用效用值测量量表；当患者所患疾病有适合该疾病的效用值测量量表时，建议使用疾病专用的效用值测量量表。

② 现阶段可靠的效用值测量工具分为直接测量法与间接测量法。其中，直接测量法包括标准博弈法、时间权衡法、模拟视觉标尺法等；间接测量法包括欧洲五维健康量表、健康效用指数以及健康质量量表等。

③ 当使用间接测量法测量效用时，应尽量选择基于中国大陆人群的转换表。若无法获得此效用值转换表，则应采用普遍认可的转换表，或采用其他社会文化背景相近人群的转换表并加以解释，同时进行敏感性分析。

④ 报告效用指标时，在报告质量调整生命年 (quality-adjusted life year, QALY) 或质量调整预期寿命 (quality-adjusted life expectancy, QALE) 之前，还必须分别报告生存时间（生命年数或预期寿命）和健康效用值。

(3) 效益 (benefit):

药物经济学评价中，效益可以分为直接效益、间接效益及无形效益。

① 直接效益指的是因干预措施产生的货币交换。测量直接效益时要避免将改变的卫生资源同时计入成本与健康产出。

② 间接效益和无形效益指的是未发生实际货币交换产生的收益，因此需要通过一定方法才能进行测算。人力资本法和意愿支付法是计算间接效益和无形效益常用的两种方法。当采用意愿支付法进行计算时，需要对研究中的假设、效益的范围、语言表述等问题予以特别说明。

5. 评价方法 (evaluation techniques)

(1) 药物经济学的评价方法:

药物经济学的评价方法包括成本分析法 (cost analysis, CA)、最小成本分析法 (cost minimization analysis, CMA)、成本-效益分析法 (cost benefit analysis, CBA)、成本-效果分析法 (cost effectiveness analysis, CEA) 以及成本-效用分析法 (cost utility analysis, CUA)。

① 成本分析法：仅对备选方案的总成本进行比较，缺少对治疗方案临床产出方面的评价，只可作为完整评价 (full evaluation) 的中间过程，属于部分评价 (partial evaluation)。一般不推荐单独使用成本分析，如果实际条件下确实难以获取治疗方案的临床治疗效果，只能进行成本分析，则应当尽可能加大成本分析力度，将间接成本、隐性成本都包括在内，进行全成本分析 (full cost analysis)。

② 最小成本分析法：在有证据表明干预组与对照组接受药物治疗后的重要临床产出（疗效和安全性等）趋于一致时进行选用。统计学无差异性和临床无差异性均可作为证明干预组与对照组的临床产出无差异的证据，若存在公认的临床无差异标准，一般以此为准。

③ 成本-效益分析法：建立在福利经济学理论基础上的一种研究方法，其研究结果可直接用于相关卫生决策。但成本-效益分析法目前主要采用意愿支付法将健康产出货

币化,该方法仍处于发展和完善之中,方法学上尚存争议。成本-效益分析法一般以净效益的方式报告其分析结果,在报告中需要阐明健康产出转换成货币值的所有步骤,并以敏感性分析验证主要假设。当无法采用单个效果作为健康产出的指标时,或当治疗方案对患者的影响主要表现在过程产出时,可以采用成本-效益分析。

④ 成本-效果分析法:一般情况下,成本-效果分析法的适用条件是不同干预方案的临床产出相同,可用物理或自然单位对临床产出进行测量。当治疗方案的主要产出可以用单个指标体现时,成本-效果分析法较为适用。如果干预方案的临床产出需要用多个指标来反映,则应采用对患者的疾病治疗最为关键的指标进行分析,或采用多个效果指标分别进行成本-效果分析。成本-效果分析的优势在于任意单位的产出指标均可以使用;其缺点是难以在不同疾病之间或临床产出指标不同的治疗药物之间进行比较。

⑤ 成本-效用分析法:当干预方案的临床产出指标不同时,成本-效用分析法可用于此种情况下不同的治疗药物之间的比较,通常可以用 QALY 作为评价的产出指标。成本-效用分析法的优点在于既考虑了干预方案给患者带来的生存时间的影响,也包含了对患者生理、心理和社会功能的评价,充分评估了干预方案对患者生存质量方面的影响。因此,与其他评价方法相比,成本-效用分析法更为全面,尤其适合对慢性疾病的治疗方案进行经济学评价。

在药物经济学评价报告中,仅仅报告上述 5 种药物经济学评价方法的结果可能会忽略干预方案给患者带来的其他方面的影响。因此,除了药物经济学评价的主要结果之外,还需要对其他各方面的影响加以详细描述,尽可能全面地披露干预方案的重要信息,如不良反应发生情况、疾病进展情况,以及患者对治疗方案的依从性等。

(2) 评价类型(types of evaluations):

研究者应该根据评价的目的与要求、干预措施的特点及数据的可获得性选择恰当的药物经济学评价方法。在条件允许的情况下,优先考虑成本-效益分析或成本-效用分析,也可采用成本-效果分析、最小成本分析或成本分析法,但需说明理由。当单一研究方法无法满足研究需要时,可采用两种或两种以上分析方法进行联合评价,也可以一种方法为主,辅以其他方法进行综合评价,并比较各种评价方法结果之间的差异。

(3) 增量分析(incremental analysis):

增量分析指的是计算干预组与对照组之间相对成本和效果之差的比值,通常也可称为增量成本-效果比,是药物经济学评价必须报告的内容之一,也是进行药物经济学决策的基本依据。

6. 模型分析(modeling analysis):

任何一种药物经济学评价方法结果的得出都是基于对试验数据的统计分析。根据研究的数据和条件,既可以采用简单的描述性分析(descriptive analysis)进行数据的统计分析,也可以采用较为复杂的模型分析。目前常用的分析模型有决策树模型(decision tree models)和计量经济模型(econometric models)两种。决策树模型指根据研究变量间的特征关系(如逻辑关系等)建立变量间逻辑关系的模型,进而通过各项数据对模型进行赋值,并进行量化分析。计量经济模型指通过对数据进行统计回归分析,直接估算不同方案之间的成本效果之差的区间值。

(1) 决策树模型：

构建决策树模型时需要对模型的假设、结构及参数来源进行详细说明，并解释其合理性，这是运用决策树模型进行分析必须遵循的基本规范。

① 模型假设：研究者应对模型中各变量之间的因果关系、模型范围、结构、数据等假设进行必要的解释和说明。对于模型中的关键性假设，需要进行不确定性分析。应当在科学合理的基础上进行数据的外推，并进行敏感性分析。

② 模型结构：模型结构需要能够反映出所研究疾病的主要问题，包括疾病的相关理论、进展状况、治疗方案的影响等。模型结构在能反映出主要问题的情况下，应尽可能做到简洁明了。对模型结构要进行准确的介绍，建议使用模型结构图进行展示。构建模型结构后应对其进行验证，并说明验证的方法和结果。

③ 参数来源：对模型中使用的数据应进行系统的识别、收集与评价，并对参数的来源和选择依据进行详细说明。

(2) 计量经济模型：

① 计量经济模型既可对总成本的参数和影响因素进行分析，也可对不同亚组（不同干预措施或不同人群）的成本差异进行分析。当健康产出可以量化时，还可应用计量经济模型对其进行分析。

② 研究者通过计量经济模型可以直接估计增量成本-效果比，并得到相关的区间估计值。其中，净效益回归模型是较为方便且常用的计量经济模型方法。

7. 差异性和不确定性（variability and uncertainty）

(1) 差异性分析（variability analysis）：

差异性指由于地区或背景差异、治疗方法不同，以及不同亚组患者的差异等原因，部分参数明确可能会对评价结果产生影响，且影响无法被完全消除。对于地区、背景及治疗方法造成的差异，可通过敏感性分析或情境分析进行处理；对于患者异质性造成的差异，可以通过在试验设计阶段将患者分为更小的同质性亚组的方法进行处理。

(2) 不确定性分析（uncertainty analysis）：

① 不确定性产生的原因。药物经济学评价中产生不确定性的原因有以下三点：第一，药物经济学评价方法在许多方面尚存在争议，如研究角度、成本的范围、治疗结果的测量与估算、贴现率的确定等，这些因素会对评价结果的可比性产生重要影响；第二，药物经济学研究中的数据也存在较大的不确定性，可能由抽样误差（样本大小、样本的代表性）引起，也可能由各种假设引起；第三，在报告和解释药物经济学评价结果时，研究者存在较大的主观性。

② 控制不确定性的方法。对于数据上的不确定性来说，采用前瞻性研究设计可以避免数据收集中的不确定性；采用随机化分组可以控制患者分组时的不确定性。从分析方法上控制不确定性的方法有：通过计算95%的置信区间控制抽样误差造成的不确定性；通过敏感性分析控制假设和数据收集造成的不确定性。

③ 敏感性分析的主要方法及其局限性。敏感性分析是药物经济学研究中用来处理不确定性的主要手段，其主要方法有：单因素、多因素敏感性分析法；概率敏感性分析法；阈度分析法；极端值分析法。应根据情况选择恰当的分析方法。敏感性分析的局限

性在于：单因素敏感性分析中，参数的单独变动往往忽略了参数之间的相互作用；分析的变量及变量的变动范围由分析者决定，难以避免潜在偏倚；敏感性分析结果的解释通常具有较大的主观性。

④ 分析不确定性的目的。由于不确定性的存在，药物经济学研究结果与客观事实之间可能存在一定的差距，对不确定性进行分析可以让决策者了解该研究结果有多大的可信度。

8. 公平性（equity）

公平性指不管目标群体的年龄、性别或社会状态等种种因素，一项干预活动对所影响到的所有生命、生活年或质量调整生命年的价值都是相等的。当进行一项经济评估以分配医疗资源时，公平性是决策者无法回避且必须解决的问题。

公平性可以分为以下两种：与需求有关和与可及度有关。研究结果公平性可能会受到以下三个方面的影响：第一，研究设计中的公平性假设，如目标人群、对照、重要临床假设等；第二，分析方法中的公平性假设，如模型研究设计中的参数假设；第三，与医药资源可及性相关的公平性假设。

药物经济学研究通常暗含了许多公平性假设。例如，不管患者的年龄、性别和社会经济状态如何，每个患者的1个生命年都被赋予了相同的权重；大部分人获得小幅度QALY的增加与小部分人获得大幅度QALY的增加具有相同的权重；等等。当某项研究需要进行敏感性分析时，应根据研究中所有明确的或暗含的公平性假设选择恰当分析指标。例如，采用人力资本法评估某种卵巢癌的治疗方法所获得的生产力时，若采用女性平均工资率进行评估，所得的结果将低于采用全体平均工资率（包括男性平均工资率在内）所得的结果，因此应采用全体平均工资率进行分析。

在条件允许的情况下，研究者应当对研究方法中存在的公平性假设进行适当的敏感性分析，并说明这些假设对结果的影响。公平性的重要性要求研究者在实施经济评估时应当顾及时机，并将公平性分析与经济性分析分开，以帮助决策者作出更加合适的医疗资源分配决策。

9. 外推性（generalizability）

外推性也称为可转换性、可移植性、外部效度、相关性或适用性，指一种环境或群体中的研究结果能否应用于其他环境或群体。药物经济学评价结果在进行推广时必须考虑其外推性。一般会从两个层面讨论外推性问题：第一，从原研究环境或研究群体中所取得的治疗效果，在实际环境中所能达到的程度；第二，将某一国家或某一医疗体系下的药物经济学评估结果应用到其他国家或医疗体系时转移效率的高低。

一个医疗体系下的经济评估结果能否外推到其他医疗体系往往受到多方面因素的影响，包括一个国家或地区的经济发展水平、医疗资源状况、文化背景、疾病流行病学等。因此，外推性是经济评估中的一个难点，需要采取恰当的方法对其进行评估。但无论采用哪种方法，每项评估的主要参数都需要经过当地证实才能进行研究结果的转化。

（1）效果：药物经济学评价中产生的疗效数据能否反映药品在更广泛"真实世界"中能够达到的效果是影响外推性的主要问题。与疗效不同，效果指的是一种药品在执业环境下使用表现出的真实结果。大部分研究者认为，临床适用性/可比性是进行外推性研究的首要标准。如果无法证明临床疗效的可比性，转化其他的临床产出和成本数据也就毫无意义。

（2）经济学数据：不同国家之间、同一国家不同地区之间的成本数据不尽相同。例如，不同国家同种手术的患者住院天数有差异。因此，应建立合适的模型，以调整其他国家或环境下所得的数据，再将其应用于本国或当地环境，注意在模型中采用当地的单位成本。

（3）跨国试验研究：究竟是使用所有参与国家的数据，还是使用最适合决策者所处情况的国家的数据是跨国试验研究面临的核心问题。当研究使用了跨国试验的成本数据时，需要报告各个国家使用的资源数量和单位价格的差异，并对参数的适当范围进行敏感性分析检验。研究者应该将以下三个方面纳入考虑范围：第一，对疗效和效果的差异进行区分；第二，处理其他医疗体系下获得的产出；第三，处理一些多中心的跨国试验研究的数据。

10. 预算影响分析（budget impact analysis，BIA）

预算影响分析的目的在于测算纳入一个新的医药产品将对医保支出产生的综合影响。

一般情况下，对预算影响分析不作强制性要求，但应便于医保付费方进行相关决策。进行预算影响分析时，预测市场容量是极为重要的一环，其影响因素有疾病的发病率、出生率和死亡率及迁移因素等。预算影响分析的市场情形分为新药未列入报销目录和新药列入报销目录两种。两种情形均应考虑到未来的市场变化，包括新干预方式的上市，以及同类药品的撤市等。预测时间应根据疾病类型和分析角度来确定，一般在3~5年。预算影响分析通常需要进行单因素或多因素敏感性分析，检验对象主要包括以下参数：第一，两种情形下药品的市场份额；第二，新药抢占的市场份额；第三，列入报销目录时的药品价格。

二、4种药物经济学评价方法的特点及其适用条件

当一项临床干预措施无法保证其安全性、有效性时，对其进行药物经济学研究将不会有任何实际意义。因此，药物经济学研究的干预方案必须以安全有效作为前提。此外，药物在当下及未来一段时间内的稀缺性是进行药物经济学研究的假设性前提。药物经济学研究的目的既不是追求所用药物资源达到最小成本，也不是单纯追求干预方案产生最大产出，而是综合比较干预方案的成本及其健康产出，力求达到最小的成本-效果比，进而优化药物资源配置，提高药物资源利用效率，最终实现以有限的药物资源最大限度地改善人类健康状况的目的。

下面分别介绍4种药物经济学分析方法的含义及其适用范围，在面对不同的情况时应根据需要选择最为合理的研究方案。

1. 最小成本分析（cost minimization analysis，CMA）

（1）最小成本分析的定义：药物经济学评价的过程就是对干预方案的成本和收益进行比较的过程，当有证据显示干预方案的收益相同时，则无须再对收益进行比较，只需计算各个方案的成本，选择成本最小的一个即可，即最小成本分析法。

(2)最小成本分析方法的适用情况：随着科学技术的不断进步发展，医疗水平不断提高，越来越多的手段可以被运用于疾病的治疗。就我国当前的医疗水平而言，大部分疾病是可以被治愈的。由于患者之间的个体差异（对药物的敏感度不同、过敏反应等），以及疾病的起因、进展、并发症等的复杂性，往往没有一种药物能够治愈所有的患者。因此，药物之间往往无法直接进行对比，不能直接使用最小成本分析法进行药物经济学评价。但是，未被治愈的患者总会采用第二种、第三种甚至更多种药物进行治疗，直至被治愈。因此，在医疗领域，最小成本分析法有着较为宽广的适用范围。具体操作方法是将能够治愈该疾病的所有方案（包括单药治疗组和联合用药组）作为该疾病的备选方案，这样每个方案都可治愈疾病，有着相同的健康产出，具有可比性，可以使用最小成本分析法进行评价。

综上所述，虽然临床上直接符合最小成本分析法的备选方案较少，但可以根据实际治疗过程，将不同方案进行排列组合，转化为拥有相同健康产出的备选方案，再使用最小成本分析法评价方案的经济性。

由于医疗领域的特殊性，收益是在进行药物经济学评价时难以计量的一个复杂问题。最小成本分析法可以避开这个问题，只需进行成本的比较，且结果更加直观明了。与其他领域相比，最小成本分析法在医药领域有着更为重要的作用。在条件允许的情况下，最小成本分析法应作为药物经济学评价的首选手段，在实践中，应灵活对各个干预方案进行处理，使其符合最小成本分析法的适用条件。当最小成本分析法确实无法使用时，再考虑其他方法。

2. 成本-效益分析

成本-效益分析是一种比较完善的经济学评价方法，其有效性已在各个行业的实践中得以证明，是最早应用于药物经济学的分析方法，也是其他药物经济学评价方法的基础，对药物经济学的发展和兴盛起到了至关重要的作用。

（1）成本-效益分析的定义。

①效益的定义及分类：

成本和效益是成本-效益分析法的两大要素。成本的定义、分类及测量是各分析方法的共同问题，本书已在药物经济学的十大要素中进行详细的介绍。效益是干预方案健康产出的货币表现。总的来说，成本-效益分析中的效益包含了干预方案产生的所有有利的结果或有益的结局，这些收益最终以货币的形式进行计量。

效益分为直接效益、间接效益和无形效益（或隐性效益）。直接效益包括了实施干预方案所带来的患者生命健康改善和药品等医疗资源的节约。间接效益指实施干预方案带来的直接效益之外的产出，包括成本的节约和损失的减少。无形效益包括实施干预方案所带来的患者及其亲友身体上不便和精神上不适（包括行动不便、紧张、焦虑等）的减少，以及对医疗机构声誉产生的有利影响等。

②成本-效益分析：

成本-效益分析是以货币的形态对干预方案的成本和效益进行计量，并对其进行比较，从而判定干预方案经济性的一种评价方法。

(2)成本-效益分析方法的适用情况。

成本-效益分析方法的特点决定了其适用范围,当干预方案的成本和收益可以货币形态进行计量时,无论疾病的种类、干预的结果是否相同,均可使用成本-效益分析进行评价。至今成本-效益分析还是药物经济学研究中唯一能够对医药领域和非医药领域进行经济性评价的方法,在国家宏观决策方面具有不可替代的重要作用。此外,当不同角度的药物经济学评价结果互相矛盾时,成本-效益分析的结果可为不同群体的利益调整提供依据。

成本-效益分析具有适用范围广、主观因素少、通用性较强等优势。但在医药领域中,大部分干预方案的结果难以货币化,或对干预结果货币化存在伦理上的问题。因此,成本-效益分析在医药领域的实施难度较大。此外,有研究者认为,成本-效益分析的结论通常会倾向于高收入人群,因此对该分析方法的应用也存在一定争议。

3. 成本-效果分析

成本-效益分析方法由于干预方案产生的收益难以用货币进行量化,故而有较大的局限性。用治疗效果替代货币化的治疗产出进行评价的方法即为成本-效果分析法。所谓效果,是指用某些统计指标对干预方案的产出进行计量,是药物经济学研究中表示收益的一种方式,是干预方案有益产出的临床表达。这种分析方法对不同干预措施(如药物治疗等)的成本和效果进行综合评价,从而对比各个干预措施之间的经济性,是药物经济学最基本的评价方法之一。成本-效果分析中的效果指标直接来自临床数据,对于医务人员来说更加容易理解和接受,因此在实际工作中得到了广泛应用。

(1)成本-效果分析的定义。

① 效果指标的定义及分类:

效果指标是干预方案产出的计量方式,可以直接反映临床治疗结果,通常分为终点指标(end points)和中间指标(intermediate outcome)。研究者通常基于研究目的来选取合适的效果指标,根据疾病的种类、药物的治疗方式等选择可观察和记录的患者体征、各类检查结果及用药结果等作为研究的效果指标。

终点指标表明某项干预方案的长期效果,主要包括治愈率、死亡率、生存率等,可以反映患者受到干预治疗后的最终得益情况,在药物经济学研究中应优先采用。但在实际操作中,由于终点指标的获取耗时长、难度大,通常较难获得。

中间指标指可以表明干预方案临床上预防和治疗的短期指标,一般在完成特定治疗周期后,患者所呈现的治疗结果可反映患者对干预方案的早期反应。一般可以将中间指标分为两类:一类来自临床上各种生理指标的测量结果,如血压、血糖、血脂等;另一类是可用来判定疾病进展状况或预测疾病发展结果的指标,如肿瘤的分期等。根据不同疾病的特点,应选择不同的中间指标进行研究。

相对于终点指标来说,中间指标的获取较为容易,可节约试验成本,因此中间指标在药物经济学评价中得到广泛应用。药物经济学评价中合适的中间指标应具有以下特点:测量操作简便,对患者无伤害;可准确反映治疗效果;与终点指标有较强的关联性。

② 成本-效果分析：

成本-效果分析是以货币形态计量干预方案的成本，以效果指标计量干预方案的临床收益，对各个干预方案的成本和效果进行对比并判定各方案经济性的一种方法。

（2）成本-效果分析方法的适用情况。

在药物经济学评价中，有一部分案例由于其干预方案的产出难以用货币的形式进行衡量，而无法进行成本-效益分析。针对这一情形，成本-效果分析将干预方案的结果直接以临床指标进行计量，从而突破了成本-效益分析的局限性。

成本-效果分析的适用条件是相同疾病不同干预方案且其收益可以用相同的效果指标进行计量。同时，成本-效果阈值是对干预方案经济性进行判定的依据，对于单一方案来说，如果成本-效果阈值缺失，其经济性将无法进行判定。

与单纯的经济学研究相比，成本-效果分析体现出了药物经济学中与生命健康紧密相关的特色。但由于效果指标直接来源于临床，成本-效果分析具有一定的局限性：在不存在权威性阈值的情况下，难以判定单一方案绝对意义上的经济性；受到效果单位的限制，不能用于不同疾病或同一疾病但健康产出的效果指标不同的干预方案之间的比较。

4. 成本-效用分析

在成本-效果分析中，虽然以临床指标作为健康产出的计量单位，但它并没有将患者的生命质量和意愿（偏好）考虑在内，存在一定的局限性：成本-效果分析无法同时考虑一项干预措施的多个健康产出指标，也无法比较健康产出指标不同的多项干预措施。在这样的背景之下，成本-效用分析于20世纪80年代后期产生并得到了迅速的发展。成本-效用分析从患者意愿的角度将健康产出的数量与质量同时计入测量结果，是目前国际上一种应用最为广泛的药物经济学研究方法。

（1）成本-效用分析的定义。

① 效用：

WHO于1957年首次提出了生命质量的概念：健康不仅指个体不存在疾病或虚弱，更指个体在身体、精神、社会上都处于完好的状态。生命质量的概念一经提出，便受到人们的广泛重视与思考，在临床医药领域中被称为健康相关生命质量。

因为生命质量概念上的健康不仅包含了疾病情况，还包含了心理、情感上的完好。因此其评判需要运用心理学和社会学的方法与手段进行测量。由于其评判涉及个体主观的意愿及偏好的影响，效用的概念便应运而生。在经济学概念里，效用是指对某种物品的偏好、物品被赋予的价值及获取某物后产生的满足感。药物经济学研究借用经济学概念里效用的含义，结合药物经济学研究自身的特点，对效用作出如下定义：效用是指个体在不确定条件下对于某种健康状态的偏好或意愿，并用恰当的指标对其进行定量分析与描述。在患者进行药物治疗的过程中，各种干预方案对患者产生的身体、生理或精神上的作用分为两类：一类是患者疾病状况的客观变化，包括治愈、改善、维持、恶化等；另一类指患者在接受干预方案治疗前后主观感受的变化情况，如焦虑、紧张等。在进行药物经济学研究时，必须将这两类对效用值产生影响的因素全部考虑在内，才能尽可能地得出准确的结果。

② 成本-效用分析：

在成本的测量上，成本-效用分析与成本-效果分析相同，均是以货币的形态对成本进行计量；对于收益的测量，成本-效果分析采用效果指标进行计量，而成本-效用分析将效用作为研究指标。

虽然成本-效用分析与成本-效果分析在成本与健康产出的计量上较为相似，尤其是在药物经济学研究的早期，有较多的研究者混用两者的概念，其实两者之间存在着较大的差别，尤其是在对健康产出数据的计量上：第一，成本-效果分析中的效果指标是单一的、医疗专属的，未考虑到患者对于健康状态的意愿和偏好的影响，而成本-效用分析中的健康产出是以效用作为指标，它既可以是单一的，也可以是多维度的，与效果指标相比，更加具有普适性，并且将患者对于健康状态的意愿和偏好的影响考虑在内。第二，成本-效果分析中可以选用合适的中间指标替代终点指标进行研究，但在成本-效用分析中，中间指标无法转换为合适的效用指标，如 QALY 等，因此中间指标对成本-效用分析来说并不适用。虽然从技术手段的层面上来说，可以把成本-效用分析看作成本-效果分析的一种特殊形态，但目前学术界仍然坚持使用"成本-效用分析"这一名称，其原因主要有以下几点：第一，成本-效用分析将健康产出的普适性测量工具（效用）与疾病治疗的专属工具（效果）清晰地区分开，有利于对成本-效用分析的结果进行广泛的对比；第二，成本-效用分析使用最终健康产出指标对干预方案的经济性进行评价，这一方法对长期慢性病健康结果有着较好的测量和评价；第三，成本-效用分析充分考虑了患者对于健康状态的意愿和偏好，具有成本-效果分析无法实现的特殊作用。

（2）成本-效用分析方法的适用情况。

由于成本-效用分析中健康产出指标的适用性十分广泛，因此对于卫生政策制定者来说，它比成本-效果分析更具有价值。不管疾病是否相同，也不管干预方案的健康产出指标是否相同，均可使用成本-效用分析对其进行经济性评价，但要得到可靠的分析结果供决策者参考，成本-效用分析需满足以下条件。第一，对于该种疾病来说，健康相关生命质量是十分重要的产出。例如，在对比类风湿性关节炎的干预方案时，不同干预方案对患者的死亡率都不会产生较大的影响，因此患者身体、心理及社会方面的状态差异是干预方案的主要健康产出。第二，当健康相关生命质量是干预方案健康产出的重要一项时。例如，在对低体重新生儿特别护理进行评估时，生存率固然是一个十分重要的产出，生存质量对新生儿以后的健康发展也至关重要。第三，当干预方案对患者的不同指标（患病率、死亡率、生存时间等）均会产生影响，需要用一种测量单位将他们的影响进行综合考虑时。例如，很多恶性肿瘤的干预方案可以延长患者寿命并改善患者的长期生命质量，但方案的实施会给患者的生命质量造成恶性的影响。第四，当研究者需要将此次研究结果与其他不同类别的研究结果进行对比，需要一个通用的单位作为指标时。例如，当决策者必须在几个完全不同的基金申报项目之间进行对比时，如糖尿病等慢性疾病的预防与治疗、类风湿性关节炎患者的日常维持治疗、肾移植术后患者的术后康复与恢复治疗等。第五，当研究者希望将此次研究结果与其他已完成的成本-效用分析结果进行对比时。第六，当研究目的将所有可能的方案考虑在内，将有限的医疗卫生资源作到最优化的分配方案从而得到最大化的健康产出时。

综上所述，成本-效益分析法的适用范围最广，成本-效用分析法次之，成本-效果分析法的适用范围相对最小。需要注意的是，与成本-效果分析法较为类似，成本-效用分析法也受到阈值的限制，在缺乏成本效用阈值时，其适用范围会变得相对狭小。

思考题：

1. 如何基于广义的药物资源概念进行药物经济学的研究与应用？
2. 面对不同的情况时，如何更准确地进行成本的测算与计量？
3. 4种药物经济学研究方法的区别及其适用情况有哪些？
4. 我国药物经济学研究所面临的情况与国际上其他国家和地区有哪些不同？

第二十二章 基于循证医学的药品临床综合评价

教学目标
1. 掌握循证医学和药品临床综合评价的相关概念。
2. 掌握基于循证医学的药品临床综合评价的主要流程。
3. 熟悉基于循证医学的药品临床综合评价方法的评价要素、证据等级与评价要点。
4. 了解基于循证医学的药品临床综合评价的重要作用、地位及其应用实践与临床转化。

教学重难点
1. 基于循证医学的药品临床综合评价方法的维度选择。
2. 基于循证医学的药品临床综合评价方法的数据信息来源。
3. 基于循证医学的药品临床综合评价方法的质量控制。
4. 数据证据整合与质量评价分级。

第一节 基本概念

一、循证医学

循证医学（evidence-based medicine，EBM），又称求证医学、有据医学，是借助全方位地收集、评价和运用临床最佳研究证据来支撑临床实践的一门学科。EBM 通过获取最新、最高的证据来制定医学决策，考虑临床医生的临床经验和知识技能，同时结合患者的个人意愿，综合三者的因素，制定出适合患者个体的治疗方案。医务人员在应用循证医学时应慎重、准确。

循证医学诞生在医学相关研究方法不断发展之际。20 世纪初，人们开始注重对疾病的发生原因及诊疗手段进行综合性实验和观察。大卫·萨克特（David Sackett）等在 20 世纪 70 年代提出循证医学的概念，即"将最佳的外部证据、医生的临床经验及患者的意愿和价值相结合，从而获得最优的临床决策"。随后，循证医学理念在医学领域慢慢被认可，逐渐推广至临床，并在 1992 年被戈登·盖亚特（Gordon Guyatt）等学者正式定义。从此，基于循证医学，现代医学研究形成了一系列的高质量

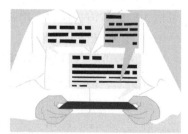

证据，对医学发展产生了深远影响。

循证医学与传统医学有所不同。传统医学是在经验医学的基础上，根据非实验性的临床经验、临床资料及对疾病的认识来治疗患者。循证医学的核心是在临床决策中综合考虑临床证据、个人经验及患者的个体情况，通过开展样本量大的随机对照临床试验（RCT）、系统评价或荟萃分析来产生临床证据，而不是取代医学知识、临床资料、技能和临床经验，它更加注重最佳科学研究证据对医疗决策的作用。

随着循证医学的不断发展创新，其研究证据来源有充足的理论依据。一些长期广泛使用的治疗手段不一定都有效；一些看似有效而实际效果一般的治疗手段可能一直在临床应用。反之，一些看似治疗效果不佳的方式经过多中心、大样本 RCT 或相关统计评价后，证明其治疗效果大于风险而被广泛应用。由此，人们逐渐参考更高级别的证据来选择疾病防治用药，充分发挥药物的防治作用。

二、药品临床综合评价

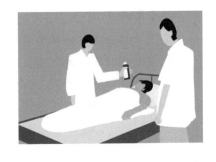

药品临床综合评价是评价主体采用多元化的评价工具和评价方法开展的多层次、多维度证据的综合评判。评价主体围绕药品使用过程中的重大政策问题和技术问题开展评价工作，分别从政策评价和技术评价两个方面展开，结合定性分析和定量分析，从六个维度开展科学、规范的数据整合分析和综合研判，包括安全性、有效性、经济性、创新性、适宜性和可及性，针对疾病防治基本用药供应保障等，为国家和医疗机构的政策制定提供建议，以确保临床用药规范合理，降低药品费用的不合理支出，满足人们的药品使用需求。

第二节　评价要素、证据等级与评价要点

一、评价要素

（一）最佳的证据

循证医学的根本是证据的产生，一般临床研究产生的证据被认为是最佳证据，主要包括疾病的诊治、预后、预防和康复等多个方面的研究所产生的证据。

（二）临床专业技能

临床专业技能是指临床医师在临床诊疗过程中不断积累的诊断和治疗经验。患者个体差异很大，即使是最佳的医学证据，也未必适合所有的患者。如果仅仅依赖于循证医学证据，而不考虑医师的临床经验和专业技能，临床实践可能会被外在证据所左右。因此，在实际临床实践中，需要综合分析和评价研究方案、研究对象及研究结果，并结合实际案例运用最佳的证据。

（三）患者的选择

患者的选择是指患者就诊时对诊疗方案的选择。临床医师必须全心全意为患者服务，在制订临床决策前充分尊重患者的价值观和愿望，选择最合理的方案。

只有综合考虑这三个要素，才能为患者制订最佳治疗方案，达到最优治疗效果，改善患者生活质量。

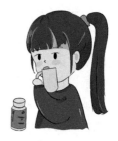

二、证据等级

循证医学产生的证据，强调临床研究过程中的相关证据，研究内容包括疾病诊疗、病因、防治、康复等多个维度。对研究证据进行分级是实现科学、高效临床决策的基础。目前，全球绝大多数循证医学中心（包括我国在内）均采纳牛津大学循证医学中心关于文献类型的标准（表22-1）。

表22-1 英国牛津大学循证医学中心证据分级和推荐标准

推荐意见	证据级别	描述
A	1a	基于RCTs的SR（有同质性）
	1b	单个RCT研究
	1c	"全或无"证据（有治疗以前，所有患者都死亡；有治疗之后，有患者能存活。或者有治疗之前，一些患者死亡；有治疗之后，无患者死亡）
B	2a	基于队列研究的SR（有同质性）
	2b	单个队列研究（包括低质量RCT，如<80%随访）
	3a	基于病例对照研究的SR（有同质性）
	3b	单个病例对照研究
C	4	病例报道（低质量队列研究）
D	5	专家意见或评论

三、评价流程、内容与维度

（一）评价流程

完整的评价流程主要涉及评价主题的遴选、评价过程的实施和评价结果的应用转化三个方面。其中，评价过程的实施涉及评价项目委托、评价质量控制、评价结果递交及验收等。

实施和组织药品临床综合评价的机构应建立相关工作制度，包括遴选评价主题、专家函询、评价过程质量控制和评价结果转化，结合区域特点开展相应评价工作等。应充分调动院校、行业学/协会、科研院所、医疗卫生机构等的医学优势，制定评价操作流程和技术规范，强化专业培训，不断探索建立各个地区数据采集的科学方法和标准评价机制。主题遴选包括重大疾病及重要疾病防治的基本用药和特殊用药等相关主题，分别由药具管理中心和省级卫生健康部门协同评估中心遴选评价主题。

评价工作开展团队应由国家医学中心、省级区域医疗中心和医疗卫生机构组织建立，其职能是制定相关评价工作培训制度和技术规范，组织开展药品评价工作。评价主体单位借助评价合作网络信息平台，综合运用各项技术优势和前期积累，汇总分析各项信息，包括待评价疾病负担、药品费用支出、用药需求和诊疗情况等，紧密贴近国家和区域主题，确立主题和参照对象，参与评价工作医疗卫生机构经过协商后，进行评价立项、启动评价工作。

（二）评价内容与维度

评价工作涉及的内容有全面收集和系统分析药品政策信息和临床使用数据，开展药品政策评估和技术评价工作，编写综合评价结果和报告等。评价维度是评价设计的核心内容，应具有科学性、准确性和代表性。应根据决策问题确定需要纳入评价的维度。例如对照说明书用药的评价，应聚焦于安全性评价和有效性评价。对于实际综合评价工作中是否纳入某个具体维度，建议在综合评价设计方案中进行明确说明。在各个评价维度内需要明确相应的测量和评价指标。

1. 安全性评价

综合分析药品上市前、上市后的安全性相关资料，对药品质量及上市后可能出现的用药风险进行科学评估，是药品综合评价的核心维度之一，也是判断药品临床价值的基础。安全性评价的内容包括药品说明书信息、临床试验证据、药品不良反应事件等数据信息，同类或同一适应证不同类别比较的相对安全性，药品质量问题、药品稳定性等数据信息。

2. 有效性评价

以患者用药后的实际疗效为依据，科学评估药品对患者疾病状况的改善程度，包括疾病的诊断、预防和治疗。患者健康获益评估采用定量分析方法，对被评价药品的治疗获益进行人群评估。有效性评价的两个关键指标是生命质量和生存时长。生命质量要素包含健康效用值、健康相关生命质量和质量调整生命年（QALY）等。生存时长要素包含疾病控制率、生存率及其他相关可测算指标。对不同疾病、不同治疗领域，有效性评价核心要素应进行针对性设计。临床效果证据来源于真实世界研究证据和质量最佳的相关研究结果，患者效果数据还可以通过亚组分析获得。应侧重对照药品的选择及效果对比分析。综合运用国家、区域或省级大型数据库等数据信息，运用科学、合理、规范的方式和方法分析测量数据，确保实际用药效果评估和测量的数据在规定的不确定性范围中。

3. 经济性评价

运用决策学、统计学、流行病学和经济学等多种学科方法与手段，分析测算药品的效益、成本、效用和效果等指标。成本测算的范围应与所确定的研究时间和研究角度保持一致，同时加强不确定性分析和增量分析。在有些情况下，还应分析卫生预算影响，系统评估药品临床使用的经济价值和影响。结合药品决策的目的和要求，成本-效用分析（CUA）、成本-效益分析（CBA）、成本-效果分析（CEA）和最小成本分析（CMA）等均可开展实施。在可行性允许的情况下，成本-效用分析是最佳选择。通过利用真实世界治疗方式和循证证据的系统评价分析结果构建模型，尤其关注中国人群相关经济性研究，以获得最合适的数据作为建模参数。

4. 适宜性评价

运用药物流行病学等统计方法的理论和手段科学合理评估药品使用的可利用度，适宜性评价对提高患者长期用药的依从性有重要作用。评价要素包括药品使用和药品技术特点适宜性。其中，药品使用适宜性评价指有关内容或指标是否适宜，如疾病和药品药理特点、适应证、用药疗程长短、服药时间间隔、临床使用规范性等。药品技术特点适宜性评价内容包括药品说明书、标签标注、贮藏要求等。

5. 可及性评价

WHO对药物可及性规定的标准方法，主要包括药品的可获得性、可负担性和药品价格水平三个方面。其中，可获得性主要涉及医疗卫生机构药品配备情况或有无使用短缺情况等；可负担性测算方法采用人均年用药治疗费用所占城乡居民家庭年可支配收入比重（%）。针对具体需求，有关资料信息可源自不同途径，如医院药品使用数据、药品生产和供应数据、患者或居民的提出意见等。药品价格水平测算采用国内药品采购价格与最近一年国际同类型药品价格比较，有时还需要结合医保报销评估患者真实支付情况。

6. 创新性评价

创新性评价是专业性强、多角度、多层级的信息收集和研判，即对比分析待评价药品和参照药品满足临床需求的程度、是否有国产原研创新药品等情况。开展药品创新性评价，应强调其在治疗疾病方面的突出贡献，如解决了临床迫切的用药需求、促进了国内的自主研发等创新性意义。

四、数据信息来源和质量控制

（一）数据信息来源

评价主体充分运用国家及地方数据库的信息资料，利用主要来源于卫生信息系统、人口健康、药品流通、诊疗指南、药品使用监测等的数据信息，搭建国家药品临床综合评价信息平台（简称"信息平台"）。

通过利用信息平台的数据共建共享共用，各地机构结合所在区域情况，与其建立数据协同机制。信息平台数据涵盖遴选评价主题、研究设计、分析数据、评价结果等整个评价流程中的关键步骤。信息化功能可以通过数据交互管理等多项关键工作来实现。第三方机构和评价主体自行遴选主题的评价项目，鼓励推荐将其成果发布在信息平台上，实现信息交流和资源

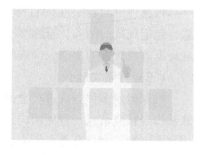

共享，这对推动药品评价工作开展具有重要意义。评价项目中涉及多省份、多中心真实世界数据信息收集的，应根据数据的采集要求和保密安全要求，由有关组织管理机构监管负责确立数据采集方案。数据来源包括所在区域居民健康数据和医疗卫生机构数据，其信息资料可有力支撑药品评价工作有序推进。

（二）数据质量控制

坚持"责任到人"，评价过程中涉及数据采集、应用、保存、提炼、传送、公开等流程的质量管理需要加强。评价主体机构应制定如信息网络安全管理制度、规范操作流程等数据质量管理规定。任何单位或个人不得非法泄露或获取未经公开的数据，应遵守国家有关保密规定和患者隐私保密要求，确保信息网络安全。国家和有关组织管理部门未予授权的评价相关数据资料，禁止私自发布或使用。整个过程涉及的网络和个体的数据质量主体责任由评价主体机构及相关人员承担。

五、评价方法

评价方法采用系统性文献综述，可以运用系统评价和 Meta 分析实施评价工作。如果需要同时比较多种干预措施，可以采用网状 Meta 分析方法；如果同一主题已经发表过多个相关系统评价和 Meta 分析，可以考虑开展系统评价再评价或伞形评价，进行评价分析。

（一）确定研究问题

参照《科克伦干预措施系统评价手册》（*Cochrane Handbook for Systematic Review of Interventions*）中的 PICO 原则，提出可解答的、明确的研究问题，针对研究问题的来源，包括病因、诊断、治疗、预防、预后及不良反应等，依据推荐的每类问题所对应的最佳证据和证据分级，明确证据收集的要求。

在 PICO 原则中，P（population）表示研究目标人群，一般为适应证人群；I（intervention）表示待评价的药品，一般为临床药品综合评价的研究对象；C（comparator）表示对照组，一般为所涉及适应证的最佳治疗方案；O（outcome）表示效果指标，其中效果可以是经济学评价结果或临床效果。经济学评价结果一般推荐使用增量成本效果比（ICER），但需要清晰阐述模型角度、成本测算过程和框架等关键信息。临床效果一般推荐使用主要结局指标，如有效率，也可使用次要结局指标或替代性指标。必要时还可增加研究时间、研究类型及研究背景等指标，确保研究的问题更加具体、明确。

（二）建立纳入标准和排除标准

根据评价问题关注的目标人群、研究领域、评价药品、研究类型、结局指标等因素，制定规范的纳入、排除标准，筛选文献。按照评价问题和摘要进行初筛、全文筛选和证据等级评价的排序，筛查检索的文献资源。

（三）检索文献

推荐运用多种方式进行全面系统的文献检索，包括但不限于手工检索、电子检索、联系作者补充信息、查阅国内外药品评价机构获得未发表报告情况等。检索策略的制订应准确可靠，并充分考虑发表的偏倚问题。国内外大型数据库都应当纳入检索对象。除这些数据库外，还应检索药品说明书、权威报告、注册资料等，以便获悉目前是否有正在进行的相关临床资源。

综合性文献数据库资源包括 PubMed、MEDLINE、Web of Science、Cochrane Library、EMBASE 和中国生物医学文献数据库等；与研究课题相关的专题数据库包括 Allied and Complementary Medicine 等；在研的研究检索包括 WHO 国际临床试验注册平台、Clinical trials.gov 和中国临床试验注册中心等；会议论文与学位论文检索包括国家科技图书文献中心、中国知网、万方数据知识服务平台等；手工检索包括未被电子数据库收录（数据库收录时间以外）的期刊和未被电子化的会议论文汇编等；其他则包括已发表系统评价或 Meta 分析纳入研究的参考文献、相关网站和主要在线书目等；经济学评价数据库包括 The Health Economic Evaluation Database（HEED）、NHS Economic Evaluation Database（NHS EED）、卫生经济学数据库和英国约克大学评审与传播中心官网等。

检索途径一般推荐使用主题词检索与自由词（关键词）检索相结合的方式进行检索，即使用逻辑运算符"OR"将主题词检索结果与自由词（关键词）检索结果连接。当证据检索周期较长时，可以进行二次重复检索。建议在生成评价报告时，重新按照原来的检索策略检索证据资源，尽可能将有价值的新研究纳入分析报告。

（四）文献筛选与数据提取整合

1. 文献筛选

文献筛选步骤可参照科克伦系统的评价指导手册。由至少两名评价员独立进行文献的筛选，以保证其过程的准确性，减少相关文献误排率。在文献筛选的过程中，如果发生意见分歧可讨论解决，并通过 Kappa 值检验二者的一致性程度。必要时，可由第三位评价员参与讨论协商确定是否纳入。

2. 数据提取与整合

内容包括：① 研究基本资料：发表国家、发表期刊和时间、文献来源、文献题目和第一作者/通讯作者等；② 研究方法及可能存在的偏倚：研究分组方法、其分组方法是否采用盲法、是否隐藏、是否对退出与失访进行描述、是否涉及选择性报道等；③ 研究对象特征：纳入与排除标准、研究例数、年龄和性别等；④ 研究干预措施：干预方式、给药剂量、给药途径和治疗周期等；⑤ 研究结局指标：不良反应和终点事件发生率等；⑥ 研究结果：呈现形式包括连续性变量、分类变量，注明各研究的样本量、失访或退出例数、亚组分析和可信区间精确度等；⑦ 混杂因素：研究基金来源、研究得出的关键性结论、作者及其他研究对混杂因素的评价等。

（五）偏倚风险评估

参考《科克伦干预措施系统评价手册》，Cochrane 协助网中的偏倚风险工具可用于随机对照试验风险评估；非随机干预研究偏倚风险工具用于非随机对照试验。基于系统评价的证据质量评价包括对纳入评价的单个研究的偏倚风险评估和对总体证据的质量分级两个方面。临床问题不同，系统评价所纳入研究的研究类型和干预方法亦有所不同，其质量评价方法和工具也有所差异。

（六）证据整合与证据质量评价和分级

1. Meta 分析方法

在证据整合和数据分析过程中，应当注意以下几点。

（1）效应指标的选择：二分类资料可选择比值比、相对危险度和率差等作为效应量；连续型资料可选择均数差/权重均数差和标准化均数差；实际分析过程中，较短的分类等级资料被处理成二分类变量，较长的分类等级资料被处理成连续性变量进行分析；稀有事件的计次资料分析可使用率，多发事件计次资料一般同连续性资料处理方法。

(2) 异质性的来源与处理：异质性的处理可参考《科克伦干预措施系统评价手册》中的相关流程进行。异质性包括方法学异质性、统计学异质性和临床异质性三个方面。实施数据整合之前，首先识别和分析所纳入研究的方法学异质性和临床异质性，方法学和临床特征足够相似时可合并分析。

(3) 统计模型的选择：统计模型包括固定效应模型和随机效应模型。方法学和临床同质时，各研究之间没有统计学异质性，采用 Meta 分析用于固定效应模型；各研究之间存在统计学异质性，采用随机效应模型，合并统计。随机效应模型是用来处理资料存在统计学异质性的一种统计模型，但无法消除不同研究间的变异。

2. 证据质量评价和分级

总体证据的质量评价和分级评价一般推荐使用 GRADE 证据质量和推荐强度分级系统。GRADE 方法应用于质量分级时，需说明升级和降级的标准。

(七) 系统评价和 Meta 分析报告与评价

随机对照试验系统评价和 Meta 分析可以运用 PRISMA 清单，网状 Meta 分析可以运用 PRISMA-NMA 清单；定性研究系统评价可以运用 ENTREQ 指南；观察性系统评价或 Meta 分析可以运用 MOOSE 清单；偏倚风险评价可以运用 AMSTAR-2 量表和 ROBIS 工具。

六、评价质量控制

评价质量控制的核心内容包含评价主体的资质、流程合理性、方法学科学性、数据准确性、核查评价报告质量等。应对评价过程和结果进行质量控制，实现各区域、各行业药品综合评价结果数据共享，证据质量核查和分级可利用现有的药品政策等相关信息和评价数据。积极调动质量控制主体的作用，包括各级医疗机构、卫生机构及其医学专业人员。鼓励评价主体相关机构建立数据质量控制机制，根据药品评价要求对评价的重要环节进行科学规范的质控。为确保评价结果的准确性，应当对评价环节进行质量控制，内容包括：针对每一个操作过程评判实施是否正确、规范，是否保存相关过程记录以备随时查验；针对纳入的每一篇文献进行质量评价；针对最终纳入的文献结果，需要由至少两名有相关经验的专业人员进行独立评价，特别是对存在争议的文献有必要进行复审和复评，确保偏倚的概率降至最低，提高结果的一致性；针对无法达成一致的评价结果，需要第三位具备相关经验的研究者对其进行质量评判，再纳入该研究证据。

第三节 应用实践与临床转化

一、学校教学和科研

循证医学已逐渐成为国内外高等医学院校开设的一门实用课程。美国、英国、意大利等多个国家都采用科克伦系统对全科医生进行循证医学教育。目前，在不同教育时期，国内有些医学院校已设立循证医学课程，如华西医科大学已将循证医学课程纳入本科生和研究生的医学教学计划。循证医学对医学院校的科研选题和技术评估具有重要意义，其教学目标可以让学生能提出有关临床问题并制订研究方案，产生可以解决临床问题的证据。开展研究前应进行开题报告查新，确保该研究的科学性和先进性。

二、疾病诊断和治疗

循证医学正在经历着日新月异的变革与创新，其发展影响着很多医师长期以来形成的单凭经验与相关文书形成的诊治行为和习惯。例如，英国过去对低血浆白蛋白、低血容量和烧伤患者的常规治疗手段是补充白蛋白，但科克伦系统评述发表后，发现这种常规治疗手段造成每年有 1 000~3 000 名苏格兰和威尔士人的死亡，这才开始引起英国医师重视，由此改变了一直以来盲目使用白蛋白的行为。

三、决策制定与参考

循证医学的研究结果可用于行政决策的制定。国内外有关药品监督与管理机构和医疗卫生行政机构在制定疾病诊疗指南、医疗保险和基本药物目录等，以及剔除有关药品时，均需要循证医学提供证据支撑，依据科克伦系统评述制定决策。例如，我国颁布了《中国高血压防治指南》和《脑血管病防治指南》等，澳大利亚颁布了《晚期乳腺癌治疗指南》，英国颁布了《骨质疏松防治指南》等。

四、药品临床综合评价和新药开发

开展药品临床综合评价获取循证医学和循证药物证据，在科学合理地评价药物的安全和疗效等方面有着重要的作用。科学研究的循证证据可为新药开发提供有力的证据支撑，有助于减少制药企业低水平重复和无序竞争等现象。根据科克伦系统评述了解药品前沿信息，可增加新药报批的成功率。

思考题：
1. 循证医学证据分为哪几个等级和推荐标准？
2. 药品临床综合评价的评价内容和维度分别有哪些方面？
3. 基于循证医学证据的药品临床综合评价的应用价值有哪些？

第二十三章 基于真实世界证据的药品临床综合评价

教学目标
1. 掌握真实世界研究和真实世界证据的相关概念。
2. 掌握基于真实世界证据的药品临床综合评价的主要流程。
3. 熟悉基于真实世界证据的药品临床综合评价方法的评价要素、证据等级与评价要点。
4. 了解基于真实世界证据的药品临床综合评价的重要作用、地位及其应用实践与临床转化。

教学重难点
1. 真实世界研究和随机对照临床试验的区别。
2. 药品临床综合评价方法的选择。
3. 偏倚和混杂的控制。
4. 数据证据整合与质量评价分级。

第一节 基本概念

一、真实世界研究

国内外对真实世界研究（RWS）并没有明确的定义，真实世界研究最初是基于实用性随机对照试验（PCT）的概念引入的。1993 年，Kaplan 等在论文中提出真实世界研究。目前国家药品监督管理局发布的相关文件仅指出：真实世界研究是针对预先提出的有关临床问题，通过收集真实世界中与患者健康或诊疗相关的信息和数据及在这些数据基础上产生的数据汇总（真实世界数据，RWD），用于评估药品的临床应用价值，包括可能的临床获益或风险的临床证据（真实世界证据，RWE）。真实世界研究是一种基于临床实际情况而设计的非随机、无安慰剂对照、开放性的研究，其研究结果有很高的外部有效性。

在我国，真实世界研究起步较晚，且缺乏多中心地区合作，真实世界研究的应用不多，因此围绕真实世界数据的临床综合评价研究亦较少。医疗卫生机构应当从临床实际用药需求的角度出发，充分利用真实世界数据和临床证据，组织开展药品临床综合评价工作。在药品临床综合评价管理指南发布后，心血管病、抗肿瘤和儿童药品临床综合评价技术指南（以下简称"技术指南"）也随后发布。这些指南均突出了开展真实世界研究实施药品临床综合评价的必要性。2020年，国家药品监督管理局先后出台《真实世界证据支持药物研发与审评的指导原则（试行）》《真实世界研究支持儿童药物研发与审评的技术指导原则（试行）》《真实世界数据用于医疗器械临床评价技术指导原则（试行）》等系列文件，体现出国家对真实世界研究的高度关注。

如今，真实世界研究快速发展，逐渐成为研究热点，其研究结果为临床提供有力的证据支撑，在医疗决策制定和健康管理等方面发挥着不可或缺的作用。

二、真实世界证据

随机对照临床试验（RCT）是评估医药产品安全性和有效性的"金标准"，但随机对照临床试验具有纳排标准严格、干预手段单一、样本量有限、研究成本费用高等特点，造成其研究结果与真实世界环境不一致，外推受到限制。科技的不断进步和医疗的快速发展，使广大人民群众更深入地了解和认识了疾病的发生发展，增加了对证据多样化的需求，突显出传统随机对照临床试验的局限性，迫切需要更科学的研究模式。

2019年，美国FDA对真实世界数据进行明确定义，提出其是在为患者提供健康相关的服务中和/或与患者健康相关所形成的数据。2020年，我国发布的《药品临床综合评价管理指南》（简称"管理指南"），指出应当发挥真实世界数据的作用，经准确合理的归纳总结，产生真实世界证据，实施药品临床综合评价。真实世界证据与真实世界数据有一定的区别。只有通过系统的数据收集和处理、严格的统计分析及全面的结果说明才能形成真实世界证据。真实世界数据是否能够转化为真实世界证据，数据质量是关键。药品临床综合评价离不开高质量的真实世界证据。

三、真实世界研究与随机对照临床试验

真实世界研究与随机对照临床试验各具特点。

在方法学层面上，两者并无差异。真实世界研究并非特定的研究方法，而是与随机对照临床试验相辅相成。随机对照临床试验在严格理想条件下呈现有效性证据，真实世界研究在真实世界环境中呈现有效性证据。

但在研究设计和具体实施环节上，两者均不相同。真实世界研究的受试者更有代表性，样本量更大，诊疗方案的选择结合患者价值观和实际病情，观察临床治疗效果，评估安全性和外部有效性。随机对照临床试验不同于真实世界情况，其是在理想条件下开展的研究，常采用随机、盲法、安慰剂对照和标准化治疗，更多考虑安全性、科学性和可行性。

随机对照临床试验选择研究受试者的纳、排标准非常严格，而实际临床中的患者病情复杂，常采用多种治疗手段联合治疗。真实世界研究一般没有排除标准，更贴近临床实际，有较高的外部真实性；在治疗效果方面，真实世界研究是从患者角度评价的"效果"研究；随机对照临床试验是从观察者角度评价的"效力"研究。

在设计思路方面，真实世界研究覆盖人群的样本量远在随机对照临床试验之上。为了提高受试者的代表性及结果的可靠性，进一步实施亚组分析。根据患者实际情况及个人意愿制订治疗方案，研究者只涉及记录和观察。随机对照临床试验通过实施干预手

段，运用标准方案进行治疗，严格控制用药条件。

真实世界研究通过采集并分析临床实践中的真实世界数据，与随机对照临床试验互为补充，两者的研究设计均要科学严谨。另外，随机对照临床试验的研究场所通常为各种严格控制的理想环境，而真实世界研究数据一般来自医疗机构、社区等真实环境。

四、药品临床综合评价

详见"第一章第一节"。

第二节 评价要素、证据等级与评价要点

一、评价要素

（一）基于现有数据

现有数据主要包含公共健康监测数据、区域化医疗数据、医保数据、出生死亡登记、电子病历、电子健康档案等，这些数据数量多且较分散、信息量大、异质性高，数据的准确性和完整性也存在不足。此外，医保数据一般由政府部门监管，数据可及性差。现有数据需要进行可得性、可行性及数据质量评估。数据可得性即指数据的所有权和使用权。根据预设的临床问题确立研究变量，如主要基本信息、治疗方案等，主要研究结局包括患者人口统计学资料、是否有其他疾病史、主要检查指标等；数据可行性即指研究目的相关性。全面评估缺失数据类型和数量的影响，涉及主要研究变量和其他相关研究变量；数据质量评估依据 ALCOA+原则，包括数据的全面性、准确性和可溯源性等。

（二）基于前瞻性数据

前瞻性数据主要包括健康调查、公共健康监测、临床试验的补充数据、实效性随机对照试验（PRCT）和注册登记研究等。根据具体的研究目的采集这些数据，数据应具备完整性和准确性，且应规范标准。

二、证据等级

起初，普遍认为随机对照临床试验的证据级别高于其他研究，其研究的可信度高于真实世界研究。然而，临床实际工作中的有些临床问题无法用随机对照临床试验去解决。真实世界研究区别于其他证据之处在于数据来源场景，而不是研究设计或研究方法。真实世界研究的证据级别并不单一地属于金字塔证据分级法中的某一个级别，这并不意味着真实世界研究产生的证据等级绝对劣于随机对照临床试验产生的证据。针对面临的临床问题不同，研究设计也有所不同，不可单纯地对比证据级别。

三、评价流程、内容与维度

（一）评价流程

开展真实世界研究流程包括确立临床问题、评估可获得数据、进行研究设计、选择

统计分析方法、管理数据、统计分析、评估结果以及是否加入事后分析等。一些内在偏倚可能会限制真实世界数据的外推。因此,研究设计应科学、严谨、周密,以降低可能存在的偏倚。

1. 确定临床问题

真实世界研究的研究问题通常包括疾病病因、诊断、治疗、预后和疾病预测等。病因研究主要是研究疾病的发病机制和相关危险因素。诊断研究主要是针对某种新的诊断手段研究其诊断某个疾病的准确度,评估该诊断方法的临床意义。治疗研究包括治疗手段对疾病的治疗效果研究和副作用研究两大方面。预后研究是对疾病治疗结局的预测及其影响因素的研究,包括客观描述疾病的预后状况、影响因素及健康生活质量三类研究。预测研究是通过找出最佳的指标或症状等预测疾病转归或诊断,包含预后预测研究和诊断预测研究两类。此外,真实世界研究还涉及一些其他研究,如药物经济学等。

2. 研究设计常见类型

研究设计常见类型有观察性研究和试验性研究两种。其中,观察性研究包括分析性研究(队列研究和巢式/病例对照研究)和描述性研究(横断面研究、病例个案报告和单纯病例);试验性研究,也就是实效性临床研究。另外,现有数据研究还可以用一些新的研究设计。

(二)评价内容与维度

详见"第一章第二节"。

四、数据信息来源和质量控制

(一)数据信息来源

真实世界研究管理的核心点主要包括控制研究成本、提高研究效率和加强数据质量三个方面。积极运用人工智能和软件信息等结构化的新功能和新技术,通过强化定制数据采集系统,加强系统逻辑核查功能,实现自动核查研究数据,确保数据质量。一些非必需的检测和随访,要尽量减少或避免。挖掘线上随访功能,智能推送问卷量表提醒随访患者,调动患者参与并报告结局的积极性。分级管理数据,确保收集到的数据真实、准确。进行技术创新,实时收集移动端数据,线上自行生成数据和远程监察,降低成本。

数据通常来源于国家药品不良反应监测哨点联盟、医院信息系统、疾病登记系统、医保系统、组学相关数据库和死亡登记数据库等。真实世界数据具备大数据的"5V"特性,即多样性、快速性、大量性、真实性和价值性;还具有医疗领域独特的时序性和隐私性。真实世界研究与传统研究方式不同,还可结合其他一些新技术,如机器学习等。

(二)数据质量控制

数据质量控制是保障研究数据准确性、真实性和可靠性的核心。研究各环节影响数据质量的情况,都需要进行控制。根据 ALCOA+原则,有关指标需要侧重监管,需要构建数据质量管理体系、标准操作规程和培训制度,具体如下。

(1)制订具体的研究设计和数据处理计划。需要对数据采集字段进行评估,保证已经采集关键字段，制订对应的数据库架构和临床记录表（CRF）。

（2）保证数据源信息准确、完整，确保数据源质量，减少原始数据的偏差和缺失。作为关键数据源的临床病历，应符合病历相关的各项要求。

（3）制定录入和采集的规范操作流程，保证数据录入同数据源信息一致。如有修改，需要说明修改缘由，并做留痕处理。

（4）制定数据质量管理举措，明确数据的关键字段；制订质控计划，包括系统和人工质控。真实世界研究牵涉数据规模大，核查确认数据源是确保研究数据真实、全面的关键举措之一，充分运用信息系统功能强化质控，减少人工成本，同时提升效率。

（5）鼓励采用标准化字典。真实世界研究数据来源广泛复杂，标准化的数据是保障数据质量的基石。

五、评价方法

（一）基于现有数据的评价方法

1. 研究人群的选取

在病例对照研究和回顾性队列中，需要先确定研究对象，重点关注选择的对照和设定的纳排标准。在病例对照研究中，对照的选择除了暴露因素外，还应与病例在其他特征上相似。病例对照一般为内部对照，选择的人群与病例来自同一人群，且没有研究结局的发生；对照比例可以在1∶1和1∶4之间。若是单纯病例研究，则无须设立对照组。在回顾性队列研究中，暴露因素应基于研究问题，比如是否含有某治疗方案、暴露剂量或用药顺序等。除暴露因素外，非暴露组人群应尽可能接近暴露组。确定研究对象后，定位研究对象需要在数据库中采用特定的代码和算法，如ICD编码等。不同医疗机构对编码的应用会有所不同，疾病诊断的完整性和准确性也会有所差异，研究者应综合考虑各项因素。

2. 基线调查的研究内容

研究中最先考量的重点因素。如果研究数据来源于现有病例，数据收集时应密切关注其真实性、完整性和可溯源性；如果研究数据来源于研究者的记忆或患者的自我报告，须突出数据的真实性和准确性，减少回忆偏差。

3. 样本量

在分析性研究中，如果有假设检验，当样本量不足时，容易造成因把握度不足而无法检验提出的假说和问题。研究类型不同，统计分析方法也不同。在确保研究具备一定的可靠性基础下，通过确立重要参数、定义把握度和Ⅰ类错误，估算最小样本量。真实世界研究纳排标准范围一般较广，长期性临床结局的研究通常需要很长的随访时间。因此，应在确立最小样本量后尽量扩大样本量，以保证能够覆盖更广泛的研究群体。

4. 统计方法

真实世界研究贴近临床真实环境，纳入研究对象的限制少，但人群存在较大的异质性、治疗手段不统一等情况，这些可造成潜在混杂和偏倚。故而，其统计分析方法以偏倚和混杂的控制与减少为关键。当存在多个研究因素或风险因素时，多变量分析可以同时将多个因素纳入模型，导致因共线性等问题无法正常运行模型。这时可运用分层分析或倾向性评分匹配等。另外，基于现有数据进行预测研究也较多见，常规的统计方法有 Logistic 回归、Cox 回归和列线图、大数据的机器学习等。

5. 处理数据缺失

数据缺失是真实世界研究中常见的问题。统计调整和预防策略有助于减少缺失数据的影响。数据源不同，数据缺失的情况也往往不同。研究过程中一般无法采集到额外的数据，故在研究前，评估数据的可获得性极为重要。某些情况下，数据的缺失有一定的规律，一些关键信息很可能丢失。如果能够溯源缺失数据，则应尽可能补全相应资料；当溯源存在困难时，可进行探索性分析。

6. 偏倚和混杂的控制

误差一般包括系统误差和随机误差，系统误差即指常常提及的偏倚。在真实世界研究研究设计和研究过程中，需要重点关注。

（1）控制选择偏倚：

在真实世界研究中，选择偏倚较多见。合理的科研设计可以减少或消除选择偏倚，如进行随机或匹配。控制选择偏倚常采取的方法有以下几种。

① 对研究人群的纳排标准进行严格控制。首先，没有与研究因素相关的其他合并疾病。其次，病例组与对照组应具有可比性，如性别、年龄、患病严重程度等。

② 尽可能降低失访率，并评估失访的患者。

③ 对照方式应尽量多元化。通常是以人群中全体病例和非病例或具有代表性的样本作为研究对象；队列研究也尽可能设立多个对照，以降低选择偏倚的影响。实效性随机对照试验的设计也可用于控制选择偏倚。随机分组可以平衡对照组和病例组之间未知及已知的预后因素，尽可能提高组间的可比性。后续随访应遵循观察性研究的要求，反映临床实践中的实际情况。

（2）信息偏倚的控制：

资料收集和解释过程中信息不准确会导致信息偏倚的发生，如问卷的问题、数据管理的问题等。研究人群的回忆偏差也会产生这类错误信息，这也可能是研究方法不合适造成的，如研究指标设立及检测方法选择等不够合理，所以要控制和消除研究过程中导致信息误差的多种因素。

信息偏倚常用的控制方法包括以下方面。

① 研究设计阶段：在研究设计中必须严格、客观定义暴露因素，确保指标定量化。疾病诊断标准要明确、统一，调查表涉及的问题应通俗易懂、容易回答。应先开展预调查，充分评估未来调查项目的可行性和调查过程中可能遇到的各种问题。调查前让研究对象清楚地了解该研究的目的、意义和要求，以获得支持和配合。如果问卷涉及生活方式和隐私，需要事先告知研究对象，让其知晓所有问卷资料均保密，有需要时可采用匿名问卷。执行调查人员须经过严格调查项目培训，熟练掌握调查意义、方法和内容，合理地收集资料。研究主体应设立质量控制程序，定期检查资料质量。

② 资料收集阶段：调查对象的记忆直接影响信息偏倚。调查过程中，可针对同一内容通过不同的形式多次询问，以帮助调查对象进一步回忆，并评估其回答的可信性。为了让研究对象深刻理解并量化指标，还可以在询问中采用一些实物，如量汤匙、杯子

等来定量某些暴露因素，如糖摄入量、饮酒量等。另外，实物照片也是很好的选择，可以帮助调查对象直观地回答问题。

为了防止出现主观诱导对象，除应当严格培训调查员外，还应在考虑伦理学的基础上，尽可能采用"盲法"以消除主观因素对研究结果的影响。研究中涉及的方法、试剂和测量仪器都应标准化。对于信息偏倚，应在方法学上减少其来源，同时在资料分析过程中对其所致错误的分类结果加以测量和校正，并进行相应的灵敏度分析。试剂必须是同一品牌、同一来源，最好是同一批号，检测方法要一致，并由专人测定。测量仪器采用同一型号，并定期校验。

（3）混杂的控制：

在真实世界研究中，混杂是需要全程关注但又无法完全控制和避免的因素，因此要尽可能地识别和控制混杂因素，以减小其对结果的影响。通常结合临床和流行病学知识识别和选择混杂因素。

如果研究领域较成熟，任何已有证据提示的混杂因素都需要关注。如果研究领域较新，那些与疾病或暴露有关的因素也应考虑。如果研究领域无法确定，在资源允许的条件下，可以对所有与疾病有关的因素进行测量，尽可能地收集全面的数据信息。

混杂常用的控制方法包括以下几种。

① 限制：研究设计初始阶段，对于某些潜在的混杂因素，常用的控制方法是限制研究对象的纳排标准，但这样会减少样本量。其优势在于只入选其中一部分，并筛检大量个体，从而确保了研究对象的同质性，提高了内部有效性；缺点是使得研究效率降低，从而影响研究结果的外推。限制范围太宽或不当，又可能造成残余混杂。

② 匹配：匹配是在队列研究中某些因素上暴露者与非暴露者的匹配。如果匹配，理论上可以完全控制匹配因素引起的混杂，可以不用在统计分析阶段进一步控制。病例对照研究中，作为控制混杂的必要条件，匹配后还要根据匹配因素进一步分层分析。匹配的目的不是直接控制混杂，而是提高控制混杂的效率。在匹配过程中也要防止匹配过度。

③ 分层分析：通过将研究资料按照混杂因素来进行分层，用于评估和描述效应修正因子在不同水平分层中的研究结果，评估和控制混杂的影响。其缺点在于一次只能分析一种暴露因素和疾病之间的关联性。如果连续性变量转变为离散性变量，可能会丢失一定程度的信息，造成残余混杂；如果需要控制较多的混杂，不建议分层分析。

④ 多因素分析：运用模型分析多个可能的混杂因素变量，如 Logistic 回归、多元线性模型、Cox 比例风险模型和因子分析等。其要点在于在研究设计和数据采集阶段收集可能的混杂因素，纳入后续分析，以便有效地控制混杂。

⑤ 倾向性评分：评价治疗方案在治疗疾病的安全性和有效性时，组别不同的患者通常不具备可比性，例如采取保守治疗的患者和采用手术治疗的患者在疾病的发生程度、年龄、经济负担等方面会有较大差异。疾病的发生程度、年龄、经济负担等都是评价保守或手术治疗效果的关键混杂因素，如果不能得到有效调整和控制，研究结果通常不准确。在两组人群分布不平衡的情况下，可以采用倾向性评分的方法同时控制多种不同混杂因素。倾向性评分是指基于一定的协变量，一个观察对象接受某种暴露因素的可

能性。当研究涉及过多的混杂因素时，如20多个混杂因素时，匹配的意义不大，严重影响样本量。即使所有混杂因素全部进入统计模型，也会因共线性等问题使得统计模型无法运用。观察性研究可以通过对倾向性评分的匹配、分层分析、回归分析和权重等方法控制混杂。

7. 其他常见问题

包括知情同意和伦理审批、不同数据库整合、分子标志物等相关研究。

（二）基于前瞻性数据的评价方法

基于前瞻性数据的评价方法一般采用队列研究设计。首先起始于需要研究的问题，基于健康结果的病因或风险因素的假说，通过追踪研究对象，观察健康结局的发生情况，建立健康结局和暴露因素之间的联系。实际临床研究中，有计划地招募患者入组，并随访患者疾病的好转、痊愈、复发和死亡等情况，研究某些疾病特点或不同的治疗方案与不同疾病结局之间的关系。前瞻性队列研究的样本量和随访时间都很重要，样本量越大，随访时间越长，可观察到的健康结局数量也越多。前瞻性队列研究一般需要考虑以下几方面。

1. 研究人群的选取

系统性地收集某些特点的患者可以通过疾病注册或患者注册登记，如某些疾病症状、诊断或治疗等。此类登记研究可能特定地使用患者相关的诊疗信息，无需所有的可获得的数据。疾病注册登记不同，其样本量、收集信息的深度和广度也有所不同，可以是单中心研究，也可以是多中心研究。考虑到研究目的不同和可行性，可以设置一些纳排标准。严格的纳排标准，一般是为了提升研究内部的有效性。较宽泛的纳排标准则可提高研究结果的外推性和广泛代表性。但实际研究中，很难同时实现研究结果的内部有效性和外推性。因此在研究设计时，需要临床医生和流行病学家等合作共同完成患者入选，评估操作的可能性，平衡研究的内部有效性和外部可推性。

2. 基线调查的研究内容

基线调查的研究内容应尽可能丰富完整。前瞻性队列研究的基线研究也是横断面研究。在研究早期，可以考虑采用横断面信息，既可回答具体的科学问题，提示未来深入研究的基础，又可检验数据的可行性和数据质量。在该分析过程中，应特别注意对主要暴露因素，甚至暴露水平的评估和测量。主要暴露因素效度研究为后期主要研究目的的分析奠定了质量基础。此外，除了收集主要研究暴露因素及相关基线数据外，还应考虑后期深入研究的潜在可能性，尽可能确保数据的收集丰富完整。这样的基线数据会定义患者在研究基线时间点有更多的暴露水平和暴露因素，使验证研究假说或问题成为可能。最后，完整采集基线数据，有助于后续分析阶段控制偏倚和混杂。

3. 样本量和研究深度

综合考虑样本量和研究深度的平衡。某些情况下，前瞻性队列研究某些科学问题时，受到样本量小的限制，把握度验证假说不足。这时建议多个群组共同研究，进行科研合作，以扩大样本量，进一步减少抽样误差。在小样本量研究的情况下，尽可能在数据采集的深度上努力，在创新性方面作出探索。样本量的具体计算，根据研究实际情况由临床医师、流行病学家和统计专业人员协作完成。

4. 提高患者依从性，长期随访患者

前瞻性队列研究随访时间可能长达数十年，未来研究的健康结局不单包括死亡记录、电子病历、保险登记等信息化系统提供的信息，也应包括随访信息等。甚至有些研究时间还可能会超过最初计划的随访时间，因此提升患者依从性，减少失访十分有必要。

（1）充分知情：患者失访或脱落的两个常见原因是不良反应的发生和频繁的检查。研究者应让患者充分了解研究流程，提前告知患者可能的不良反应，并采取相应的预防措施，以提升患者的依从性。

（2）多种沟通方式：保留患者及家属多个联系方式供长期联系，如住址、手机号码、电子邮箱、微信等，并实时维护更新，可有效避免因联系方式变化导致的失访。如果有失访的患者，也应通过其他联系方式争取联系上，减少失访的发生。

（3）人文关怀：研究过程中增加医患互动，通过发放健康信息、更新研究结果等争取患者及家属的配合；及时帮助患者解决研究中遇到的有关问题，增强医患间的相互了解，提高患者的依从性。

（3）定期提醒：定期通过系统或人工提醒，提高患者用药及随访的依从性。

5. 失访及缺失数据考量

在研究开始时研究者就需要针对缺失数据制订详细计划，减少数据缺失，尤其要为防止重要变量的数据缺失而制订相应计划。在前瞻性队列研究中，失访是一个不得不面临的问题。在研究期间，某些研究对象会因各种原因不愿或不能参与研究，甚至由于死亡等无法继续参与研究。需要长期随访研究的失访发生概率更高，应予以重视。某些情况下，即使失访未必带来偏倚，也仍有可能影响研究的准确性，或导致研究可信区间变宽。因此，如果存在失访情况，应进一步分析暴露组、非暴露组失访比例是否存在显著性差异，失访是否关联某些关键指标，进而判断失访条件下得到的研究结果是否低估或者高估了实际情况。

（三）其他研究类型

队列研究中的巢式病例对照研究和实效性随机对照试验等。

第三节 应用实践与临床转化

一、推进真实世界数据共享平台建设与发展

真实世界数据来源丰富广泛，包括但不仅限于：疾病登记系统、卫生信息系统、出生死亡及药品不良反应或不良事件监测、患者自报或自评及医学研究队列所产生的数据。我国医疗大数据的发展尚处于初步探索阶段。借鉴学习国内外相关经验，结合国内实际情况开展真实世界研究，可推动我国真实世界数据共享平台的建设与发展。

二、开展问题导向的临床研究

（一）以临床问题为导向的研究

目前，真实世界研究通常围绕着疾病的诊断、病因、治疗、预后及临床预测模型构建等临床实践问题而展开，研究样本来源多、样本量大、统计分析方法多种多样是真实世界研究的主要特征。其包括病因研究和诊断研究、治疗性研究、预后研究和临床预测模型等。

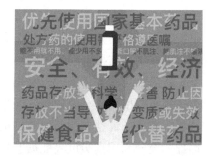

（二）以药品问题为导向的研究

开展科学合理的真实世界研究可以产生真实世界证据，从而满足药品全生命周期中药物研发、注册和上市等多个环节的需求。一直以来，基于药品质量特性开展的以药品问题为导向的真实世界研究居多。研究较多的方面包括安全性研究、有效性研究和经济性研究。

1. 安全性研究

药品安全性相关的真实世界研究既可以是基于科学目的，辅助制订临床决策，探索安全可靠的临床治疗模式，优化患者个体化治疗和精准治疗，也可以作为支持政府等部门监管决策的证据来源，如药物警戒分析、风险模型预测和上市后再评价等。

2. 有效性研究

药品上市后，真实世界环境中使用者的数量大大增加，需要进一步评判其临床治疗效果是否与上市前临床试验评价的效果相同。对于药品联合使用时，能否稳定发挥临床治疗效果，真实世界研究也提供了一种评价药物有效性的解决方法。

3. 经济性研究

开展药品经济性研究可以深入了解社会医药资源的配置情况和利用效率，以确保有限的药品发挥最大的临床效用。真实世界研究中也有很多开展药品经济性的研究，研究方法大多与常规药物经济学研究方法的本质相同，其研究核心仍然是围绕成本开展CEA、CUA、CBA和CMA等分析方法。

（三）中医中药研究

在中医药领域真实世界研究发展迅速，并积累了大量的使用经验。从技术层面上看，研究人员常采用数据挖掘进行分类和预测分析、聚类分析、相关性分析和进化分析等。具体来说，中医中药研究包括关联规则分析、人工神经网络、复杂网络分析、决策树、贝叶斯网络、文本挖掘、支持向量机和随机漫步模型等内容。

三、药品综合价值决策分析

目前，基于真实世界数据的药品临床综合评价均只对各个评价维度的证据进行了汇总和综合分析，但并未进行综合价值的排序。其实，在统计分析出各个维度的证据后，如果条件允许，还可以将证据进行整合分析并作出综合研判。在多个技术指南中多准则决策分析（MCDA）均被提及，即通过一定的方法，对选择的评价维度和评价指标赋予权重，计算出综合得分，并形成相应的推荐意见，从而帮助评价主体在多种准则中对药品的综合价值进行排序。指标赋权的方法包括离散选择实验、层次分析法、德尔菲法、摇摆赋权法、直接赋权法和离差最大化法等。这些方法各有优势和劣势，因此，实际工作中还需要结合研究目的、评价主题和真实世界数据的特点综合考虑选择。也有专家提出，如果采用的方法不同，可能会产生不同的结果。所以，同时选择多种方法开展研究更有助于提高结果解读的正确性。

药品临床综合评价为国家相关药物政策制定与动态调整、保障临床基本用药供应与合理规范使用提供有力的循证证据。真实世界研究可以为药品临床综合评价真实世界患者提供充分的证据支持，与单纯的文献研究相比，真实世界研究有着不可替代的优势。因此，充分利用真实世界数据开展药品临床综合评价工作，对高质量地满足国家药物政策决策需求、保障人民群众健康具有重要意义。

四、其他

真实世界研究在医药领域还发挥着其他更广泛的作用。如在临床试验的设计方面，真实世界研究辅助合成对照组，可大大节约研究成本；在检验医学方面，真实世界研究可更精准地定位研究患者人群；在电子病历与基因组结合分析方面，真实世界研究可助力发现新的生物标志物。真实世界研究还支持公共卫生决策，可帮助发现新药适应证等。因真实世界数据样本量大、种类繁多，研究人员采用多种新技术，同时又因更贴近临床诊疗实际，故在分析方法上，更侧重于控制和减小偏倚发生。最常见的减小偏倚发生方法包括敏感性分析、倾向性匹配分析和协变量分析等。无论是基于何种方面的真实世界研究，其研究的根本思路是一致的，即基于一个特定的科学问题，充分利用、结合现有数据的情况，进行数据整合和评估，制订出符合研究设计的计划，根据研究设计执行数据统计分析方案，从而得到最终研究结果。

思考题：
1. 真实世界数据和真实世界证据的区别有哪些？
2. 真实世界研究与随机对照临床试验的异同点体现在哪些方面？
3. 基于真实世界证据的药品临床综合评价的应用价值有哪些？

参考文献

［1］KATZUNG B G. Basic & Clinical Pharmacology［M］. 14th ed. San Francisco：McGraw-Hill Education，2018.

［2］HARDMAN J G，LIMBIRD L E，GILMAN A G. GOODMAN & GILMAN'S：The Pharmacological Basis of Therapeutics［M］. 10th ed. New York：McGraw-Hill Professional，2001.

［3］杨宝峰，陈建国. 药理学［M］. 9版. 北京：人民卫生出版社，2018.

［4］朱依谆，殷明. 药理学［M］. 8版. 北京：人民卫生出版社，2016.

［5］徐彩红，赵雁林. 中国结核病预防性治疗指南［M］. 北京：人民卫生出版社，2023.

［6］中华医学会神经病学分会睡眠障碍学组. 中国成人失眠诊断与治疗指南（2023版）［J］. 中华神经科杂志，2024，57（6）：560-584.

［7］中华医学会精神科分会. CCMD-3中国精神障碍分类与诊断标准［M］. 3版. 济南：山东科学技术出版社，2001.

［8］中华医学会感染病学分会艾滋病学组，中国疾病预防控制中心，上海市（复旦大学附属）公共卫生临床中心感染与免疫科. 中国艾滋病诊疗指南（2024版）［J］. 中国艾滋病性病，2024，30（8）：779-806.

［9］国家药典委员会. 中华人民共和国药典（2005年版）［M］. 北京：化学工业出版社，2005.

［10］中华医学会糖尿病学分会. 中国2型糖尿病防治指南（2020年版）（上）［J］. 中国实用内科杂志，2021，41（8）：668-695.

［11］郑锦坤，邱凯锋，吴晓松. 处方审核基本知识［M］. 北京：人民卫生出版社，2023.

［12］卢晓阳. 医院处方点评规范化操作手册［M］. 北京：人民卫生出版社，2019.

［13］武玲. 我院开展药物咨询服务分析与思考［J］. 临床合理用药杂志，2022，15（13）：154-157.

［14］汤贵松. 浅谈药学服务与临床用药指导［J］. 医院管理论坛，2015，32（9）：43-45，59.

［15］李俊. 临床药理学［M］. 6版. 北京：人民卫生出版社. 2018.

［16］姜远英. 临床药物治疗学［M］. 北京：人民卫生出版社. 2022.

［17］国家药监局关于发布《药物警戒质量管理规范》的公告［EB/OL］.（2021-05-07）［2023-04-20］. https：//www. gov. cn/gongbao/content/2021/content_ 5629614. htm.

［18］孙利华. 药物经济学［M］. 4版. 北京：中国医药科技出版社，2019.

[19] 国家卫生健康委办公厅关于规范开展药品临床综合评价工作的通知 [EB/OL]. (2021-07-28) [2021-07-30]. http：//www. nhc. gov. cn/yaozs/s2908/202107/532e20800a47415d84adf3797b0f4869. shtml.

[20] 吴一龙, 陈晓媛, 杨志敏. 真实世界研究指南：2018 版 [M]. 北京：人民卫生出版社, 2019.